# 本草纲目
# 五色蔬果对症速查全书

孙树侠　　高海波 主编

健康养生堂编委会 编著

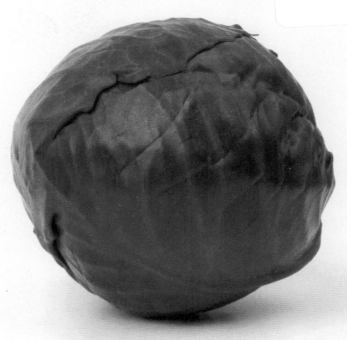

江苏凤凰科学技术出版社

# 健康养生堂编委会成员

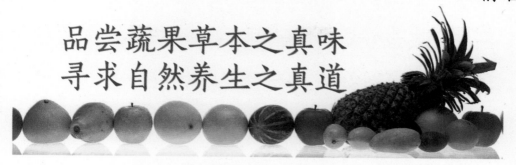

品尝蔬果草本之真味
寻求自然养生之真道

　　冬去春来年年岁岁，无论如何奔波忙碌，也不能忽略日常三餐的饮食健康。医学大家李时珍曾说，"饮食者，人之命脉也"，饮食就是人体健康之根本。如今，人们的饮食存在一个严重的问题，就是荤素配比不合理，为了追求口感、满足食欲，一些人过多挑选辛辣、肥甘厚味的食物，如猪肉、牛羊肉、鸡鸭鱼、麻辣香料、过甜的糕点、过咸的卤味等，而长期摄取蔬果不足时，就容易出现亚健康状态，甚至招来肥胖、高脂血症、高血压、糖尿病等现代常见病症。

　　天下疾病有无数种，而健康却只有一种，当人们受到病痛的困扰，开始想早日回归健康时，便将目光投向了传统食疗养生。中医养生文化源远流长，博大精深，古人讲，"安身之本，必资于食""食借药之力，药助食之功"，智慧的祖先在生活实践中发现了很多重要的医疗保健理论，其中就有"药食同源"的理论。"药食同源"认为，许多食物同时也是药物，能够防治疾病。为了合理进膳以达健康养生的目的，科学的饮食为一天至少摄取5份（每份100克）蔬果：蔬菜3份，水果2份，其中包含一份深绿色或深黄绿色的蔬菜。

　　人们越来越认识到蔬菜、水果对人类健康的重要性，在提倡素食的观念下，多吃水果、蔬菜，我们身体的排污系统就会特别通畅，时间久了还会觉得神轻气爽，甚至感觉有蔬果的清香环绕在周身，仿佛置身于大自然的怀抱之中。

　　全书将蔬果按红、绿、白、黄、黑（黑色包括蓝色、紫色）五色划分，一共囊括了90种蔬果，它们营养丰富，富含碳水化合物、维生素、矿物质、膳食纤维、蛋白质等，尤其含有钾、钙、镁、铁、锌、硒、维生素C、B族维生素、维生素E、叶酸和烟酸等。另外，一些蔬果中某些特殊的营养成分还会大大提高人体自身对疾病的抵抗力及免疫力，减少疾病对我们的侵害。

　　不同蔬果有不同的食用功效，那么，如何正确食用蔬果？每种蔬果到底有何种药用价值？有何饮食宜忌？有哪些对症食疗方？有何美味吃法？带着种种问题翻开此书，答案将一一揭晓。

# 科学饮食从蔬果开始，
# 多吃素才健康

　　塑化剂、膨大剂、瘦肉精、毒奶粉、地沟油等饮食安全问题一次次考验着我们的承受力，本书取材天然的蔬果，第一时间正确解决大家所关心的饮食健康问题，进行详细深入地分析，让您切身感受到蔬果的大功效。本书具有五大特点：

　　**全面翔实**：全书对近百种蔬果详细介绍，品种全面，涵盖了日常生活中常见的水果蔬菜，内容翔实。

　　**科学权威**：由知名权威专家编著审定，内容更科学细致，通过蔬果各组成部分的功效展示，您会发现，原来蔬果的种子、树皮、茎叶、花、子等都可以配合其他中药达到治病的效果。

　　**明确宜忌**：每种蔬果的适宜人群和食用禁忌，让您了解在食用的过程中要注意的问题，以保证营养被有效吸收利用。

　　**营养一目了然**：营养指数表包括了每种蔬果的所有营养素含量，通过图表的形式让您对营养值一目了然，便于参考。

　　**上千种对症偏方**：全书共收录了上千种对症食疗偏方，并与传统中医的养生之道紧密结合。详细的用料及做法，让人人都能成为养生大师。

　　本书会让您吃对五色蔬果，增强免疫力，寻找到属于自己的健康之道，有效抵御疾病困扰。

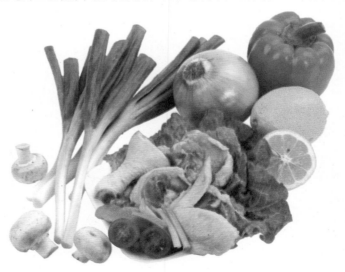

# 目录 | Contents

## 第一章
## 红色蔬果：补血养心　预防癌症

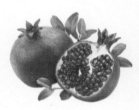

石榴
生津止渴·收敛固涩

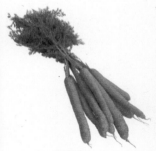

胡萝卜
补肝明目·利膈宽肠

# 第二章
# 绿色蔬果：去火养肝 排毒润肠

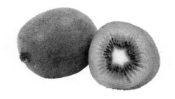

狝猴桃
生津润燥·解热除烦

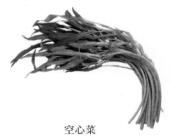

空心菜
清热凉血·利尿除湿

# 第三章
# 白色蔬果：滋阴润肺 提高免疫力

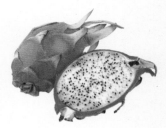

火龙果
减肥美肤·清肺退火

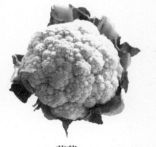

菜花
益肾健脑·明目利水

# 第四章
# 黄色蔬果：养胃益脾 延缓衰老

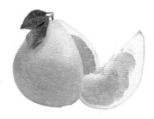

**柚子**
理气化痰·消食解酒

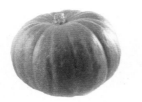

**南瓜**
补中益气·解毒驱虫

# 第五章
# 黑色蔬果：养颜补肾　延年益寿

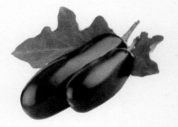

**茄子**
**清热凉血·散淤消肿**

# 阅读导航

我们在此特别规划这一单元，对文中各部分的功能、特点等进行重点说明，以提高读者的阅读效率。

**蔬果知多少**
总述蔬果的特点，对该蔬果进行全面重点的介绍。

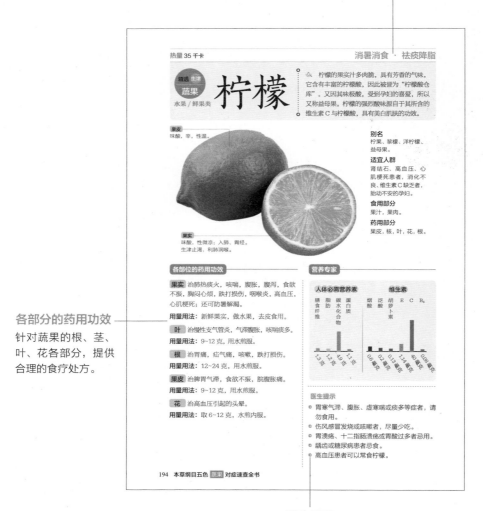

热量 35 千卡

消暑消食 · 祛痰降脂

精选 生津 蔬果

水果 / 鲜果类

# 柠檬

柠檬的果实汁多肉脆，具有芳香的气味，它含有丰富的柠檬酸，因此被誉为"柠檬酸仓库"。又因其味极酸，受到孕妇的喜爱，所以又称益母果。柠檬的强烈酸味源自于其所含的维生素C与柠檬酸，具有美白肌肤的功效。

**果皮**
味酸、辛，性温。

**果实**
味酸，性微凉；入肺、胃经。生津止渴，利肺润喉。

**别名**
柠果、黎檬、洋柠檬、益母果。

**适宜人群**
肾结石、高血压、心肌梗死患者，消化不良、维生素C缺乏者，胎动不安的孕妇。

**食用部分**
果汁，果肉。

**药用部分**
果皮，核，叶，花，根。

## 各部位的药用功效

**果实** 治肺热痰火，咳喘，腹胀，腹泻，食欲不振，胸闷心烦，跌打损伤，咽喉炎，高血压，心肌梗死；还可防暑解渴。

**用量用法**：新鲜果实，做水果，去皮食用。

**叶** 治慢性支气管炎，气滞腹胀，咳嗽痰多。

**用量用法**：9~12 克，用水煎服。

**根** 治胃痛，疝气痛，咳嗽，跌打损伤。

**用量用法**：12~24 克，用水煎服。

**果皮** 治脾胃气滞，食欲不振，脘腹胀痛。

**用量用法**：9~12 克，用水煎服。

**花** 治高血压引起的头晕。

**用量用法**：取 6~12 克，水煎内服。

**各部分的药用功效**
针对蔬果的根、茎、叶、花各部分，提供合理的食疗处方。

## 营养专家

**人体必需营养素**

膳食纤维 1.3 克
脂肪 1.2 克
碳水化合物 4.9 克
蛋白质 1.1 克

**维生素**

烟酸 0.6 毫克
泛酸 0.2 毫克
胡萝卜素 0.13 毫克
E 1.14 毫克
C 40 毫克
B₂ 0.05 毫克

### 医生提示

- 胃寒气滞、腹胀、虚寒喘或痰多等症者，请勿食用。
- 伤风感冒发烧或咳嗽者，尽量少吃。
- 胃溃疡、十二指肠溃疡或胃酸过多者忌用。
- 龋齿或糖尿病患者忌食。
- 高血压患者可以常食柠檬。

194 **本草纲目五色** 蔬果 对症速查全书

**医生提示**
特别指出食用该蔬果的注意事项和禁忌。

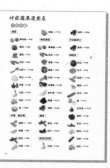

## 对症蔬果速查表

将全书提到的所有病症进行分类，并按顺序依次排列，读者可以根据自身情况，快速找到相应的食疗处方，省时又方便。

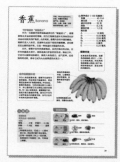

## 特别推荐蔬果

特别推荐几种健康祛病、保健养生的特效蔬果，对它们进行更详细、全面的介绍，读者可根据自己的口味和喜好选择食用。

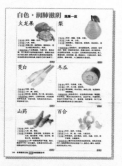

## 蔬果一览展示

在每一章的最后，对该章所介绍的蔬果进行系统的整理和总体介绍，使该章内容一目了然。

---

## 中药对症食疗方

| | |
|---|---|
| **咳嗽痰多**<br>【材料】鲜柠檬1个，冰糖适量。<br>【做法】将二者隔水炖烂服用，早晚各服1次。 | **饮酒过量**<br>【材料】柠檬45克，甘蔗180克。<br>【做法】甘蔗去皮，切碎，柠檬捣烂绞汁，慢服。 |
| **脘腹气滞痞胀**<br>【材料】柠檬9克，厚朴9克，香附9克。<br>【做法】将上述材料用水煎服。 | **高血压引起的头晕**<br>【材料】柠檬花12克，旋覆花9克。<br>【做法】将二者水煎，分2次服用，最好饭后服。 |
| **高血压，高脂血症**<br>【材料】柠檬1个，白糖适量。<br>【做法】将柠檬去皮，加适量开水和白糖一同榨汁服用。 | **过度劳累乏力**<br>【材料】柠檬果核30克（干品），米酒30毫升。<br>【做法】将柠檬果核研成细末，睡前米酒送服，每次服用3克。 |
| **高血压心肌梗死**<br>【材料】柠檬1个，荸荠10个。<br>【做法】将二者水煎，可食可饮。经常食用效果显著，对心肌梗死患者有改善症状的益处。 | **外寒内热所致慢性支气管炎**<br>【材料】柠檬叶12克，猪肺120克，食盐少许。<br>【做法】将猪肺洗净切块，加入柠檬叶煲汤，再加食盐调味，饮汤吃猪肺，一日1次。 |

**中医对症食疗方**
为生活中的常见病症提供数种食疗方案，在"药补"的同时配合"食补"。

---

**药材小常识**

行气解郁，调经止痛。用于肝郁气滞，胸、胁、脘腹胀痛，消化不良。

香附

降气，消痰，行水，止呕。用于风寒咳嗽，痰饮蓄结，胸膈痞满，喘咳痰多。

旋覆花

治肺虚咳嗽，咯血。

猪肺

**蔬果饮品**

## 柠檬酒

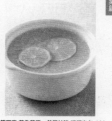

材料：
新鲜的柠檬300克左右，冰糖300克，酒3瓶。

做法：
将柠檬洗净，切成两半，一半带皮切成4片浸制，一半去皮绞成果汁浸造。浸制后储存1个月即可饮用，长期储存会使酸度降低，并使香味淡薄。

第四章 黄色蔬果：养胃益脾 延缓衰老 195

第四章 黄色蔬果篇

**蔬果厨房**
利用几种蔬果，就能轻松简单地做出美味健康的养生料理。

**药食材小常识**
了解身边的常见药材和食材，做自己的保健医生。

# 对症蔬果速查表

## 内科疾病

### 感冒

 葡萄柚 → P46

 番茄 → P58

 香菜 → P78

 苦瓜 → P84

 白萝卜 → P138

 菜花 → P146

 洋葱 → P156

 大蒜 → P164

 枇杷 → P170

 杏 → P186

### 头痛、偏头痛

 胡萝卜 → P62

 辣椒 → P64

 黄瓜 → P86

 白菜 → P90

---

 杨桃 → P178

### 神经衰弱

 葡萄柚 → P46

 苦瓜 → P84

 茼蒿 → P94

 蕨菜 → P98

 芹菜 → P106

 百香果 → P198

 金针菜 → P202

 桑葚 → P212

 海带 → P228

### 癫痫

 黄瓜 → P86

 茄子 → P216

### 颈淋巴结核

 大蒜 → P164

---

 海带 → P228

### 甲状腺肿大

 海带 → P228

### 咽喉炎

 西瓜 → P48

 柿子 → P50

 胡萝卜 → P62

 橄榄 → P72

 丝瓜 → P88

 梨 → P114

 无花果 → P124

 荸荠 → P126

 冬瓜 → P142

 银耳 → P150

 甘蔗 → P158

 枇杷 → P170

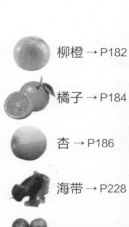 柳橙 → P182

橘子 → P184

杏 → P186

海带 → P228

罗汉果 → P230

气管炎

 樱桃 → P52

 大蒜 → P164

 枇杷 → P170

 菠萝 → P174

 柳橙 → P182

支气管哮喘

 柚子 → P176

 南瓜 → P200

肺炎

柿子 → P50

茼蒿 → P94

 梨 → P114

 苹果 → P116

 荸荠 → P126

 核桃 → P132

 柚子 → P176

 芒果 → P192

 柠檬 → P194

 百香果 → P198

 姜 → P204

高血压

 草莓 → P38

 山楂 → P40

 桃子 → P44

 西瓜 → P48

 柿子 → P50

 猕猴桃 → P70

 黄瓜 → P86

 茼蒿 → P94

 菠菜 → P104

 芹菜 → P106

 火龙果 → P120

 香蕉 → P122

 无花果 → P124

 洋葱 → P156

 柠檬 → P194

 百香果 → P198

 山竹 → P214

 黑木耳 → P226

心肌炎

 香椿 → P80

 油菜 → P100

 菠菜 → P104

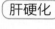

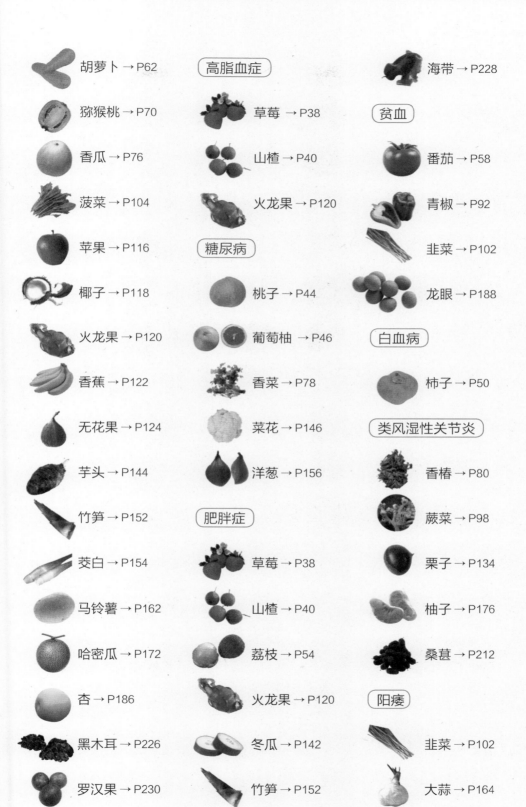

早泄

 银杏 → P128

 山药 → P148

外科疾病

肩周炎

 辣椒 → P64

 韭菜 → P102

 蘑菇 → P160

乳腺病

 猕猴桃 → P70

 茭白 → P154

 橘子 → P184

阑尾炎

 瓠瓜 → P82

胆囊炎

 梅子 → P74

尿路结石

 草莓 → P38

 番茄 → P58

 瓠瓜 → P82

 黄瓜 → P86

 荸荠 → P126

 核桃 → P132

 茭白 → P154

 哈密瓜 → P172

 杨桃 → P178

 南瓜 → P200

痔疮

 橄榄 → P72

 香蕉 → P122

 无花果 → P124

 金针菜 → P202

附睾炎

 猕猴桃 → P70

 橘子 → P184

前列腺炎

 海带 → P228

前列腺增生

 石榴 → P56

妇科疾病

习惯性流产

 南瓜 → P200

阴道炎

 山楂 → P40

 银杏 → P128

 洋葱 → P156

宫颈炎

 菱角 → P224

子宫肌瘤

 桃子 → P44

 梨 → P114

 荸荠 → P126

 白萝卜 → P138

 竹笋 → P152

功能性子宫出血

 荔枝 → P54

 大蒜 → P164

蛔虫，绦虫

 石榴 → P56

 辣椒 → P64

 金橘 → P190

 椰子 → P118

 香菇 → P222

小儿腹泻

 黄瓜 → P86

 木瓜 → P196

闭经

 香菜 → P78

 丝瓜 → P88

遗尿症

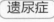 苹果 → P116

 柿子 → P50

 山药 → P148

流行性腮腺炎

 莲子 → P130

 芒果 → P192

 丝瓜 → P88

五官科疾病

更年期综合征

 白菜 → P90

结膜炎

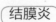 红枣 → P36

 冬瓜 → P142

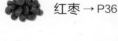 菠菜 → P104

 百合 → P140

麻疹

青光眼

 山药 → P148

 胡萝卜 → P62

 柿子 → P50

儿科疾病

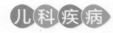 香菜 → P78

 丝瓜 → P88

百日咳

白菜 → P90

白内障

 胡萝卜 → P62

 苋菜 → P96

 白菜 → P90

银耳 → P150

 甘蔗 → P158

 木瓜 → P196

夜盲症

 皮肤科疾病

荨麻疹

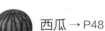 西瓜 → P48

丹毒

 芋头 → P144

番茄 → P58

 油菜 → P100

痱子

 菠菜 → P104

 栗子 → P134

 苦瓜 → P84

鼻炎

脓疱疮

牛皮癣

 石榴 → P56

 荔枝 → P54

 芋头 → P144

扁桃体炎

 银杏 → P128

白癜风

白萝卜 → P138

 芋头 → P144

 梅子 → P74

牙龈炎

皮肤炎

马铃薯 → P162

哈密瓜 → P172

 青椒 → P92

足癣

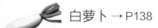 山竹 → P214

湿疹

 杨梅 → P42

牙周炎

 杨梅 → P42

 木瓜 → P196

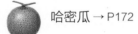 丝瓜 → P88

梅子 → P74

骨科疾病

 山竹 → P214

椰子 → P118

骨折

口疮

 马铃薯 → P162

 韭菜 → P102

 莲子 → P130

 芒果 → P192

 木瓜 → P196

关节扭伤

 橄榄 → P72

 韭菜 → P102

 葡萄 → P210

腰肌劳损

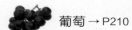 金针菜 → P202

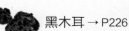 葡萄 → P210

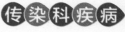 黑木耳 → P226

传染科疾病

流行性感冒

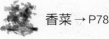 香菜 → P78

流行性脑脊髓膜炎

 橄榄 → P72

肺结核

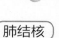 胡萝卜 → P62

 香瓜 → P76

 芹菜 → P106

 银杏 → P128

 菜花 → P146

 枇杷 → P170

痢疾

 杨梅 → P42

 橄榄 → P72

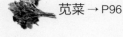 瓠瓜 → P82

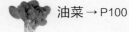 苋菜 → P96

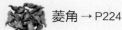 油菜 → P100

 芋头 → P144

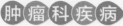 菱角 → P224

肿瘤科疾病

鼻咽癌

 红枣 → P36

肺癌

 蘑菇 → P160

胃癌

 茼蒿 → P94

子宫癌

 蘑菇 → P160

直肠癌

 荸荠 → P126

19

# 洞悉食物的四性

　　食物的"四性"也称为"四气"，指食物有寒、凉、温、热等不同的性质，中医称为"四性"。食用后让人感觉热的食物便是热性的，食用后让人感觉到寒冷的食物便是寒性的。在程度上，凉次于寒，温次于热。温热性质的食物多有助阳、温经、通络、活血、散寒、补虚等作用，适合寒证者选用；寒凉性质食物多有清热、泻火、滋阴、凉血、解毒等作用，适合热证者选用。此外，还有一些食物的寒热性不明显，即被归为平性。

| 四　　性 | 蔬　果 |
| --- | --- |
| **寒　性**<br>常见寒性蔬果：苦瓜、莲藕、海带、菠菜、甘蔗、豆芽、芦荟、柚子、竹笋、葡萄、桑葚、西瓜等。<br>适用于口渴、发热、烦躁等症。 | 苦瓜 |
| **凉　性**<br>常见凉性蔬果：黄瓜、丝瓜、冬瓜、苋菜、石榴、芹菜、茄子、苋菜、茭白、番茄、梨、草莓等。<br>适用于咳嗽、胸痛、痰多等症。 | 芹菜 |
| **热　性**<br>常见热性蔬果：荔枝、木瓜、榴莲、辣椒、生姜等。<br>适用于腹痛、肢冷、畏寒、呕吐、喜热、风湿性关节痛等症。 | 木瓜 |
| **温　性**<br>常见温性蔬果：葱白、乌梅、香菜、南瓜、雪里蕻、洋葱、胡萝卜、蒜薹、龙眼等。<br>适用于风寒感冒、恶寒、流涕、发热、头痛等症。 | 胡萝卜 |

## 饮食中要注意四性平衡

传统膳食结构强调"平衡膳食，辨证用膳"，食物的营养成分要互补，食物的寒热温凉也要互补平衡。在制作菜肴时注意下寒热平衡，保健效果会更加理想。烹制寒凉性食物时，可使用温热性的料酒、香辛料来调味。如吃火锅时，性燥热的牛羊肉，可用海带、竹笋、冬瓜、莲藕等寒凉性食物搭配，就能避免上火；在吃螃蟹时，可以搭配温热性的生姜和醋。

# 探究食物的五味

为何五味那么重要？食物的辛、甘、酸、苦、咸五种味道，称为五味。饮食五味，用之适宜，对人体则有益；过分偏嗜，则可发生疾病。辛味可活血行气；甘味内含糖体及活性成分，补气血、缓急止痛；酸味含有机酸，有收敛固涩的作用；苦味含有生物碱，能清热防燥湿；咸味因含有钠、钾、钙、碘等无机物成分，可滋阴补阳。

| 五 味 | 蔬 果 |
|---|---|
| **辛味蔬果**<br>辛入肺，一般会有发汗、理气、祛风散寒、舒筋活血的功效。<br>**辛味来源**：主要由辣椒素等辣味成分产生。<br>**辛味蔬果**：姜、葱、大蒜、香菜、辣椒、韭菜等。<br>**注意事项**：食辛味过多，也会伤肝损目，导致肺气过盛，刺激胃黏膜引起腹痛。 | 辣椒 |
| **甘味蔬果**<br>甜入脾，一般有补养气血，补充热量，解除疲劳，调胃解毒的功效。<br>**甘味来源**：由糖类产生，如葡萄糖、果糖、蔗糖等。<br>**甘味蔬果**：莲藕、茭白、南瓜、芋头、胡萝卜、红薯、甘蔗、柿子、香蕉、荔枝、大枣、无花果、桂圆等。<br>**注意事项**：甘味食物含过量的糖，容易导致人体肥胖。糖尿病、肥胖人群对甜味食物要适当控制摄入的量。 | 茭白 |
| **酸味蔬果**<br>酸入肝，酸味食物有敛汗、涩精、收缩小便、止喘、止泻的作用。<br>**酸味来源**：由有机酸产生，如醋酸、柠檬酸、乳酸等。<br>**酸味蔬果**：番茄、马齿苋、橘子、橄榄、杏、枇杷、山楂、石榴、乌梅、葡萄等。<br>**注意事项**：酸味食物可增加胃酸的酸度与分泌量，促进食欲和消化功能，抑制肠道细菌滋生，但过食酸味食品也会使消化功能紊乱。 | 葡萄 |
| **苦味蔬果**<br>苦入心，苦味食物有清热、泻火、燥湿、降气、解毒的作用。<br>**苦味来源**：由有机碱、无机碱离子产生。<br>**苦味蔬果**：苦瓜、苦菜、芦笋、莲子、百合、大头菜、苦杏仁等。<br>**注意事项**：苦味食物均属寒凉，有清热泻火、燥湿通便作用，体质比较虚弱者、脘腹冷痛、大便泄泻者、老人小孩不适宜过多食用。 | 百合 |
| **咸味蔬果**<br>咸入肾，有清热解毒、凉血润燥、滋肾通便、杀虫消炎、催吐止泻的功能。<br>**咸味来源**：由氯化钠等成分产生。<br>**咸味蔬果**：海带、紫菜、苋菜等。<br>**注意事项**：过量摄入食盐等咸味食物，会引起高血压、心脑血管疾病和水肿等。 | 海带 |

# 蔬菜的食用宜忌

人可以一月不吃鱼肉，但不可一日无蔬，蔬菜富含膳食纤维和维生素，对我们的日常饮食健康非常重要。吃蔬菜时，要讲究方法，还要注意一些禁忌事项。

## 宜 先洗蔬菜后切

蔬菜切碎后再洗就会大面积接触水，会使蔬菜中的水溶性维生素如 B 族维生素、维生素 C 和部分矿物质，以及一些能溶于水的糖类溶解在水里而流失，因此最好是先洗后切。

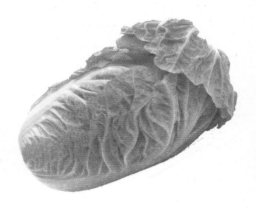

## 宜 用大火快炒蔬菜

有人喜欢用小火慢炒，长时间烹制蔬菜，其实蔬菜炒的时间越长，维生素 C 流失得越多。蔬菜最好是热锅快炒。

## 宜 炒好后尽快食用

有人喜欢提前把菜炒好，然后在锅里温着，等人齐了再吃。其实，蔬菜中的维生素 $B_1$ 在炒好后温热的过程中会损失 25%，放置时间越长会损失越多。若长达 1 小时，就会损失 20%。

## 宜 吃菜的同时喝汤

有些人爱吃青菜却不爱喝汤。事实上，炒菜时大部分维生素溶解在菜汤里。以维生素 C 为例，白菜煮熟后，会有 70% 的维生素 C 溶解在菜汤里。

## 宜 瓜果根茎削皮吃

虽然瓜果表皮含有丰富的维生素，但瓜果发生病虫害时往往用农药喷杀，农药会残留在瓜果表皮，因此要削皮。

## 忌 生吃新鲜的金针菜

新鲜的金针菜含有"水仙碱毒素"，生食会引起腹痛、腹泻等过敏症状，事先要先泡水两小时，然后再用大火煮至熟透才可食用。

## 忌 有痰、过敏者吃芋头

芋头中所含的黏液会刺激咽喉黏膜，能使咳嗽加剧、生痰更多，所以咳嗽有痰者不宜吃。

## 忌 菠菜和高钙的食物同吃

菠菜含有较多的草酸，与高钙食物同食后，会形成草酸钙导致结石，因此食用菠菜时要避免同时食用豆腐、黑芝麻等含钙较高的食物。

## 忌 空腹吃番茄

番茄中含有大量的胶质、棉胶酚等成分，这些物质很容易与胃酸发生化学反应，凝结成不溶性的块状物质，可能把胃的出口堵住，使胃内的压力升高，引起胃扩张，甚至产生剧烈的疼痛。另外，也不可吃未成熟的番茄。

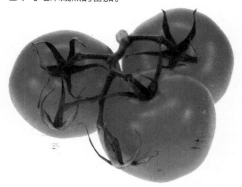

# 水果的食用宜忌

　　餐前吃水果，有利于减肥；两餐之间吃水果，可及时补充大脑和身体所需的能量；餐后2小时吃水果有助消化，但不宜大量吃。水果好吃诱人，但吃水果也要讲究科学，注意禁忌事项。

## 宜削水果皮后生吃

果皮中维生素含量比果肉高，然而水果发生病虫害时，往往用农药喷杀，农药会浸透并残留在果皮蜡质中，因此建议削皮。

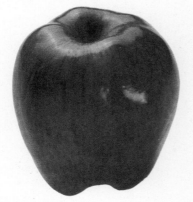

## 宜吃水果后漱口

有些水果含有多种发酵糖类物质，对牙齿有较强的腐蚀性，食用后如果不漱口，口腔中的水果残渣易造成龋齿。

## 宜饭后2小时或饭前1小时吃

饭后立即吃水果，不会助消化，还会造成胀气和便秘。可以在饭后2小时或饭前1小时食用。

## 宜控制水果的摄取量

过量食用水果，会使人体缺铜，从而导致血液中胆固醇增高，引发冠心病，因此不宜在短时间内进食水果过多。肥胖者、糖尿病患者更不宜多吃水果。

## 宜用水果刀削水果

菜刀常接触肉、鱼、蔬菜，用来切水果，容易把寄生虫或寄生虫卵带到水果上，使人感染寄生虫病，因此削水果要用水果刀。

## 忌切完的水果久放

水果表面容易受污染物、化学药品、动物排泄物或沙门氏菌等细菌污染，新鲜水果用刀具切开后，在室温下存放太久，细菌便会滋生。

## 忌吃冻过的水果

水果受冻后，容易产生亚硝酸盐，而食用过量的亚硝酸盐，会引起头痛、头晕、恶心、呕吐等症状，亚硝酸盐还是致癌物质。

## 忌空腹吃山楂

山楂有增进食欲、散淤消积、化痰解毒等功效，但是由于山楂味道过酸，空腹吃山楂会刺激胃酸分泌，导致胃痛。另外，过酸的石榴、樱桃等也不宜空腹吃。

## 忌空腹吃菠萝

菠萝的蛋白分解酵素可以帮助肉类的蛋白质消化，在午餐后吃可以解油腻，但餐前空腹食用，菠萝富含的蛋白分解酵素会伤害胃黏膜。另外，香蕉、柿子也不可空腹吃。

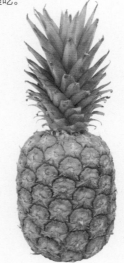

# 不同人群的蔬果推荐

　　面对超市摆放的琳琅满目的水果、蔬菜，让人眼花缭乱，不知道该如何挑选。其实不同人群有不同的选择，了解不同人群的生理特点，才能选对适合自己的食物。

| 人　群 | 宜食蔬果 |
| --- | --- |
| **儿　童**<br>人群特点：<br>儿童生长发育快，新陈代谢快，每天需要大量的蛋白质、碳水化合物、维生素和钙、铁、锌，同时为了全面营养，要多摄取绿叶蔬菜。<br>宜选择的蔬果：<br>苹果、圆白菜、金针菇、核桃、山楂、胡萝卜、菠菜、草莓。 | 金针菇 推荐用量：一日 30 克 |
| **孕产妇**<br>人群特点：<br>孕产妇处于人生的特殊时期，需要更多细致的关照与饮食安排，尤其对各种营养素的要求比较高，如叶酸、维生素 C、钙、铁、碘等。<br>宜选择的蔬果：<br>猕猴桃、草莓、白菜、红薯、紫甘蓝、海带、番茄、木瓜。 | 红薯 推荐用量：一日 90 克 |
| **更年期**<br>人群特点：<br>更年期是女性的一个特殊时期，指绝经前后的一段时间。女性朋友容易发生浑身燥热、眩晕、心悸、眼前有黑点或四肢发凉等症状。男性也有更年期。<br>宜选择的蔬果：<br>百合、油菜、茄子、桑葚、香菇、石榴、海带、大枣、芹菜。 | 百合 推荐用量：一日 9~30 克 |
| **老年人**<br>人群特点：<br>老年人消化能力弱，身体抵抗力低，容易感染疾病，发生便秘等，需要补充抗氧化、抗衰老的食物。<br>宜选择的蔬果：<br>菜花、猕猴桃、竹笋、南瓜、大枣、香蕉、柠檬、蘑菇。 | 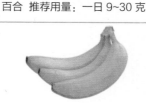<br>香蕉 推荐用量：一日 1~2 根 |
| **办公族**<br>人群特点：<br>办公族长期坐在办公室，缺乏运动，压力大，用脑多，常面对电脑，受辐射较多。<br>宜选择的蔬果：<br>胡萝卜、海带、山楂、莴笋、番茄、黑木耳、苋菜、菠菜。 | 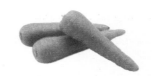<br>胡萝卜 推荐用量：一日 50 克 |

| 人　群 | 宜食蔬果 |
|---|---|
| **熬夜族**<br>人群特点：<br>熬夜者工作繁忙，睡眠不规律，熬夜违背了正常的生物钟，会给身体带来一系列的伤害，容易发生上火、毒素堆积、眼睛干涩、睡眠不足等症状。<br>宜选择的蔬果：<br>杨梅、橙子、葡萄、芹菜、香蕉、茼蒿、生姜、大枣。 | 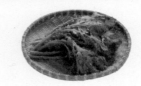<br>茼蒿　推荐用量：一日65克 |
| **应酬族**<br>人群特点：<br>一般为管理者，总是在工作与社交娱乐中周旋，今天北京明天上海，没完没了地应酬，觥筹交错，为了撑面子，喝倒为止，容易患高脂血症、痛风等疾病。<br>宜选择的蔬果：<br>梨、黄瓜、大白菜、冬瓜、杨梅、莲子、西瓜、山楂、白萝卜。 | 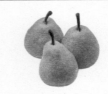<br>梨　推荐用量：一日2个 |
| **肥胖者**<br>人群特点：<br>肥胖者体重超标，脂肪组织占人体的比例更大，不仅给生活带来不便，影响美观，还会造成生殖能力下降以及心理障碍、心脏病、糖尿病、动脉粥样硬化等。<br>宜选择的蔬果：<br>白萝卜、西瓜、莴笋、茭白、辣椒、梨、青椒、芹菜。 | 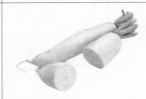<br>白萝卜　推荐用量：一日80克 |
| **学生**<br>人群特点：<br>莘莘学子为了梦想，每天紧张地学习，付出大量的脑力劳动，心理还要承受很大的压力。<br>宜选择的蔬果：<br>丝瓜、南瓜、香蕉、芒果、桃子、西瓜、胡萝卜、葡萄柚、核桃。 | 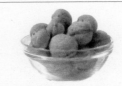<br>核桃　推荐用量：一日40克 |
| **"三高"患者**<br>人群特点：<br>"三高"是指高血压、高脂血症、高血糖，是心血管疾病的罪魁祸首，严重危害现代人的健康，这和生活饮食习惯、遗传等因素有关。<br>宜选择的蔬果：<br>苦瓜、莴笋、黄瓜、山药、洋葱、番茄、山楂、猕猴桃。 | 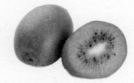<br>猕猴桃　推荐用量：一日70克 |

# 油菜 Rape

学名：Brassica
campestris L.
分类：十字花科芸薹属
原产地：中国华中地区
别名：芸苔、油菜仔

### 营养成分（100 克油菜）

| | |
|---|---|
| 热量 | 23 千卡 |
| 蛋白质 | 1.8 克 |
| 碳水化合物 | 3.8 克 |
| 脂肪 | 0.5 克 |
| 膳食纤维 | 1.1 克 |
| 维生素 | |
| A | 103 微克 |
| $B_1$ | 0.04 毫克 |
| $B_2$ | 0.11 毫克 |
| $B_6$ | 36 毫克 |
| C | 0.88 毫克 |
| 烟碱酸 | 0.7 毫克 |

### 防癌效果卓越

油菜本身含有大量的叶绿素、维生素 $B_1$、维生素 $B_2$、维生素 C，如果搭配相应的食材，在提高免疫力的同时，还可以有效预防癌症。十字花科类植物含有一种名叫"异硫氰酸盐"的有机物，可以有效预防癌症。若再搭配含有蛋白质和维生素 C 等食物，还可以有效缓解工作中的疲劳感。

### 保存方法

虽说是绿叶蔬菜，但是与同类相比，却可以保存相当长的一段时间。冷藏时，要先用潮湿的纸包好，放入冰箱时要尽量呈"竖直"状态摆放。

叶子呈油绿色，脉络清晰，有光泽。

和大白菜同属十字花科，接近根部的地方有光泽。

### 油菜种类

**小油菜**
大小类似手掌的长度，因此可以将其整株烹调，深受人们的喜爱。

**油菜花**
与普通的青梗类蔬菜相比，它的花是可以食用的，花中的营养含量甚至超过菜叶本身。

### 小食谱

**油菜虾仁汤**
**提高免疫力＋补钙**
**材料**
油菜 …… 两株　　干虾仁 … 50 克
黑芝麻 …… 适量　　高汤 …… 2/3 杯
酱油 …… 2 小匙　　米酒 …… 少许
**做法**
①将干虾仁放进温水中泡发。
②在高汤中放入酱油、米酒调匀，然后和泡好的干虾仁共同下锅烹煮。
③将洗好的油菜切成适当小段，放入锅中，用大火焖煮。
④盛盘后撒上少许黑芝麻即可。

### 饮食搭配

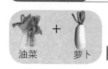 ＋ 　　 芋头　　　大白菜
油菜　　萝卜　　▶ 加速肠胃蠕动，可有效预防便秘。

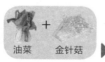 ＋ 　　 海虾　　 莲藕　　胡萝卜
油菜　　金针菇　　▶ 可预防大肠癌、胃癌。

 ＋ 　　 卷心菜　　 动物肝脏　　 芝麻
油菜　　番茄　　▶ 增强免疫力，缓解疲劳，提高注意力。

# 葱 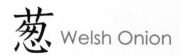 Welsh Onion

学名: *Allium fistulosum*
分类: 葱科葱属
原产地: 中国西部，西伯利亚
别名: 青葱、大葱

**营养成分（100 克葱）**

| | | |
|---|---|---|
| 热量 | ………… | 33 千卡 |
| 蛋白质 | ………… | 1.7 克 |
| 碳水化合物 | ……… | 6.5 克 |
| 脂肪 | ………… | 0.3 克 |
| 膳食纤维 | ……… | 1.1 克 |
| 维生素 | | |
| A | ………… | 17 微克 |
| $B_2$ | ………… | 0.04 毫克 |
| $B_6$ | ………… | 0.04 毫克 |
| C | ………… | 0.11 毫克 |
| E | ………… | 0.3 毫克 |
| 叶酸 | ………… | 56 微克 |

## 葱可促进血液循环

葱——一种"药食同源"的蔬菜，深受大众喜爱。它不仅具有很强的杀菌效果，更能有效去除鱼肉中的腥味，是人们做饭时必备的佐料之一。

葱白部分中含有丰富的维生素 C 和硫化丙烯，两者可以促进人体内的血液循环，进而避免血栓的发生。而葱叶部分中则含有大量的钙质和丰富的矿物质及多糖体，三者共同组成抵抗疾病的坚固防线，有预防癌症的效果。

无论我们是将葱切成末，还是段，都可以和其他食材完美地搭配在一起，在提高菜肴美味的同时，也让我们的身体更健康。

## 葱的药用价值

**治疗偏头痛:** 将葱和生姜下锅熬成汤，趁热服下（其中生姜的功效是镇痛发汗）。

**失眠:** 将切碎后的葱用纱布包裹好，放入枕头内。葱内的硫化丙烯具有镇静神经的功效，可以缓解大脑疲劳。

葱白部分具有很好的弹性。————

## 保存方法

将买回来的葱用纸包裹起来，放入冰箱的冷藏室即可。如果根部带有泥，在环境允许下，可放在背阴处的草地中埋起来，这有利于持久保鲜。

## 小食谱

**葱爆羊肉**
**补血益气 + 补肾壮阳**
材料
羊肉片… 300 克　　水淀粉… 适量
葱、酱油… 适量　　白醋…… 适量
麻油…… 适量　　盐…… 适量
做法
① 羊肉用淡色酱油、水淀粉抓拌，腌 10 分钟。
② 大火加热炒锅中的油，爆炒羊肉 1 分钟，加入葱段，煸 2 分钟至飘出香味。
③ 加入白醋、麻油、盐炒匀即可食用。

## 饮食搭配

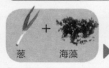 葱 ＋ 海藻　 红薯　 莲藕
▶ 预防便秘、假性肥胖。

 葱 ＋ 话梅　 酒　 生姜
▶ 治疗感冒，缓解疲劳。

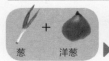 葱 ＋ 洋葱　 黄瓜　 大蒜　 木耳
▶ 净化血液，预防血栓。

# 苹果 Apple

学名：Malus pumila Mill
分类：蔷薇科苹果属
原产地：高加索北部
别名：林檎、沙果

### 全方位的健康水果

苹果以其独特的香味和超高的营养价值，赢得大众的喜爱。它不仅含有丰富的维生素、矿物质和有机酸，其中膳食纤维的含量更是惊人。可溶性膳食纤维、果酸和不可溶性的膳食纤维，共同担负起抑制胆固醇升高的重任。除此之外，苹果内的多酚物质，由于其极低的热量，不仅可以防治肌肤老化，而且对于女性减肥也有很好的效果。

苹果如果在冰箱里冷藏时间过久，不仅会失去原有的清香味，而且口感也会变得较差。

**营养成分（100 克苹果）**

| | |
|---|---|
| 热量 | 54 千卡 |
| 蛋白质 | 0.2 克 |
| 碳水化合物 | 13.5 克 |
| 脂肪 | 0.2 克 |
| 膳食纤维 | 1.2 克 |
| 维生素 | |
| A | 3 微克 |
| B$_1$ | 0.04 毫克 |
| B$_6$ | 0.04 毫克 |
| C | 25 毫克 |
| E | 0.7 毫克 |

### 保存方法

苹果在和其他水果一起存放的时候，会释放出乙烯，可以被当作一种很好的"催熟剂"。苹果在保存的时候，对周围环境很挑剔，如果把它放在冰箱的冷藏室内，一定要使用密封袋封紧，并且要注意将温度调低一些。

---

# 草莓 Strawberry

学名：Fragaria ananassa
分类：蔷薇科草莓属
原产地：北美洲，南美洲
别名：洋莓、地莓

### 补充身体中流失的维生素 C

人们看到草莓，就会立即被它那诱人的心形外表所吸引；闻到它所散发出的浓郁果香，便让人恨不得能立刻咬上一口！别看草莓体型小，其中却蕴含丰富的营养物质。

**营养成分（100 克草莓）**

| | |
|---|---|
| 热量 | 32 千卡 |
| 蛋白质 | 1.0 克 |
| 碳水化合物 | 7.1 克 |
| 脂肪 | 0.2 克 |
| 膳食纤维 | 7.1 克 |
| 维生素 | |
| A | 5 微克 |
| B$_1$ | 0.03 毫克 |
| B$_2$ | 0.02 毫克 |
| B$_6$ | 0.04 毫克 |
| C | 47 毫克 |
| E | 0.71 毫克 |
| 叶酸 | 90 微克 |

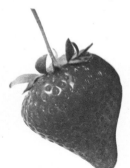

### 保存方法

如果只是想保鲜的话，就不要清洗草莓，直接用保鲜膜包起来，放在冰箱的冷藏室里即可。但是如果想要隔几天吃一次冰镇草莓的话，用水清洗后，裹上一圈白糖，再放到冷冻室里。这样做不仅可以保持草莓的鲜度，更能有效防止在拿放之间所导致的表面碰伤。

### 健康提醒

在清洗草莓的时候，最好在流动的水中冲洗大约5分钟，并且要一边晃动一边清洗。大部分的人在清洗草莓的时候，总喜欢将蒂部事先摘掉，这样做是很不正确的！因为摘下蒂部后，草莓中的维生素 C 会被水冲走而流失。

# 香蕉 Banana

学名：Musa sapientum L.
分类：芭蕉科芭蕉属
原产地：东南亚
别名：山蕉、芎蕉、甘蕉
最佳食用时期：全年

**营养成分（100 克香蕉）**

| | | |
|---|---|---|
| 热量 | ……… | 43 千卡 |
| 蛋白质 | | 1.4 克 |
| 碳水化合物 | | 22 克 |
| 脂肪 | | 0.2 克 |
| 膳食纤维 | …… | 1.2 克 |
| 维生素 | | |
| A | ……… | 10 微克 |
| B₁ | | 0.02 毫克 |
| B₂ | | 0.04 毫克 |
| B₆ | | 0.38 毫克 |
| C | ……… | 8 毫克 |
| E | | 0.24 毫克 |

### 守护健康的"能量勇士"

作为一名能够有效帮助肠道消化的"能量勇士"，香蕉获得众多运动健将的青睐，因为它能够迅速补充身体因长时间运动而流失的矿物质。众所周知，香蕉内含有丰富的糖类，能够在进入人体后，迅速转化成易于吸收的葡萄糖，进而降低低血糖的发作率。它是一种快速补充能量的水果。

另外，香蕉中含有的多酚物质，具有抗氧化的功效。在所有的蔬菜水果中，堪称是美白护肤的佼佼者。除此之外，它还可以缓解动脉硬化，提高人体免疫力，益气安神，这些独特的功效，都令它成为大众最喜爱的水果之一。

### 保存方法

如果是刚买的香蕉，需要先吊起晾晒，经过 1～2 天，让它彻底熟透。然后再将每根香蕉从果柄上掰下来，用保鲜膜包好，放进冰箱的冷藏室内。

### 全方位能量补给

作为人体的能量来源，香蕉不仅含有丰富的糖类，而且有助于肠道消化，更容易促进身体对矿物质的吸收。不仅如此，香蕉在熟透后，它的抗氧化能力大幅上升，所以最好趁它长出黑斑之前尽快食用。对一些上班族来说，香蕉搭配牛奶，是既方便又健康的早餐。因为它不仅可以调节身体内的膳食平衡，也可以及时补充体内流失的矿物质。

挑选优质香蕉的时候，以香蕉果柄没有受损，且整体呈现半圆形为佳。

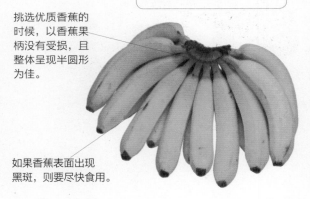

如果香蕉表面出现黑斑，则要尽快食用。

## 小食谱

**香蕉甜品**
调节血压＋美容养颜
**材料**
香蕉……2 根　柠檬汁…2 小匙
奶酪……2 大匙　蜂蜜……适量
**做法**
① 将香蕉去皮后，切成 3～5 厘米的小块，然后用柠檬汁充分浸泡。
② 在每一段香蕉上淋上一些奶酪，如果喜欢口味略甜一些，可再浇上蜂蜜。

## 饮食搭配

 ＋  ▶  海带　番茄
香蕉　芹菜　利尿，美肤，保护肾脏。

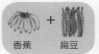 ＋  ▶  豆芽　款冬
香蕉　扁豆　治疗便秘，缓解血液黏稠。

 ＋  ▶  芋头　牛蒡
香蕉　海带　预防高血压、糖尿病、动脉硬化。

# 香菇 Mushroom

学名：Lentinula edodes
分类：褶菌科蘑菇属
原产地：高加索地区
别名：香蕈、冬菇

## 营养成分（100 克香菇）

热量 ………… 26 千卡
蛋白质 ……… 2.2 克
碳水化合物 …… 5.2 克
脂肪 ………… 0.3 克
膳食纤维 …… 3.3 克
维生素
B₁ ………… 0.1 毫克
B₂ ………… 0.19 毫克
B₆ ………… 0.11 毫克
C ………… 1 毫克

## 抗衰老的"植物皇后"

香菇不仅富含多种矿物质和膳食纤维，且热量低，可提高机体免疫功能，降血脂，延缓衰老，有防癌抗癌功效。

香菇的鲜香味中，也含有两种特殊的核酸，分别是 5'-鸟苷酸和 5'-尿苷酸。这两种有机物质在加热时会迅速分解，有利于人体的吸收。在吃香菇的时候，最好选用烧烤的烹调方法，并且不要将香菇切开，可以防止烤熟后的香菇菌盖部分的汤汁溢出，而能完整吸收其营养成分。

## 保存方法

刚买回的香菇，很容易因为失去水分而变干。如果在一天之内不能吃完的话，就要把它放进阴凉处保存。

### 干香菇

经紫外线照射的香菇，虽然因失去水分而变干发硬，但是却使维生素 D 的含量成倍增加。如果担心因长时间放置而生虫，就把它放入冰箱的冷藏室。

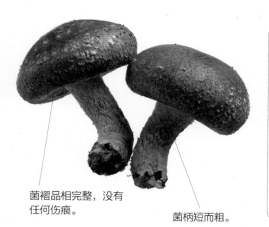

菌褶品相完整，没有任何伤痕。

菌柄短而粗。

### 健康提醒

泡发的香菇，要放在冰箱里冷藏，才不会使营养流失；泡发香菇的水不要丢弃，很多营养物质都溶在水中；把香菇泡在水里，利用筷子轻轻敲打，泥沙就会掉入水中；如果香菇比较干净，只需用清水冲净即可，可以保存香菇的鲜味。

## 小食谱

**香菇蛋黄熏猪肉**
提高免疫力＋强化记忆
**材料**
香菇……50 克　　熏猪肉… 50 克
蛋黄酱… 1 大匙　牛奶…… 1 匙
盐、酱油… 适量
**做法**
① 剔除香菇的菌柄，切成大块。与熏猪肉一同放入锅中。
② 将蛋黄酱和牛奶充分混合后，加入酱油和盐调味。
③ 将调好的汤汁撒在做法①上面，放入烤箱烤至金黄色即可。

## 饮食搭配

 ＋  芦笋　 胡萝卜

香菇　牛蒡
▶ 预防癌症，润肤美颜。

 ＋  核桃　  南瓜

香菇　芝麻
▶ 防治阿尔茨海默病。

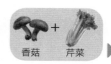 ＋  墨鱼　  章鱼

香菇　芹菜
▶ 养肝，预防高血压、心脏病、动脉硬化。

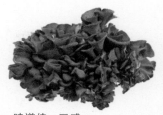

**舞茸**
又称"灰树花"，味道佳、口感好且可增添药效。因长在深山中，发现它的人会兴奋得手舞足蹈而得名。

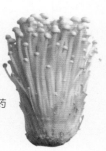

**金针菇**
分布在全国各地。可食用、药用，味鲜，多为人工栽培。

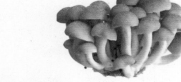

**滑子菇**
因它的表面附有一层黏液，食用时滑润可口而得名。自 20 世纪 70 年代中叶，开始在中国辽宁省南部地区种植。

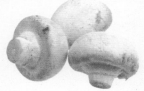

**口蘑**
是生长在中国内蒙古草原上的一种伞菌属野生蘑菇，一般生长在有羊骨或羊粪的地方，味道异常鲜美。

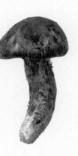

**松茸**
分布在中国黑龙江、吉林、安徽、四川、山西、贵州、云南、西藏等地区。此菌菌肉肥厚，香气浓郁，味道鲜美，是一种名贵的野生食用菌。

**蘑菇**
含有大量蛋白质、维生素 B$_2$、钾和膳食纤维。

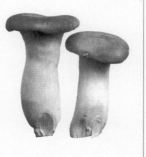

**杏鲍菇**
杏鲍菇又名"凤尾菇"，是集食用、药用、食疗于一身的食用菌新品种，营养丰富。

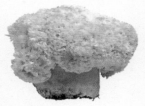

**猴头菇**
分布在中国河北、山西、内蒙古、黑龙江、吉林、辽宁、河南、广西、甘肃、四川、云南、湖南、西藏等地。

# 柳橙 Orange

**果皮也是最好的"药"**

柳橙是在一年四季中都可以品尝的水果之一，果肉不仅富含多种维生素，甚至连果皮与果肉间的橘络，都有增强毛细血管弹性、预防动脉硬化及通络化痰、生津止咳的功效。此外，它还被称为"维生素 C 之王"。其中的膳食纤维和果胶物质，可促进肠道蠕动，有利于清肠通便，排除体内有害物质。橙皮性温而味甘苦，止咳化痰功效胜过陈皮。

**营养成分（100 克柳橙）**

| | |
|---|---|
| 热量 | 47 千卡 |
| 蛋白质 | 0.8 克 |
| 碳水化合物 | 11.1 克 |
| 脂肪 | 0.2 克 |
| 膳食纤维 | 0.6 克 |
| 维生素 | |
| A | 27 微克 |
| B₁ | 0.05 毫克 |
| B₂ | 0.04 毫克 |
| B₆ | 0.06 毫克 |
| C | 33 毫克 |
| E | 0.56 毫克 |

## 柳橙种类

**血橙**

果肉呈如血液般的鲜红色，汁多。

好的柳橙通常果皮颜色鲜亮。

果实中等的柳橙，通常糖度略高。

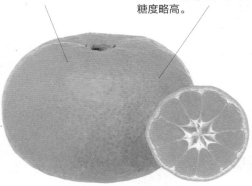

**晚仑夏橙**

一般被当地人称为"橘子"，主要产于美国，特点是汁多味美。

**脐橙**

底部有个圆圆的凸起，是这类柳橙的主要特征，一般在每年的 2、3 月份上市。

**甜柚**

葡萄柚与柚子的杂交品种，酸味略淡。

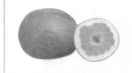

**清见**

是橘子和柳橙的杂交品种，不仅具有柳橙诱人的香味，更具有橘子的甘甜，可以连皮吃。

**日向夏**

又称为"小夏"，主要特点是汁多，有清爽的酸味，皮薄。

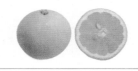

**金橘**

一般多用于蜜饯果干的加工。

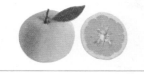

**凸柚**

果实呈橙色，果皮粗糙有弹力。果实硕大、甘甜、柔软，且香味浓郁。

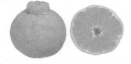

**晚白柚**

称得上是柑橘类中果实最大的一种。果皮可作为蜜饯，有清爽的香味，利于储存。

**黄金橙**

口味略苦，但果汁含量丰富。

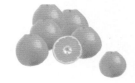

# 葡萄 Grape

拉丁学名：Vitis vinifera
分类：葡萄科葡萄属
原产地：高加索地区
别名：蒲桃、草龙珠

**营养成分（100 克葡萄）**

| | |
|---|---|
| 热量 | 43 千卡 |
| 蛋白质 | 0.5 克 |
| 碳水化合物 | 103 克 |
| 脂肪 | 0.2 克 |
| 膳食纤维 | 0.4 克 |
| 维生素 | |
| A | 8 微克 |
| B₁ | 0.04 毫克 |
| B₂ | 0.02 毫克 |
| B₆ | 0.04 毫克 |
| C | 25 毫克 |
| E | 0.7 毫克 |

## 摆脱疲劳恢复元气

用"汁多味美"形容葡萄，再贴切不过！一颗葡萄体型虽小，却蕴含丰富的果糖和葡萄糖。这两种成分会在人体内瞬间形成能量，能快速缓解疲劳感，轻松恢复身体元气。

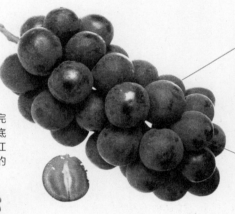

通常在买葡萄的时候，总是会看见有一层白色的物质，紧紧裹在葡萄的表面。其实这层白色粉末并不是有害物质，反而是葡萄的保护膜，如果这层"薄膜"分布均匀、体态完整，则表示这串葡萄是新鲜的。

越靠近藤蔓部分葡萄的甜度越高，所以吃葡萄的时候，按照从下往上的顺序品尝，可以在味蕾中感受到不同部位的甜度差别。

## 葡萄种类

### 美人指

甜度与酸度的比例完美，口感极佳。葡萄底部的颜色为较突出的红色，能给人留下深刻的印象。

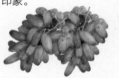

### 香妃

属于欧亚种品种，成熟前果皮为绿色，成熟以后呈绿黄色，果实接近圆形。将它切开后可以看见每个果粒中含有 3 ~ 5 粒种子。

### 夏黑

巨峰葡萄和慕斯卡葡萄的杂交品种，虽然味道更接近慕斯卡葡萄，却被人们称为"东方黑珍珠"。

### 黑峰

果汁和糖分含量非常高，无子。在蔬菜大棚内种植，一般成熟期在每年的 5 月份，但大多须等到 7、8 月份。

### 巨峰

巨峰葡萄整体颜色接近于黑色，汁多味美。最近出现无子的巨峰葡萄，其人气逐渐攀升。

### 蜜红

引人夺目的红色，大颗的果实，清爽的甜味，是这种葡萄的主要特色。

### 金手指

果粒纤长，底部略显歪曲，是这种葡萄的主要特点。弹性十足，具有极佳的口感。

### 红地球

即使是冬天，也经常能在水果店里看到它的身影。果粒很大，但是果汁相对稀少，果肉略有些硬。带皮直接食用是它的特点。

### 白葡萄

果皮很薄，并且无子，可以直接食用是这种葡萄的主要特点。因为果粒很容易脱落，所以经常是被包装好后摆在货架上。

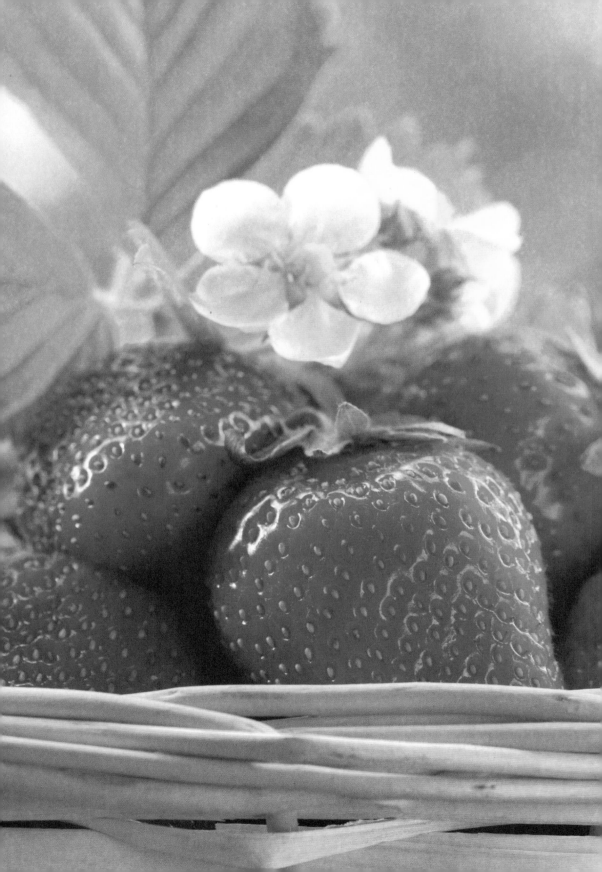

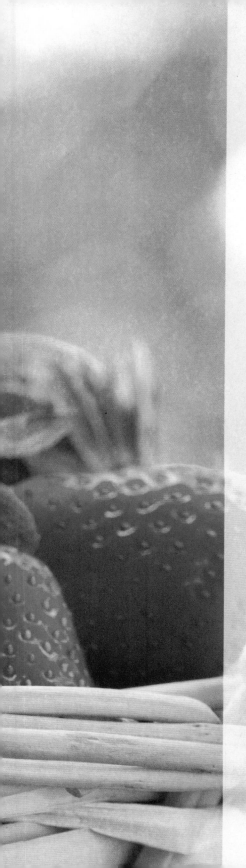

# 第一章 红色蔬果：补血养心 预防癌症

按照中医五行学说，红色入心，故红色食物进入人体后可养心补血，具有益气和促进血液、淋巴液生成的作用。在诸多颜色中，红色色彩炫目，红色蔬果在我们的餐盘中格外引人注目。红色食物蕴含了丰富的营养，一般富含 β - 胡萝卜素、番茄红素、丹宁酸等，大致而言有 4 大健康功效：

1. 补气血、养护心脏
2. 预防记忆退化
3. 保护泌尿系统
4. 降低某些癌症的发生

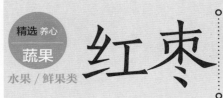

**精选 养心**
**蔬果**
水果 / 鲜果类

# 红枣

红枣自古以来就被列为"五果"（桃、李、梅、杏、枣）之一，有着悠久的种植历史。红枣最突出的特点是维生素含量高，因而被人们誉为"天然维生素丸"。其所含的丰富维生素 C 和维生素 P，对健全毛细血管、维持血管壁的弹性、抗动脉粥样硬化大有益处。

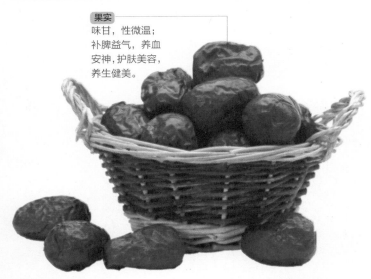

**果实**
味甘，性微温；补脾益气，养血安神，护肤美容，养生健美。

**别名**
大枣、枣子、美枣、良枣。

**适宜人群**
中老年人、青少年、女性。

**食用部分**
果实。

**药用部分**
红枣果实，根，树皮，叶，种子。

## 各部位的药用功效

**果实** 治过敏性紫癜，贫血，血小板减少症，预防输血反应；辅助治疗脱肛，高血压，急性肝炎，GPT 偏高，慢性支气管炎，咳嗽，原因不明的浮肿，小儿湿疹。

**用量用法：** 红枣 30 克去核，加黑豆 150 克炒焦碾碎，做成蜜丸。每次 60 克，一日 3 次。

**根、树皮** 治腹泻、发热。

**用量用法：** 取树皮 60~90 克，加水 200 毫升，煎煮 20 分钟，温服。

**核** 治虚烦失眠，烦渴，烦躁不眠，虚寒症，虚汗，盗汗。

**用量用法：** 去硬壳，取枣仁 90~150 克，炒后碾碎，一日 5 克，睡前用水送服。

**印度枣** 治小便不利，大便秘结，燥热病，胃寒。

**用量用法：** 适量食用即可。

## 营养专家

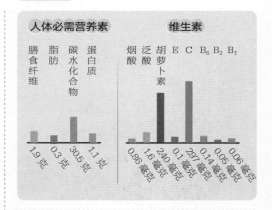

人体必需营养素

| 膳食纤维 | 脂肪 | 碳水化合物 | 蛋白质 |
|---|---|---|---|
| 1.9克 | 0.3克 | 30.5克 | 1.1克 |

维生素

| 烟酸 | 泛酸 | 胡萝卜素 | E | C | B₆ | B₂ | B₁ |
|---|---|---|---|---|---|---|---|
| 0.86毫克 | 1.6毫克 | 240毫克 | 0.1毫克 | 297毫克 | 0.14毫克 | 0.05毫克 | 0.06毫克 |

### 医生提示

- 痰热咳嗽者忌食，脘腹胀满或饮食积滞者慎用。
- 齿痛、虫病、小儿疳积等症者不宜用。
- 空腹不宜多食，以免影响肠胃饱胀感。
- 枣食多易伤牙。

# 中医对症食疗方

## 鼻咽癌

【材料】红枣5枚，石上柏45克，猪瘦肉30克。

【做法】将上述药材加入8碗水煎至1碗服用，一日1剂，可减轻疼痛。

## 贫血

【材料】黑枣12克，桂圆肉6克，红糖24克。

【做法】加水适量煎服，饮汤食黑枣及桂圆肉，一日1次，可长时间服用。

## 心悸，多梦，健忘

【材料】红枣7枚，小麦24克，生地6克。

【做法】将三者用水煎，分2次服。

## 慢性肾炎引起脾虚水肿

【材料】红枣9克，红豆45克，冬瓜连皮350克，黑鱼1条（约240克），葱头少许。

【做法】将红枣、红豆、冬瓜、葱头放入黑鱼（去鱼鳞和肠脏）内，清水适量，煲汤服食，不可加盐，一日1次。（本方所用的枣及葱头量不多，且和其他药同用能制约食材之间的相克，所以无妨可以与鱼同用）可以补脾，利水消肿。

## 产妇产后补养

【材料】红枣24克，生姜4片，红糖24克，鸡蛋1个。

【做法】加适量水将上述材料煎服，一日1次，连服2~10天。

## 肝胆气结引起胆囊炎闷痛

【材料】干芹菜头180克，红枣75克。

【做法】将二者煲汤，分3次服。可以疏肝利胆，行气解郁。

## 肝阳上亢高血压病

【材料】鲜芹菜350克，红枣75克。

【做法】将二者煲汤，分3次服用。

## 妇女更年期脾气暴躁

【材料】红枣24克，小麦12克，炙甘草12克，淮山药12克。

【做法】将上述药材加3碗水煎至1碗，然后再加入2碗水煎至1碗，2碗药汁混匀，分为2份早晚各服1次。

---

**药材小常识**

黑鱼

补脾利水，去淤生新，清热。主治水肿、湿痹、脚气、痔疮、疥癣等症。

小麦

养心，益肾，除热，止汗。治脏燥，烦热，消渴，泻痢，痈肿，外伤出血，烫伤。

淮山药

补脾养胃，生津益肺，补肾涩精。用于脾虚食少，久泻不止，肺虚喘咳，肾虚遗精，带下。

**蔬果饮品**

## 枣子酒

材料：

红枣180克，白糖150克，黄酒2瓶。

做法：

先用刀将红枣皮划破，再放入白糖和黄酒。储存1个月即可饮用。红枣酒可调和其他饮料服用。药性温和，夏天可加冰块饮用，冬天可温热饮用。日量2~5小杯，分次饮用。

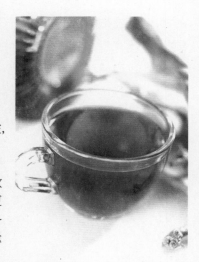

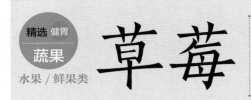

精选 健胃

蔬果

水果 / 鲜果类

草莓

❀ 草莓的维生素 C 含量相当高，同时含有抗坏血酸。因抗坏血酸加热后容易被破坏，所以草莓应鲜食。抗坏血酸是一种活性很强的还原性物质，参与体内重要的生理氧化还原过程，也是体内新陈代谢不可缺少的物质，有促进细胞形成，维护骨骼肌肉、血管、牙齿的功能。

### 别名
洋莓、地莓、红莓。

### 适宜人群
声音嘶哑、风热咳嗽、烦热口干、咽喉肿痛及癌症患者。

### 食用部分
果实。

### 药用部分
果实。

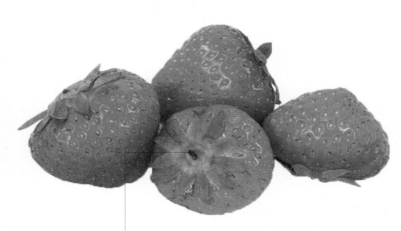

**果实**
味甘，微酸，性凉；入肺、脾胃经。

## 各部位的药用功效

**果实** 止呕，利尿，清血降压，防癌，消炎，理气健脾，止咳。

**用量用法：** 内服适量。

**营养专家**

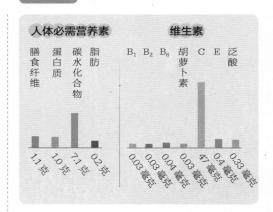

人体必需营养素

| 膳食纤维 | 蛋白质 | 碳水化合物 | 脂肪 |
|---|---|---|---|
| 1.1克 | 1.0克 | 7.1克 | 0.2克 |

维生素

| $B_1$ | $B_2$ | $B_6$ | 胡萝卜素 | C | E | 泛酸 |
|---|---|---|---|---|---|---|
| 0.03毫克 | 0.03毫克 | 0.04毫克 | 0.03毫克 | 47毫克 | 0.4毫克 | 0.33毫克 |

医生提示

◑ 饭后食用草莓有分解食物脂肪、助消化、增进食欲的作用。

◑ 肠胃虚寒或泄泻者不宜多食用。

# 中医对症食疗方

## 高血压

【材料】草莓90克，蜂蜜24克，冷开水150毫升。

【做法】草莓去蒂，洗净，放入果汁机内，加冷开水，榨汁饮用。可根据个人喜好加蜂蜜食用。

## 高脂血症

【材料】草莓75克，荷叶12克，山楂24克，冬瓜皮12克，冬瓜子12克。

【做法】水煎服。早晚服1次，连服20天。可以清热利水，消食降脂。

## 消化不良

【材料】草莓75克，山楂24克。

【做法】水适量，煎汁服，早晚各服1次。

## 减肥

【材料】草莓30克，鲜山楂15克。

【做法】一同榨汁饮用。

## 干咳

【材料】鲜草莓45克，冰糖30克。

【做法】共放入大瓷碗中，加300毫升的水，盖好，隔水蒸熟服用，分1~2次服用。可以清热润肺，化痰止咳。

## 疮痍肿痛

【材料】鲜草莓150克，红糖120克。

【做法】先将草莓洗净，捣烂，加红糖调匀，制成红糖草莓膏，外涂患处，有凉血解毒作用。

## 小便不利

【材料】草莓75克，香瓜30克，冬瓜90克。

【做法】草莓去蒂，香瓜与冬瓜削皮去种子，将三种食材一同放入果汁机内，榨汁，加入冰块及少许柠檬汁，拌匀饮用。

## 养颜美容

【材料】草莓150克，绿豆粉75克。

【做法】草莓洗净去蒂，切碎，同绿豆粉放入锅中加适量的水，用中火煮滚后，改用文火熬煮30分钟，即可食用。

---

## 药材小常识

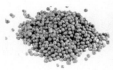

清热消暑，利水解毒。主治暑热烦渴；感冒发热；霍乱吐泻。

绿豆

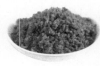

益气养血，健脾暖胃，驱风散寒，活血化淤。特别适于产妇、儿童及贫血者食用。

红糖

补中益气，和胃润肺。止咳嗽，化痰涎。

冰糖

## 蔬果厨房

# 草莓酒

材料：

草莓300克，白糖150克，米酒2瓶。

做法：

将草莓洗净，擦干或风干，去蒂，放入容器中，密封，置于阴凉处，加白糖和米酒浸泡2~4个月即可启封，过滤（去渣），1天饮服20~50毫升。

功效：

滋养，强壮身体，养颜美容。

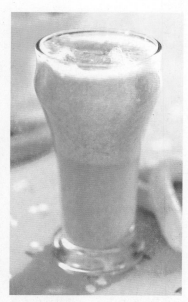

精选 健胃
**蔬果**
水果 / 鲜果类

# 山楂

❀　山楂含有解脂酶、鞣质等有利于促进脂肪类食物消化的物质，也能增加冠状动脉血流量，并能降血压，同时还有降血脂、胆固醇的作用。煎剂在体外使用时对痢疾杆菌、绿脓杆菌、大肠杆菌均有抑制作用。

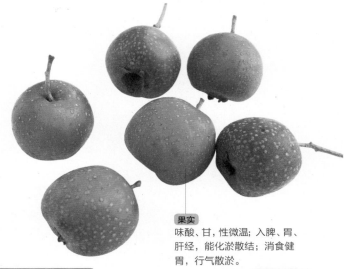

**别名**
山果红、红果、胭脂果、酸梅子、酸楂、赤枣子。

**适宜人群**
心脑血管疾病、癌症、肠炎患者及消化不良者。

**食用部分**
山楂的成熟果实。

**药用部分**
山楂的干燥果实、根、叶。

**果实**
味酸、甘，性微温；入脾、胃、肝经，能化淤散结；消食健胃，行气散淤。

## 各部位的药用功效

**果实** 治饮食积滞，脘腹胀痛，泄泻痢疾，闭经，血淤痛经，产后腹痛，恶露不尽，疝气，睾丸肿痛，高脂血症。

**用量用法：** 6~ 12 克，水煎服或泡茶服。
**外用：** 煎水洗。

**叶** 祛疮，治溃疡不敛，高血压病。

**用量用法：** 6~ 12 克，水煎服或泡茶服。
**外用：** 煎水洗。

**花** 用于高血压病。

**用量用法：** 6~ 12 克，水煎服，泡茶饮。

**核** 用于积食不消，睾丸偏坠，难产。

**用量用法：** 6~9 克，水煎服或研末吞服。

**根** 治消化不良，反胃，痢疾，风湿痹痛，咯血，水肿，痔漏。

**用量用法：** 9~15 克，水煎服。
**外用：** 煎水熏洗。

## 营养专家

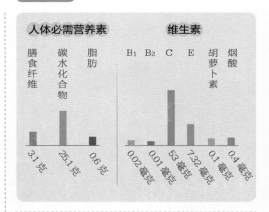

人体必需营养素

| 膳食纤维 | 碳水化合物 | 脂肪 |
|---|---|---|
| 3.1克 | 25.1克 | 0.6 克 |

维生素

| $B_1$ | $B_2$ | C | E | 胡萝卜素 | 烟酸 |
|---|---|---|---|---|---|
| 0.02毫克 | 0.01毫克 | 53 毫克 | 7.32毫克 | 0.1毫克 | 0.4毫克 |

### 医生提示

- 忌生冷食物、忌空腹食用。
- 胃酸过多者慎用。
- 脾胃虚寒、胃中无积滞、消化性溃疡、龋齿或便秘等症者，不宜食用。
- 产妇或淤血过多者禁用。
- 孕妇慎服。
- 山楂核仁易引起腹泻。

# 中医对症食疗方

## 肥胖症

【材料】山楂9克，茅根15克，荷叶15克，陈皮6克。

【做法】将4味药材装入过滤袋，封口，再放进热水瓶内，用沸水冲泡代茶喝。

## 肾盂肾炎

【材料】山楂15克，茅根24克，五根草24克。

【做法】锅内放入5碗水，并将上3味药一同放入锅内。待水煮至3碗即可。倒出分3次饮用，连服7天。

## 产后淤滞腹痛，恶露不尽

【材料】山楂15克，红糖15克。

【做法】将山楂和1碗半水以大火煮至8成即可，然后去渣，加红糖冲服。

## 降低血脂

【材料】山楂15克。

【做法】将山楂和1碗半水以大火煮成1碗水即可，喝汤吃山楂。

## 消化不良

【材料】山楂9克，陈皮6克。

【做法】将二者及3碗水以大火煮至2碗即可，分3次饮用。

【又方】山楂15克，橘皮12克，生姜3片，白糖适量。将前三者用水煎服，连服5剂。有健脾开胃，消食导滞的功效。

## 脂肪肝

【材料】山楂肉12克，茯苓24克，薏仁45克。

【做法】将山楂和茯苓加水煮30分钟，过滤，煎汤再加入薏仁煮至熟。适量并且经常食用可有效预防脂肪肝，该方适合夏季服用。

## 高血压、高脂血症

【材料】山楂15克，荷叶24克。

【做法】将二者同入砂锅，加适量水煎煮当茶喝。

## 呃逆（打嗝）

【材料】鲜山楂适量。

【做法】将山楂用清水洗净，然后打成汁，每次服20毫升，一日2次，连服3~5天。

---

## 药材小常识

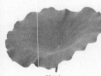

荷叶

清热解暑，升发清阳，凉血止血。用于暑热烦渴，暑湿泄泻，脾虚泄泻，血热吐血，便血崩漏。

陈皮

理气健脾，燥湿化痰。用于胸脘胀满，食少吐泻，咳嗽痰多。

茯苓

利水渗湿，健脾宁心。用于水肿尿少、痰多眩悸、脾虚食少、溏便泄泻、心神不安、惊悸失眠。

## 蔬果厨房

# 山楂酒

食材：

山楂90克，白糖180克，黄酒2瓶。

做法：

山楂捣碎，加入白糖和黄酒浸泡并储存。储存1个月即成香甜味美的山楂酒，久置酸味更强。

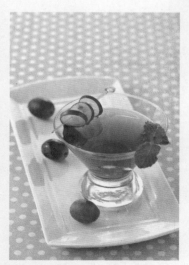

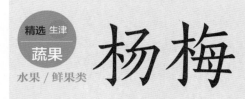

精选 生津
蔬果
水果 / 鲜果类

杨梅

❀ 杨梅可以生津止渴，而且有消食开胃、涩肠、止血的功效；用于食积、呕吐、呃逆、食欲不振、腹痛、腹泻、痢疾等病症。

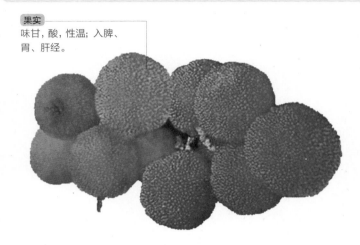

果实
味甘、酸，性温；入脾、胃、肝经。

**别名**
龙睛、朱红、水杨梅、白蒂梅、树梅。

**适宜人群**
一般人群均能食用。

**食用部分**
果实。

**药用部分**
果核，根，树皮。

## 各部位的药用功效

**果实** 用于烦渴，呕吐，呃逆，胃痛，食欲不振，食积腹痛，饮酒过度，腹泻，头痛，心悸，胃痛，咽喉炎，口腔炎，跌打损伤，骨折，烦闷，烫伤。

**用量用法：** 12~30 克，水煎服。

**树皮** 治脘腹疼痛，胁痛，牙痛，疝气，跌打损伤，骨折，吐血，衄血，痔血，崩漏，痄腮，外伤出血，胃痛，烫火伤，湿疹，感冒，泄泻，疥癣，恶疮，蛇咬伤，还可解砒霜毒。

**用量用法：** 9~15 克，水煎服，或浸酒。外用则煎水熏洗，研末调敷或吹鼻。

**叶** 治皮肤湿疹。

**外用：** 水煎洗患处。

**根** 用于胃痛，疝气，吐血，呕吐，跌打损伤。

**用量用法：** 6~9 克，水煎服。

## 营养专家

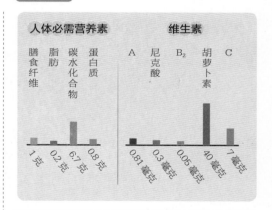

**医生提示**

◐ 杨梅多食伤胃损齿。
◐ 血热火旺者勿食。
◐ 脾胃虚寒者少食。
◐ 糖尿病患者忌食杨梅。
◐ 杨梅忌与生葱同食。
◐ 习惯性便秘者宜食用杨梅。

# 中医对症食疗方

## 腹痛，吐泻
【材料】杨梅 150 克，白酒 1000 毫升。
【做法】浸泡 2 天，每次服 1 小杯。

## 便溏
【材料】干杨梅 30 克。
【做法】炒炭存性研成细末，每次服 5 克，米汤送下。

## 脚气
【材料】杨梅果核适量。
【做法】将果核煅炭，研碎，涂敷患处。

## 呕吐
【材料】鲜杨梅根 75 克。
【做法】洗净，加适量的水煎服。

## 腹泻
【材料】杨梅 15 克。
【做法】洗净，水煎服。

## 皮肤湿疹
【材料】杨梅叶适量。
【做法】水煎，外洗患处。

## 小便灼痛
【材料】鲜杨梅 60 克，冷开水 1 杯。
【做法】将杨梅洗净，捣烂，加冷开水调匀，过滤饮汁，一日 2~3 次。

## 中暑腹痛
【材料】鲜杨梅 180 克，米酒适量。
【做法】将鲜杨梅放入瓮中，加米酒至淹没杨梅为度，浸泡 5 天，每次服半杯。

---

## 药材小常识

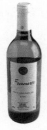

通血脉，御寒气，醒脾温中，行药势。主治风寒痹痛、痉挛急、胸痹、心腹冷痛。

白酒

散寒止痛，理气和胃。用于寒疝腹痛，睾丸偏坠，痛经。

小茴香

行气活血，能促进血液循环，防治产后肥胖。

米酒

## 蔬果饮品

# 杨梅酒

材料：
鲜杨梅 500 克、白糖 80 克。

做法：
先将杨梅洗净，加入白糖一同装入瓷罐中捣烂，加盖，不密封，稍留空隙，7 ～ 10 天自然发酵成酒，再用纱布绞汁，即成浓度为 12° 的杨梅露酒，然后再倒入锅内煮沸，待冷却后装瓶，密封保存，越久越佳。夏天饮用，清热、生津、祛暑。

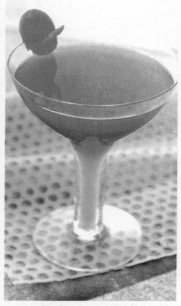

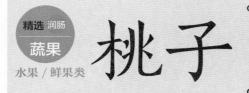

**精选** 润肠
**蔬果**
水果 / 鲜果类

# 桃子

在我国的传统文化中，桃子一直作为福寿祥瑞的象征，被人们冠以"寿桃"和"仙桃"的美称。而在众多的水果中，桃以其外形美观、口味香甜被誉为"天下第一果"。

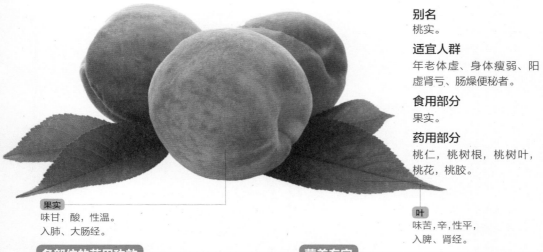

**果实**
味甘，酸，性温。
入肺、大肠经。

**叶**
味苦，辛，性平，
入脾、肾经。

**别名**
桃实。

**适宜人群**
年老体虚、身体瘦弱、阳虚肾亏、肠燥便秘者。

**食用部分**
果实。

**药用部分**
桃仁，桃树根，桃树叶，桃花，桃胶。

## 各部位的药用功效

**果实** 用于冠心病，肺病，水肿，咳嗽，妇女闭经，消化不良，高血压，津少口渴，肠燥便秘。

**用量用法：**适量，鲜食或做脯食。

**外用：**捣烂调敷。

**仁** 调治血管栓塞引起半身不遂，闭经，高血压，跌打淤血肿痛，慢性阑尾炎，哮喘，大便秘结，膀胱炎，皮肤血热燥痒，痛经，产后淤滞腹痛，肺痈，肠痈。

**用量用法：**5~15 克，水煎服。

**叶** 治皮肤痒，淋巴腺炎，痔疮，滴虫性阴道炎，口疮，鼻内生疮，头风，头痛，湿疹，疮疡，疥疮，通大小便；外感风邪，风痹，呕吐。

**用量用法：**3~6 克，水煎服。

**外用：**煎水洗，鲜品捣敷或捣汁涂。

## 营养专家

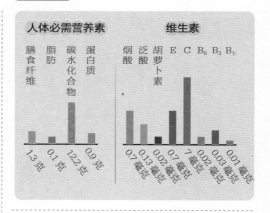

人体必需营养素　　　　维生素

| 膳食纤维 | 脂肪 | 碳水化合物 | 蛋白质 | | 烟酸 | 泛酸 | 胡萝卜素 | E | C | B₆ | B₂ | B₁ |
|---|---|---|---|---|---|---|---|---|---|---|---|---|
| 1.3 克 | 0.1 克 | 12.2 克 | 0.9 克 | | 0.7 毫克 | 0.13 毫克 | 0.02 毫克 | 0.7 毫克 | 7 毫克 | 0.02 毫克 | 0.03 毫克 | 0.01 毫克 |

### 医生提示

- 桃子多食易燥热，因为其含有的膳食纤维多，多食也会导致消化不良。
- 老人常食，有补益功效。
- 糖尿病者慎用。
- 溃疡病或慢性胃炎者忌服。
- 桃仁有小毒，不要生吃，无淤滞者或孕妇禁服桃仁。
- 桃花不宜久服，孕妇禁服。

# 中医对症食疗方

## 盗汗

【材料】碧桃干 24 克，大枣 24 克。

【做法】先将碧桃干炒至微焦时，加水及大枣煎服，睡前服，一日 1 次。

## 高血压

【材料】碧桃干 24 克。

【做法】水煎当茶饮服。或鲜桃去外皮，一日吃 2 个。或一日早晚吃 1 个剥皮的鲜桃，有稳定血压作用。

## 疝气疼痛

【材料】碧桃干 24 克，芒果 1 个。

【做法】水煎服，早晚各服 1 次。

## 虚劳喘咳

【材料】鲜桃 3 个，冰糖 24 克。

【做法】鲜桃果去外皮及核，隔水炖烂，一日吃 1 次。

## 冠心病

【材料】鲜桃 2 个，黑芝麻 12 克，杏仁 2 个，大枣 5 个。

【做法】将上述材料洗净即可，一次食完，一日 1~2 次。

## 便秘

【材料】桃仁 12 克，蜂蜜 24 克。

【做法】将桃仁捣烂，水煎去渣，加蜂蜜调匀服。

## 雀斑

【材料】桃花适量，冬瓜仁适量，蜂蜜适量。

【做法】共研细末，加蜂蜜调匀涂患处，一日 1 次，连用 10 天，停 2 天。

## 大小便不通

【材料】鲜桃叶适量。

【做法】洗净，捣汁半碗服。

## 糖尿病

【材料】桃胶 24~45 克。

【做法】洗净，加水适量煮，可加少许食盐食之。

## 子宫肌瘤

【材料】桃树根 90 克，猪瘦肉 25 克。

【做法】桃树根洗净切片，同猪瘦肉共炖烂，每晚睡前服。

---

## 药材小常识

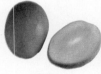

止渴生津，开胃消食。治湿疹瘙痒，睾丸肿大。

芒果

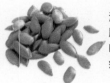

清肺、化痰、排脓。适用于肺热咳嗽、肺痈、肠痈等症。

冬瓜仁

## 蔬果饮品

# 桃子蜂蜜牛奶

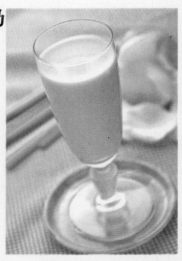

**材料：**

桃子 2 个、蜂蜜适量、牛奶 250 毫升、冰块少许。

**做法：**

将桃子洗净，去皮、去核、切块备用；将牛奶倒入果汁机中，加入蜂蜜、冰块，搅拌均匀。再放入桃子搅拌 40 秒即可。

**精选** 舒肝
**蔬果**

水果 / 鲜果类

# 葡萄柚

✿ 葡萄柚约于 1750 年首先在拉丁美洲巴巴多斯群岛的加勒比海岛上被发现，1823 年被引种到美国佛罗里达州进行商业栽培。

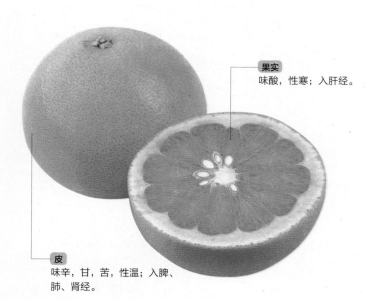

果实
味酸，性寒；入肝经。

皮
味辛，甘，苦，性温；入脾、肺、肾经。

**别名**
西柚、雷柚、柚子、胡柑、臭橙、臭柚、朱栾。

**适宜人群**
一般人群均可食用。

**食用部分**
果肉，果汁。

**药用部分**
果实，果汁。

## 各部位的药用功效

**根** 主治肥胖症，黑斑，雀斑；美白，除皱纹，促进伤口愈合，降低高胆固醇；辅助治疗胃癌和胰腺癌。

**用量用法：** 适量食用即可。

**果实** 顺气，止痛，除痰，治胃脘胸膈间痛。

**用量用法：** 内服，煎汤 2~5 克。

**皮** 治头风痛，寒湿痹痛，食滞腹痛。

**用量用法：** 内服，煎汤，15~30 克。

**外用：** 捣敷或煎水洗。

## 营养专家

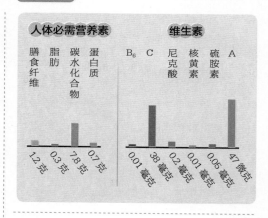

人体必需营养素

| 膳食纤维 | 脂肪 | 碳水化合物 | 蛋白质 |
|---|---|---|---|
| 1.2 克 | 0.3 克 | 7.8 克 | 0.7 克 |

维生素

| B₆ | C | 尼克酸 | 核黄素 | 硫胺素 | A |
|---|---|---|---|---|---|
| 0.01 毫克 | 38 毫克 | 0.2 毫克 | 0.01 毫克 | 0.05 毫克 | 47 微克 |

医生提示

➥ 葡萄柚不可与药同服，因葡萄柚汁会影响药物的分解，使药物大量积存在人体血液中，导致副作用或致死。

# 中医对症食疗方

## 预防糖尿病

【材料】柚子1个，芹菜1根，胡萝卜2根。

【做法】柚子去皮、去子；芹菜、胡萝卜洗净切成小丁；将所有食材放入榨汁机榨汁，再加200毫升温开水混合拌匀饮用。

## 外感风热，喉痛

【材料】葡萄柚1个，哈密瓜180克。

【做法】葡萄柚洗净，剥成两半；哈密瓜切块，一同放进果汁机榨出果汁即可饮用。

## 助消化

【材料】葡萄柚1/2个，番茄汁1/2杯，冷开水适量。

【做法】葡萄柚榨汁，倒入玻璃杯里，再加入番茄汁及冷开水搅匀，放些冰块即可饮用。

## 减肥去脂

【材料】葡萄柚1个，番茄1个，蜂蜜适量，冷开水适量。

【做法】葡萄柚去皮切块，番茄去蒂，切块。再将全部材料放入果汁机中榨成果肉果汁，即可饮用。

## 预防中风

【材料】葡萄柚1个。

【做法】洗净去皮，一天吃半个葡萄柚。或一日饮用200毫升纯葡萄柚汁。

## 增加食欲，消除疲劳

【材料】葡萄柚1/2个，番茄1个，柠檬汁1汤匙，蜂蜜适量，冷开水适量

【做法】先将番茄用热水烫过后，去蒂、皮，再用果汁机搅碎；葡萄柚切半，榨汁，然后将全部材料混合拌匀饮服。

## 失眠

【材料】葡萄柚1/2个，柠檬1/4个，薄荷少量。

【做法】葡萄柚去皮、去子；柠檬、薄荷洗净；共放入榨汁机榨汁，加200毫升温开水混合拌匀饮用。

## 消胀软便

【材料】葡萄柚1个，香蕉1根，蜂蜜适量，冷开水适量。

【做法】葡萄柚去皮切开，香蕉剥皮切块，一起放入果汁机榨汁，加适量蜂蜜和冷开水，搅匀后即可饮用。

---

## 药材小常识

乌梅

收敛生津、安蛔驱虫。可治久咳、虚热烦渴、久疟、久泻、腹泻、便血等症。

乌鸡

补虚劳羸弱，治消渴，益产妇，治妇人崩中带下及一些虚损诸病。

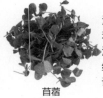

苜蓿

清脾胃，清湿热，利尿，消肿。可治尿结石，膀胱结石，水肿，淋证，消渴等症。

## 蔬果饮品

# 低热量精力汤

材料：

葡萄柚2个，西施柚1/2个，乌糖适量，开水适量。

做法：

西施柚去皮、白膜及种子，榨汁；葡萄柚去皮，剥成两半，榨汁。再将两种果汁拌匀备用。乌糖用开水冲调后加入两种果汁调匀即可饮用。

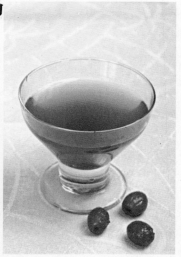

清热消暑 · 解渴利尿

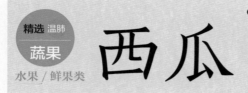

精选 温肺
蔬果
水果 / 鲜果类

# 西瓜

☀ 英语将西瓜称为"Water Melon"，顾名思义，它的成分中有90%是水，剩余的10%则多为糖。西瓜汁内含有钾与瓜氨酸，具有较强的利尿作用。

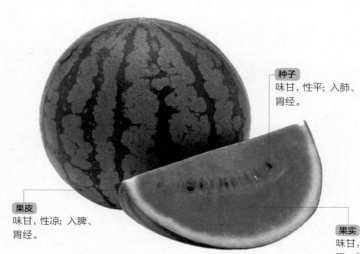

**种子**
味甘，性平；入肺、胃经。

**果皮**
味甘，性凉；入脾、胃经。

**果实**
味甘，性寒；入心、胃、膀胱经。

**别名**
寒瓜、天生白虎汤、夏瓜、水瓜。

**适宜人群**
急慢性肾炎、高血压、胆囊炎患者及高热不退者。

**食用部分**
果肉。

**药用部分**
西瓜皮，西瓜子。

## 各部位的药用功效

**果实** 治胸膈气壅，满闷不舒，小便不利，口鼻生疮，暑热，中暑，解酒毒。

**用量用法：**200 克，生食，绞汁饮，煎汤或熬膏服。

**果皮** 治暑热烦渴，小便短少，水肿，口舌生疮。

**用量用法：**9 ~ 30 克，水煎服。

**外用：**适量，烧存性研末撒。

**子** 治呕血，便血。

**用量用法：**60 ~ 90 克，水煎服。

## 营养专家

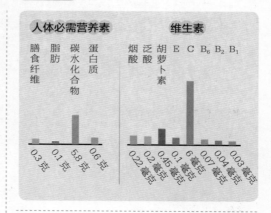

人体必需营养素

| 膳食纤维 | 脂肪 | 碳水化合物 | 蛋白质 |
|---|---|---|---|
| 0.3克 | 0.1克 | 5.8克 | 0.6克 |

维生素

| 烟酸 | 泛酸 | 胡萝卜素 | E | C | B₆ | B₂ | B₁ |
|---|---|---|---|---|---|---|---|
| 0.22毫克 | 0.2毫克 | 0.45毫克 | 0.1毫克 | 6毫克 | 0.07毫克 | 0.04毫克 | 0.03毫克 |

医生提示

- ➲ 便溏腹痛、脾胃虚寒或消化不良者不宜食用。
- ➲ 西瓜不要与山竹同食。
- ➲ 口腔溃疡、糖尿病患者或感冒初期者不宜多食。
- ➲ 肠胃溃疡或寒湿者，勿多食。

# 中医对症食疗方

### 急性肾炎，水肿

【材料】西瓜翠衣 30 克，赤小豆 24 克，鲜茅根 45 克。

【做法】加水 5 碗煮至 2 碗，早晚各饮服 1 次。

### 高血压病

【材料】西瓜皮 30 克，玉米须 30 克，钩藤 24 克。

【做法】加水 6 碗煎成 3 碗，分 3 次饮服。

### 肺热咳嗽

【材料】西瓜 1 个，冰糖 50 克。

【做法】将西瓜切一个小口，放入冰糖盖好，上笼蒸 2 小时，吃瓜饮汁，一日 1 次。

### 老人便秘

【材料】西瓜子仁 15 克，蜂蜜 30 毫升。

【做法】将西瓜子仁捣烂，加蜂蜜、水适量，炖 30 分钟后饮用，一日 1 次，连用 3 天。

### 黄疸

【材料】西瓜皮 30 克，白茅根 30 克，赤小豆 30 克。

【做法】水煎，分成几次服用。清热解毒，凉血，利湿。

### 声音嘶哑

【材料】西瓜皮 60 克，白菊花 15 克，冰糖 18 克。

【做法】加适量水，煎汤，早晚各服 1 次。

### 夜盲症

【材料】西瓜皮 45 克，酸枣 15 克，玉米须 15 克。

【做法】水煎，分 2 次服。

### 急性肝炎

【材料】鲜五根草 90 克，西瓜皮 150 克，蜂蜜适量。

【做法】水煎服，一日 2 次。

---

**药材小常识**

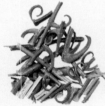

清热平肝，息风定惊。用于头痛眩晕，感冒夹惊，惊痫抽搐，妊娠子痫，高血压等。

钩藤

清肝明目、散热散风、清热解毒。

白菊花

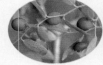

养心、安神、敛汗。用于神经衰弱、失眠、多梦、盗汗。

酸枣

**蔬果饮品**

# 西瓜番茄汁

材料：

西瓜 200 克、橘子 1 个、番茄 1 个、柠檬半个、冷开水 200 毫升、冰糖少许。

做法：

西瓜洗干净，去皮，去子；橘子剥皮，去子。番茄洗干净，切成大小适当的块；柠檬切片。将所有材料倒入果汁机内搅打 2 分钟即可，可加冰糖饮用。

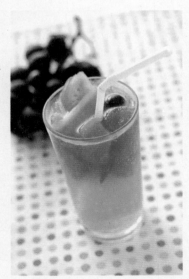

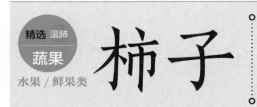

精选 温肺
**蔬果**
水果 / 鲜果类

柿子

柿子味美且药用价值很高，日本一直有这样的说法："柿子一旦红了，医生的脸就绿了。"可见，柿子是一种对身体相当有益的健康水果。

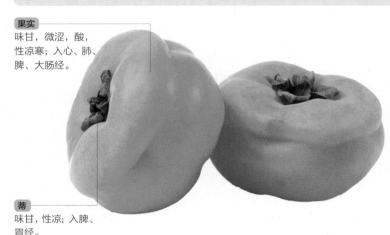

**果实**
味甘，微涩，酸，性凉寒；入心、肺、脾、大肠经。

**蒂**
味甘，性凉；入脾、胃经。

**别名**
米果、猴枣、镇头迦。

**适宜人群**
高血压、甲状腺疾病患者、大便干结、长期饮酒者。

**食用部分**
果实，柿饼，柿干，柿霜。

**药用部分**
果实，根，叶。

## 各部位的药用功效

**果实** 治甲状腺肿，咳喘，心悸，便秘，腹痛，呕吐，胃痛，桐油中毒，慢性肠炎，肺热咳嗽，咽喉痛，肠胃出血，痔血，高血压，热喘，口舌生疮，吐血。

**用量用法：** 生食，或煎汤，或烧炭研末，或未成熟时，捣汁冲服。

**蒂** 降逆气，止呃逆，治畏寒，夜尿症，反胃。

**用量用法：** 3~9 克，水煎服。

**外用：** 研末撒敷。

**柿霜** 治肺热咳嗽，咽干喉痛，咳血，吐血，口舌生疮，消渴。

**用量用法：** 3~9 克，冲服。

**外用：** 撒敷。

**根** 治血崩，血痢痔疮，血管硬化，高血压。

**用量用法：** 24~45 克，水煎服。

**外用：** 鲜品捣敷。

## 营养专家

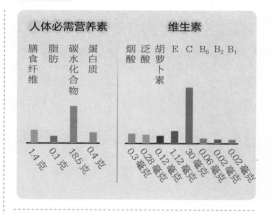

| 人体必需营养素 | | | | 维生素 | | | | | | | |
|---|---|---|---|---|---|---|---|---|---|---|---|
| 膳食纤维 | 脂肪 | 碳水化合物 | 蛋白质 | 烟酸 | 泛酸 | 胡萝卜素 | E | C | B₆ | B₂ | B₁ |
| 1.4克 | 0.1克 | 18.5克 | 0.4克 | 0.3毫克 | 0.28毫克 | 0.12毫克 | 1.12毫克 | 30毫克 | 0.06毫克 | 0.02毫克 | 0.02毫克 |

### 医生提示

- 糖尿病患者少食。
- 本品耗气，气虚哮喘者不宜用。
- 种子入药时多数要炒用，生用会引起恶心。
- 空腹、贫血、吃螃蟹时，不宜吃柿子。
- 痰湿内盛者，慎吃柿子；气虚体弱或水肿者忌吃柿子；脾胃虚寒、生产后或风寒感冒者不宜多吃柿子；食道癌患者可少量吃柿饼。

# 中医对症食疗方

## 白血病

【材料】柿叶 8~15 片，红枣 20 枚。

【做法】柿叶洗净，加适量的水与红枣炖服。也可用柿叶 45 克，煎水服。

## 高血压

【材料】干柿叶 15~24 克。

【做法】用水煎，当茶饮用。

## 咳嗽

【材料】柿饼 6 个，茶叶 3 克，冰糖 15 克。

【做法】将三味放入瓦罐内炖烂，拌匀，分 2~3 次服。

## 小儿夜间遗尿

【材料】柿蒂 9 克。

【做法】洗净，加适量的水煎煮后代茶饮用。

【症状】本病因脾肺气虚，不能约束水道而导致遗尿。

## 声音嘶哑

【材料】柿叶 15 克，车前草 15 克，栀子根 15 克，豆腐 150 克。

【做法】共加适量水煎汤，分 2~3 次服。

## 肺热燥咳

【材料】柿霜 9 克。

【做法】用开水冲服。

## 青光眼

【材料】柿叶 15 克，黄芩 9 克，生地 24 克。

【做法】加适量水煎汤，早晚各服 1 次。

## 慢性支气管炎

【材料】柿霜 15 克。

【做法】用温开水溶化后服用，一日 2 次。

---

## 药材小常识

消热燥湿，泻火解毒，止血，安胎。用于湿温、暑温，胸闷呕恶，湿热痞满，泻痢。

黄芩

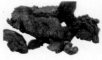
清热凉血，养阴，生津。用于热病舌绛烦渴，阴虚内热，骨蒸劳热，内热消渴。

生地

清热利湿，凉血止血。主治黄疸型肝炎；痢疾；胆囊炎；感冒高热。

栀子根

## 蔬果饮品

# 柿子柠檬蜜汁

材料：

柿子 3 个、柠檬 1/2 个、水 240 毫升、果糖少许。

做法：

柿子切除蒂头，去子，切成小丁；柠檬去皮，切小块。将所有材料放入果汁机中以高速搅打 2 分钟，加入果糖，搅拌均匀即可。

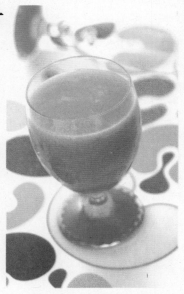

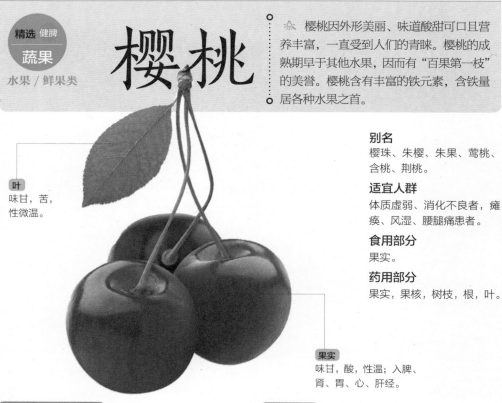

精选 健脾
**蔬果**
水果 / 鲜果类

# 樱桃

❀ 樱桃因外形美丽、味道酸甜可口且营养丰富，一直受到人们的青睐。樱桃的成熟期早于其他水果，因而有"百果第一枝"的美誉。樱桃含有丰富的铁元素，含铁量居各种水果之首。

**叶**
味甘，苦，
性微温。

## 别名
樱珠、朱樱、朱果、莺桃、含桃、荆桃。

## 适宜人群
体质虚弱、消化不良者，瘫痪、风湿、腰腿痛患者。

## 食用部分
果实。

## 药用部分
果实，果核，树枝，根，叶。

**果实**
味甘，酸，性温；入脾、肾、胃、心、肝经。

## 各部位的药用功效

**果实** 治脾虚泄泻，肾虚遗精，腰腿疼痛，四肢不仁，瘫痪，胃寒，气滞腹泻，食欲不振，消化不良，风湿腰腿痛，甲状腺肿。

**用量用法：** 24~120 克，加水煎服，也可以浸酒。

**叶** 治胃寒食积，腹泻，咳嗽，吐血，阴道滴虫，疮疡瘫肿，蛇虫咬伤。

**用量用法：** 12~30 克，水煎服，也可捣汁。

**枝** 治胃寒脘痛，咳嗽，雀斑。

**用量用法：** 30~90 克，水煎服。

**根** 治肝火旺，妇女气血不和，闭经，手心潮热，绦虫，蛔虫，蛲虫病，劳倦内伤。

**用量用法：** 12~15 克，水煎服。

**核** 治疝气痛，麻疹，痘疹初期透发不出，皮肤瘢痕，瘿瘤。

**用量用法：** 3~12 克，水煎服。

## 营养专家

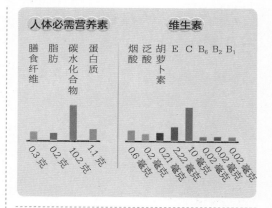

人体必需营养素

| 膳食纤维 | 脂肪 | 碳水化合物 | 蛋白质 |
|---|---|---|---|
| 0.3 克 | 0.2 克 | 10.2 克 | 1.1 克 |

维生素

| 烟酸 | 泛酸 | 胡萝卜素 | E | C | $B_6$ | $B_2$ | $B_1$ |
|---|---|---|---|---|---|---|---|
| 0.6 毫克 | 0.2 毫克 | 0.21 毫克 | 2.22 毫克 | 10 毫克 | 0.02 毫克 | 0.02 毫克 | 0.02 毫克 |

## 医生提示

- 便燥结者慎用。
- 热性病者不宜多食，多食易引起火旺及流鼻血。
- 阴证忌服樱桃核。
- 口臭或鼻衄者忌用。

# 中医对症食疗方

### 慢性气管炎

【材料】樱桃适量，白糖适量。

【做法】将樱桃洗净，蘸白糖服用。

### 风湿腰腿痛，手脚无力

【材料】鲜樱桃210克，白酒2瓶。

【做法】将樱桃洗净，再加白酒浸泡5天，每次服用半杯。

### 血虚头晕，心悸

【材料】鲜樱桃24克，枸杞9克，龙眼肉9克。

【做法】先将枸杞和龙眼肉加适量的水，煮至膨胀后，再放入鲜樱桃滚煮，加白糖调味食用。

### 体弱无力

【材料】鲜樱桃600克，白糖300克。

【做法】先将樱桃洗净，加水煮烂，捞出樱桃果核，加入白糖搅拌均匀就是樱桃膏。每次服用1汤匙，早晚各1次。

### 疹发不出

【材料】鲜樱桃200克。

【做法】将樱桃洗净，用水煎服，一日1～2次。

### 汗斑，火烫伤

【材料】樱桃10个。

【做法】将樱桃放入玻璃罐内捣碎，取汁涂患污斑处或火烫伤处。

### 蛔虫

【材料】樱桃树根12克，使君子6克。

【做法】将二者洗净，用水煎服，一日1~2次。

### 胃寒气滞而疼痛

【材料】樱桃枝适量，热黄酒少许。

【做法】将樱桃枝烧成灰研末，每次服用3~5克，要用热黄酒吞服。

---

## 药材小常识

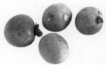

龙眼肉

开胃益脾、养血安神、补虚长智。治疗贫血和因缺乏尼克酸导致的皮炎。

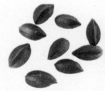

使君子

杀虫消积。用于蛔虫、蛲虫病，虫积腹痛，小儿疳积。

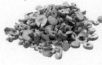

牡丹皮

清热、凉血、活血、消淤。主要治疗夜热早凉、发斑、惊痫、吐衄、便血。

## 蔬果饮品

# 樱桃汁

材料：
樱桃100克，冷开水1杯。

做法：
樱桃洗净去核，放入果汁机中加水榨成汁即可饮用。

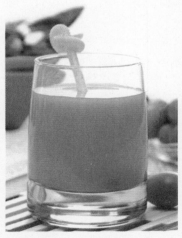

健脾益肝 · 生津益血

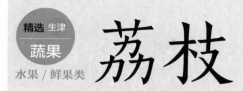

精选 生津
**蔬果**

水果 / 鲜果类

# 荔枝

荔枝营养丰富，果肉中含糖量高达 20%，且每 100 毫升果汁中，维生素 C 含量可达 21 毫克，此外它还含有蛋白质、脂肪、柠檬酸、果酸、磷、钙、铁等营养成分。荔枝所含的丰富糖分具有补充能量、增加营养的作用。

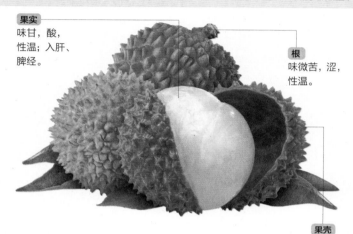

**果实**
味甘，酸，
性温；入肝、
脾经。

**根**
味微苦，涩，
性温。

**果壳**
味甘，涩，性温。

**别名**
丹荔、丽枝、香果、勒荔、
离支。

**适宜人群**
产妇、老人、贫血、胃寒、
身体虚弱及病后调养者。

**食用部分**
成熟果实。

**药用部分**
果实，果核，果壳，根，花。

## 各部位的药用功效

**果实** 治病后体虚，津伤口渴，脾虚泄泻，呃逆、食少，心脾两虚，心悸自汗，贫血，瘰疬，疔肿，外创出血，毒疮。

**用量用法：** 5~10 枚，煎汤服，或烧存性，或浸酒。

**外用：** 捣烂敷，或烧存性研末。

**荔枝干** 治哮喘、堕胎后流血不止，小儿遗尿，脾虚久泻，五更泻，气血两虚，调补气血。

**核** 治疝气痛，睾丸肿痛，胃脘痛，妇人腹中血气刺痛。

**用量用法：** 5~9 克，水煎服。

**外用：** 研末调敷。

**根** 治胃寒胀痛，疝气，遗精，咽喉肿痛，小便频数。

**用量用法：** 9~30 克，鲜品 45 克，水煎服。

**花** 辅助治疗糖尿病。

**用量用法：** 干品 15 克，水煎服。

## 营养专家

**人体必需营养素**

| 膳食纤维 | 脂肪 | 碳水化合物 | 蛋白质 |
|---|---|---|---|
| 0.5 克 | 0.1 克 | 16.6 克 | 0.9 克 |

**维生素**

| 烟酸 | 泛酸 | E | C | $B_6$ | $B_2$ | $B_1$ |
|---|---|---|---|---|---|---|
| 1.1 毫克 | 1 毫克 | 0.1 毫克 | 41 毫克 | 0.09 毫克 | 0.06 毫克 | 0.02 毫克 |

## 医生提示

- 痰湿盛者慎用，多食易引起上火。
- 荔枝性温热助火，阴虚火旺或胃热口苦者，少食。
- 吃荔枝切勿过量，以免引起低血糖，导致头晕或昏迷。

# 中医对症食疗方

## 胃寒腹痛

【材料】荔枝核 30 克，生姜 2 片，陈皮 6 克。

【做法】荔枝核打碎，共水煎 2 次，早晚各服 1 次。

## 脾虚久泻，五更泻

【材料】荔枝干 6 粒，山药 12 克，莲子 12 克，糙米 24 克。

【做法】荔枝干去壳，莲子去心，共煮粥吃。

## 胃脘胀痛

【材料】荔枝核 24 克，木香 15 克。

【做法】晒干，研成细末，每次服 3 克，开水送服。

## 呃逆不停

【材料】鲜荔枝 7 颗。

【做法】将荔枝皮及核炒炭存性，研成细末，开水送服。

## 功能性子宫出血

【材料】荔枝壳 300 克。

【做法】烧炭存性研细末，每次用 6 克，米酒冲服，一日 2~3 次。

## 无名疮

【材料】荔枝肉适量。

【做法】捣烂，外敷患处。

## 小便频数

【材料】荔枝根 30 克，金樱根 24 克，芡实 9 克，仙茅 15 克，大枣 10 枚。

【做法】将上述材料加水炖烂，分 2 次服。

## 糖尿病

【材料】荔枝花 15 克，消渴草 30 克，埔盐根 30 克，枸杞根 15 克，桑白皮 15 克，腰子草 15 克。

【做法】水煎，分 2 次服。

---

### 药材小常识

木香

散结消肿，攻毒疗疮。用于疮疡肿毒，乳痈，瘰疬，痔漏，干癣，秃疮。

金樱根

固精涩肠。治滑精，遗尿，痢疾泄泻，崩漏带下，子宫脱垂，痔疾，烫伤。

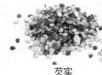

芡实

益肾固精，补脾止泻，祛湿止带。用于梦遗滑精，遗尿尿频，脾虚久泻，白浊，带下。

### 蔬果饮品

## 荔枝醋饮

材料：
醋 500 毫升、荔枝 500 克。

做法：
将荔枝洗净，去壳，去核，放入瓶中，倒入醋，发酵 2 个月后饮用，3~4 个月以上饮用风味更佳。

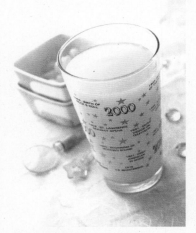

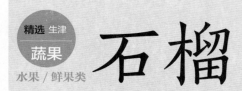

精选 生津
**蔬果**
水果 / 鲜果类

# 石榴

⚜ 石榴原产于西域，汉代时传入中原。石榴全身是宝：果皮、花、汁皆可入药。石榴果皮含有苹果酸、鞣质、生物碱等成分，具有显著的抑菌和收敛作用，能使肠黏膜收敛，并使其分泌物减少，能有效地治疗腹泻、痢疾等病症。石榴皮煎剂还能抑制流感病毒。

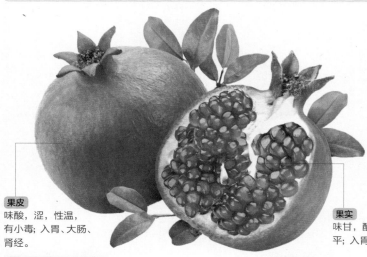

**别名**
安石榴、若榴、丹若、金罂、金庞、涂林。

**适宜人群**
口干舌燥者、腹泻者、扁桃体发炎者。

**食用部分**
果实，种子。

**药用部分**
根皮，石榴皮，花，叶。

**果皮**
味酸，涩，性温，有小毒；入胃、大肠、肾经。

**果实**
味甘，酸，涩，性平；入胃、大肠经。

## 各部位的药用功效

**果实** 收敛止泻，杀虫，生津止渴。
**用量用法：**适量食用。

**果皮** 收敛止痢，抑制细菌，涩肠，杀虫，生津止渴，炒炭用于止血。
**用量用法：**有毒，用量不宜过大。

**叶** 收敛止泻，解毒杀虫。
**用量用法：**12~24 克，水煎服。
**外用：**煎水洗或捣敷。

**花** 凉血，止血。
**用量用法：**3~6 克，水煎服。
**外用：**研末撒或调敷。

**根皮** 杀虫，涩肠，止带。
**用量用法：**6~9 克，水煎服。

## 营养专家

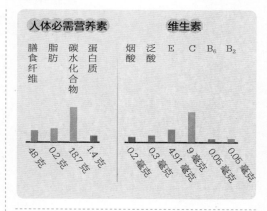

| 人体必需营养素 | | | | 维生素 | | | | | |
|---|---|---|---|---|---|---|---|---|---|
| 膳食纤维 | 脂肪 | 碳水化合物 | 蛋白质 | 烟酸 | 泛酸 | E | C | B₆ | B₂ |
| 48 克 | 0.2 克 | 18.7 克 | 1.4 克 | 0.2 毫克 | 0.3 毫克 | 4.91 毫克 | 9 毫克 | 0.05 毫克 | 0.05 毫克 |

### 医生提示

- 石榴勿空腹食用。
- 下痢初起不宜用，因为会阻断致病菌排出体外。
- 石榴根皮用于杀虫时，忌用油类泻下剂及饮用含有油类的脂肪食物，以免大量吸收而中毒。
- 石榴皮、石榴根皮均含有石榴皮碱，有毒性，用量宜慎。
- 果皮多食伤肺生痰，损齿。

# 中医对症食疗方

### 慢性鼻炎

【材料】石榴叶 12 克, 茶叶 5 克, 玉米叶 24 克。

【做法】水煎, 分 2 次服。

### 急性肠炎

【材料】石榴皮 15 克, 翻白草 24 克, 白头翁 24 克, 大蒜 1 头。

【做法】加水煎服。

### 细菌性痢疾

【材料】石榴皮 12 克, 黄糖 12 克。

【做法】先将石榴皮加水 1 碗半煎至 1 碗, 去渣, 加黄糖调匀, 分 2 次服, 连服 5 天。

### 小儿蛔虫, 绦虫

【材料】石榴皮 10 克, 槟榔 10 克。

【做法】各用干品, 共研细末, 每次服 5 克, 开水送服, 早晚各 1 次, 连服 2 天。

### 鼻血

【材料】鲜石榴花 24 克。

【做法】水煎服, 或把石榴花晒干, 研细末, 每次用 0.3 克, 吹入鼻孔内。

### 便血

【材料】石榴花 9 克, 侧柏叶 9 克。

【做法】加适量的水煎, 分 2 次服, 可以凉血止血。

### 前列腺增生

【材料】石榴花 15 克, 山药 15 克, 五倍子 12 克。

【做法】水煎, 分 2 次服, 可以补阴益气, 固肾缩尿。

### 肺结核

【材料】白石榴花、夏枯草各 30 克。

【做法】水煎或加少量黄酒服, 或研末, 每次服 6 克, 一日 3 次, 开水送服。

---

**药材小常识**

五倍子

敛肺降火, 涩肠止泻, 敛汗止血, 收湿敛疮。用于肺虚久咳, 肺热咳嗽, 久泻久痢。

翻白草

止血, 止痢, 解毒。用于吐血、便血、崩漏、痢疾、疟疾、痈疖。

白头翁

清热解毒, 凉血止痢。用于热毒血痢, 阴痒带下, 阿米巴痢疾。

**蔬果饮品**

# 石榴苹果汁

材料:

苹果 1 个、石榴 1 个、柠檬 1 个、冰块适量。

做法:

石榴去皮, 取出果实; 苹果洗净, 去核, 切块。将苹果、石榴顺序交错地放进榨汁机榨汁。加入柠檬, 并向果汁中加入少许冰块即可。

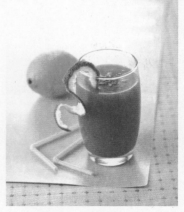

生津止渴 · 健胃消食

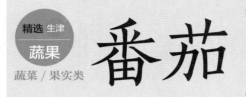

精选 生津
蔬果

蔬菜 / 果实类

番茄

❀ 番茄并不只是一种美味的蔬菜，在欧洲有一句谚语："家庭中有番茄，就不会发生胃痛"，说明它还具有一定的药效。番茄的酸味能促进胃液分泌，帮助消化蛋白质。

果实
味甘酸，性平，微寒；入胃、肝、肺、大肠经。

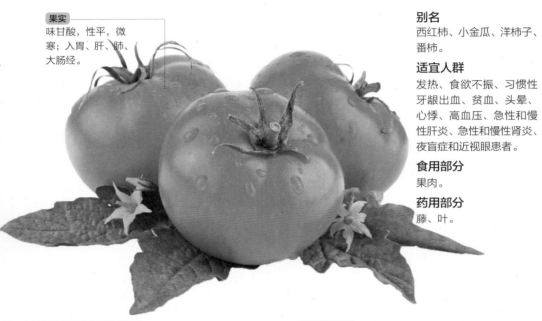

**别名**
西红柿、小金瓜、洋柿子、番柿。

**适宜人群**
发热、食欲不振、习惯性牙龈出血、贫血、头晕、心悸、高血压、急性和慢性肝炎、急性和慢性肾炎、夜盲症和近视眼患者。

**食用部分**
果肉。

**药用部分**
藤、叶。

## 各部位的药用功效

果实 治高血压，心脏病，牙龈出血，中暑，胃热口干，舌燥，发烧烦渴，夜盲，肝阴不足，目昏眼干，阴虚血热，鼻衄。

**用量用法：** 做水果生食，或做蔬菜炒食、炖汤等，也可做番茄酱食用。

叶 治头痛，下痢，肿毒。

**用量用法：** 15 克，煎汤或入丸散内服。

**外用：** 或捣敷或煎水熏洗。

藤 治甲状腺肿大。

**用量用法：** 6~12 克，水煎内服。

## 营养专家

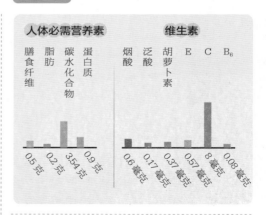

人体必需营养素

| 膳食纤维 | 脂肪 | 碳水化合物 | 蛋白质 |
|---|---|---|---|
| 0.5 克 | 0.2 克 | 3.54 克 | 0.9 克 |

维生素

| 烟酸 | 泛酸 | 胡萝卜素 | E | C | B₆ |
|---|---|---|---|---|---|
| 0.6 毫克 | 0.17 毫克 | 0.37 毫克 | 0.57 毫克 | 8 毫克 | 0.08 毫克 |

医生提示

⇨ 消化不良或腹泻者，少食。

⇨ 青色未成熟番茄含有毒素成分——龙葵素。

⇨ 湿阻中焦成气滞食积者，慎服。

# 中医对症食疗方

### 夜盲
**【材料】**鲜番茄 180 克，猪肝 45 克。
**【做法】**番茄洗净切片，猪肝切片，煮熟当菜吃，一日 1 次。

### 牙龈出血
**【材料】**鲜番茄 45 克，白糖适量。
**【做法】**番茄切成片，蘸白糖吃，一日 2 次。

### 眼底出血
**【材料】**鲜番茄 1~2 个。
**【做法】**洗净，每天早晨空腹时生吃。

### 贫血
**【材料】**番茄 1 个，苹果 1 个，芝麻 12 克。
**【做法】**把番茄及苹果洗净，将三味一同生吃，1 次吃完，一日 1~2 次。

### 口干烦渴，食欲不振
**【材料】**鲜番茄 90 克，猪瘦肉 30 克。
**【做法】**番茄切成块，猪瘦肉切成片，二者一同煮汤吃。

### 跌打肿痛，淤积
**【材料】**番茄 2 个，生姜汁少许。
**【做法】**将番茄绞汁，加生姜汁煮熟饮用。

### 感冒发热
**【材料】**西瓜 600 克，番茄 240 克，白糖 45 克。
**【做法】**将西瓜切开，取瓤去种子；番茄用开水浸烫去皮。将二者一同放入榨汁机中榨汁，加入白糖拌匀食用，常饮。

### 小便不利
**【材料】**番茄 600 克，西瓜 600 克，黄瓜 600 克，白糖 45 克。
**【做法】**先将番茄用开水浸烫去皮，西瓜去皮及种子，黄瓜去皮切丝。将三者一同放入榨汁机中榨汁，加入白糖，拌匀，当茶常饮。

---

**药材小常识**

补肝，养血，明目。治血虚萎黄，夜盲，目赤，浮肿，脚气。

猪肝

生津，润肺，除烦，解暑，开胃，醒酒。

苹果

补血明目、祛风润肠、生津通乳、益肝养发、补脑益智、强身体、抗衰老。

芝麻

**蔬果厨房**

## 番茄沙拉

**材料：**
番茄 50 克，猕猴桃 20 克，小黄瓜片 40 克，豌豆苗 30 克，沙拉酱 3 大匙。

**做法：**
番茄、猕猴桃切小块，再将所有材料摆盘，最后淋上沙拉酱，即可食用。

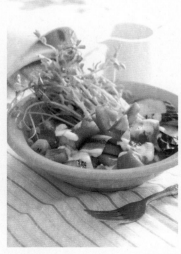

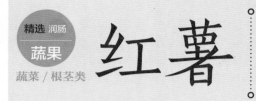

精选 润肠
**蔬果**
蔬菜 / 根茎类

# 红薯

❀　红薯有补虚乏、益气力、健脾胃、强肾阴、宽肠胃、通便、凉血止血、解毒的功效。红薯鲜品或干品能利肝润肺，滋阴补脾，补气通便。红薯粉适用于中暑、发热、咳嗽、音哑等症。

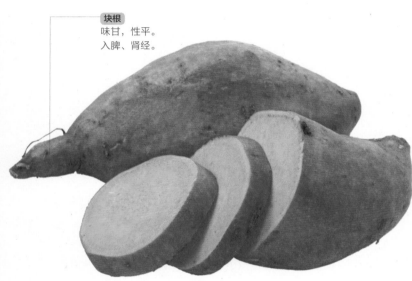

【块根】
味甘，性平。
入脾、肾经。

**别名**
甘薯、番薯、山芋、红山药。

**适宜人群**
一般人都可食用。

**食用部分**
地下块根，茎叶。

**药用部分**
块根，藤，茎叶。

---

## 各部位的药用功效

**块根** 治病毒性肝炎，便秘，痢疾，感冒，湿热黄疸，疮毒，冻疮，乳疮，脾虚水肿，疮疡肿毒。

**用量用法：** 生食或煮食、烤食。

**外用：** 捣敷。

**茎叶** 治霍乱，吐泻，便血，血崩，痈疮肿毒，抽筋。

**用量用法：** 15~60 克，水煎服。

**外用：** 捣敷。

**藤** 治吐泻，便血，血崩，乳汁不通。

**用量用法：** 15~60 克，水煎服。

**外用：** 捣敷。

## 营养专家

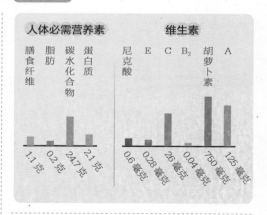

人体必需营养素　　　　维生素

| 膳食纤维 | 脂肪 | 碳水化合物 | 蛋白质 | | 尼克酸 | E | C | B₂ | 胡萝卜素 | A |

1.1克　0.2克　24.7克　2.1克　　0.6毫克　0.28毫克　26毫克　0.04毫克　750毫克　125毫克

### 医生提示

- 胃酸过多者不宜多食，否则会反酸。
- 腹胀满者，食后易拥塞不通，勿食或少食。
- 生了黑斑病的红薯有毒，不可食用。
- 湿阻中焦或气滞食积者，慎食。

# 中医对症食疗方

## 肝硬化腹水，水臌腹胀

【材料】鲜红薯嫩叶苗，鲜空心菜嫩叶各适量，红糖适量。

【做法】将前二者一同捣烂，加红糖调匀，外敷在肚脐部。

## 褥疮

【材料】鲜红薯块根适量。

【做法】将红薯洗净去皮，切碎捣烂，外敷患处，2小时换药1次。

## 甲沟炎

【材料】鲜红薯叶适量，白糖适量。

【做法】将红薯叶捣烂，加上白糖调匀，外敷在患处，一日更换1次。

## 肚子痛，腹泻

【材料】红薯藤90克，食盐少许。

【做法】将红薯藤洗净，切段，加食盐一同炒成黄色，再加水煎服。

## 产后乳汁不足

【材料】红薯叶180克，猪脑肉适量。

【做法】二者煎汤饮用。

## 糖尿病

【材料】鲜红薯叶45克，冬瓜90克。

【做法】将二者一同炖烂服用，一日2次。

## 产后便秘

【材料】红薯150克，蜂蜜适量。

【做法】先将红薯去皮切小块，加适量的水煮至熟烂，加蜂蜜调匀服用。

## 夏暑吐泻

【材料】红薯茎叶60克。

【做法】将其洗净，加水煎服。

---

## 药材小常识

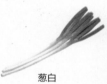

葱白

发汗解表、通阳、解毒。可以治疗伤寒、热头痛、阴寒腹痛、虫积内阻、二便不通、痢疾、痈肿等疾病。

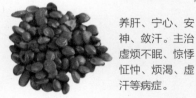

酸枣仁

养肝、宁心、安神、敛汗。主治虚烦不眠、惊悸怔忡、烦渴、虚汗等病症。

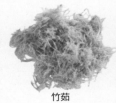

竹茹

清热化痰、除烦止呕。多用于痰热咳嗽、胃热呕呃、惊悸失眠等症状。

## 蔬果厨房

# 冰汁红薯圆

材料：

红薯600克、枣（干）70克。

做法：

红薯去皮，削切成块；红枣用热水泡涨，取出枣核。油烧热，放入红枣，稍炸，捞出码放碗底；红薯放在油中浸炸，炸至色泽金黄时捞出，和冰糖（碾成碎块）拌匀，放在红枣碗中，大火蒸熟，翻扣在盘中即可。

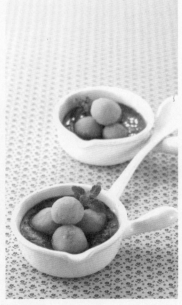

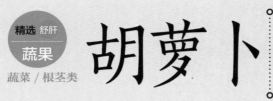

精选 舒肝
**蔬果**
蔬菜 / 根茎类

# 胡萝卜

✿ 胡萝卜之所以如此受欢迎，主要是因为其含有大量的胡萝卜素，而胡萝卜素能有效防癌。胡萝卜素在体内会转化成维生素 A，从而提高身体的抵抗力，抑制导致细胞恶化的活性氧等。

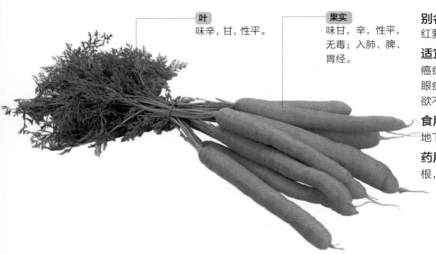

**叶**
味辛，甘，性平。

**果实**
味甘，辛，性平，无毒；入肺、脾、胃经。

**别名**
红萝卜、甘荀。

**适宜人群**
癌症、高血压、夜盲症、干眼症患者以及营养不良、食欲不振、皮肤粗糙者。

**食用部分**
地下粗壮根。

**药用部分**
根，叶，种子。

## 各部位的药用功效

**果实** 治心胸痛，肠胃不适，赤白痢疾，胃痛，胃寒痛，脘闷气胀，消化不良，皮肤粗糙，贫血，百日咳，偏头痛，高血压，冠心病，急性病毒性肝炎，肝炎，夜盲症，白细胞减少症，疥疮，火伤，迎风流泪，小儿麻疹，水痘，痱子，声哑，急性和慢性咽炎。

**用量用法：** 30~90 克，水煎服，或生食，或煮食，也可捣汁。

**外用：** 煮熟捣烂，或切片烧热敷。

**子** 治胃痛，久痢，久泻，虫积，水肿，宫冷腹痛。

**用量用法：** 3~9 克，水煎服，或入散。

**叶** 治腹痛，水肿，小便不通，淋疾，膀胱疾病，便血。

**用量用法：** 30~45 克，水煎服，或切碎蒸熟食。

## 营养专家

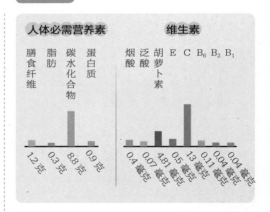

人体必需营养素

| 膳食纤维 | 脂肪 | 碳水化合物 | 蛋白质 |
|---|---|---|---|
| 1.2 克 | 0.3 克 | 8.8 克 | 0.9 克 |

维生素

| 烟酸 | 泛酸 | 胡萝卜素 | E | C | $B_6$ | $B_2$ | $B_1$ |
|---|---|---|---|---|---|---|---|
| 0.4 毫克 | 0.07 毫克 | 4.81 毫克 | 0.5 毫克 | 13 毫克 | 0.11 毫克 | 0.04 毫克 | 0.04 毫克 |

医生提示

◌ 胡萝卜含能降低血糖的成分，血糖低者不宜食用。

◌ 胡萝卜宜和油脂类炒熟食用，多吃有损肝脏而且难消化；生食会伤胃；过量食用会引起全身皮肤发黄。

# 中医对症食疗方

## 大便秘结

【材料】胡萝卜90克，蜂蜜适量。

【做法】将胡萝卜洗净，榨成汁，加蜂蜜调服，早晚各服1次。

## 肝炎，急性病毒性肝炎

【材料】胡萝卜45克，香菜24克。

【做法】加适量的水，将二者煎汤，早晚各服1次。

## 偏头痛

【材料】胡萝卜150克，鸡蛋壳30克，冰糖15克。

【做法】上述材料一同煎汤，早晚各服1次。

## 百日咳，肺结核咳嗽

【材料】胡萝卜150克，红枣12枚。

【做法】在胡萝卜和红枣中加入3碗水，待水煮至1碗即可。分2~3次服用，连服7~10天。

## 冠心病

【材料】胡萝卜1条，包心白菜根30克，狗贴耳30克(后煎)。

【做法】将上述材料加适量水煎汤，早晚各服1次。

## 慢性咽喉炎

【材料】胡萝卜1条，芦根30克，冰糖30克。

【做法】将前二者一同煎汤，再加入冰糖调服，早晚各服1次。

## 小儿麻疹

【材料】胡萝卜60克，荸荠60克，香菜30克。

【做法】荸荠去外皮，与胡萝卜和香菜一同加水煎煮，当茶饮服，一天内分次将汤服完。

## 水痘

【材料】胡萝卜90克，香菜60克。

【做法】将二者加水煎煮，当茶饮用。

---

**药材小常识**

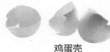

鸡蛋壳

收敛制酸，补钙。用于慢性胃炎，胃及十二指肠溃疡，佝偻病。

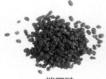

淡豆豉

除烦、宣郁、解毒。适宜风寒感冒、怕冷发热、寒热头痛、腹痛吐泻之人食用。

一条根

补脾滋肺、止咳化痰、滋阴补肾、益精、舒筋活络。

**蔬果饮品**

## 胡萝卜菠萝汁

材料：

胡萝卜150克、菠萝100克、冰块少许、柠檬1个。

做法：

菠萝切除叶子，去皮切小块；胡萝卜切块。将胡萝卜放入榨汁机榨成汁，再放入菠萝、柠檬榨汁。将果汁倒入杯中，加冰块即可。

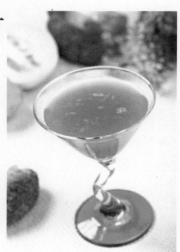

**精选** 健胃
**蔬果**
蔬菜 / 果实类

# 辣椒

辣椒所含的辣椒碱和辣椒酊有促进食欲和改善消化功能的作用，可当健胃剂。辣椒素能刺激心脏跳动，血液循环加快，使人体发热，出汗。辣椒外用可以使皮肤局部血管扩张，促进血液循环，对风湿痛及冻伤有治疗作用。

**果实**
味辛，性热（大热）。入心、脾、胃经。

**辣椒头**
味辛，甘，性热。

**茎**
味辛，性热。

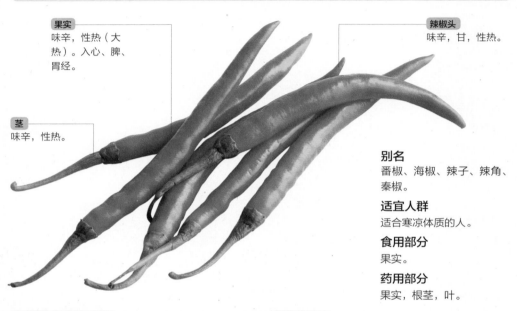

**别名**
番椒、海椒、辣子、辣角、秦椒。

**适宜人群**
适合寒凉体质的人。

**食用部分**
果实。

**药用部分**
果实，根茎，叶。

## 各部位的药用功效

**果实** 治感冒，风寒感冒，伤风头痛，腹泻，疝气，类风湿关节炎，风湿性关节炎，关节肿痛，肩周炎，腰腿痛，冻疮，月经延后，腮腺炎，黄水疮。

**用量用法：** 入丸，散，内服 1~3 克。

**外用：** 煎水熏洗或捣敷。

**叶** 治慢性腰痛，中风，风湿冷痛。

**用量用法：** 外用鲜品捣敷。

**茎** 治风湿冷痛，冻疮。

**外用：** 煎水洗。

**辣椒头** 治手足无力，肾囊肿胀。

**用量用法：** 辣椒头、猪精肉煎汤服。

## 营养专家

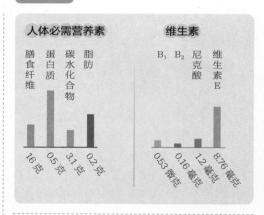

**人体必需营养素**

膳食纤维　蛋白质　碳水化合物　脂肪

16克　0.5克　3.1克　0.2克

**维生素**

B₁　B₂　尼克酸　维生素E

0.53微克　0.16毫克　1.2毫克　876毫克

---

### 医生提示

- 消化道溃疡或有火热病症者，不宜食用。
- 肺结核咯血或痔疮者，忌用果实。
- 高血压、喉痛、牙痛或风火目赤者，不宜食用。
- 阴虚火旺或诸出血者，禁食辣椒。

# 中医对症食疗方

## 肩周炎

【材料】辣椒 1 个，薏仁 24 克，红糖 24 克。

【做法】将上述材料加入适量水煎服，一日 1~2 次。

## 风湿性关节炎

【材料】辣椒粉适量，夏天用醋，冬天用酒。

【做法】将其调和敷在患处。

## 慢性腰痛

【材料】辣椒叶 24 克，大黄 24 克（或加生山栀同用）。

【做法】将二者捣烂，外敷在患处。

## 功能性子宫出血

【材料】辣椒根 30 克，白鸡冠花 12 克，白扁豆花 6 克，乌贼骨 9 克。

【做法】将上述几味药材加水煎服。

## 风湿骨痛，跌打肿痛

【材料】辣椒 15 克，米酒 500 毫升，冰糖适量。

【做法】辣椒捣碎，用米酒浸泡 10 天，然后过滤，每次服用 10 毫升，并涂擦在患处。没有冰糖可用白糖代替。该方法也可治疗冻疮。

## 心腹冷痛

【材料】辣椒 3 个，番茄 1 个，白酒少量，葱少量，盐少量，香油少量。

【做法】辣椒、番茄切丁，放适量开水煮成汤，加入白酒、葱花、盐、香油等调味即可服用。

## 骨发育不良

【材料】辣椒 30 克，白芝麻 10 克，黑芝麻 10 克，黑大豆 10 克，鸡肉 150 克。

【做法】在上述几味药材中加入 10 碗水，待水煎剩 6 碗时，加入鸡肉块，用文火炖熟烂，分 2 天服用，1 周服 2 次。风寒感冒者，不宜服。

## 偏头痛

【材料】辣椒根 10 枝，糖适量。

【做法】将辣椒根加水煎去渣，再放入糖调服。或加白马骨 30 克，水煎去渣，加少许食盐，分 2 次服用。

---

**药材小常识**

**蔬果厨房**

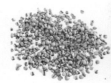

健脾利湿，除痹止泻，清热排脓。用于水肿，脚气，小便不利，湿痹拘挛。

薏仁

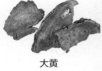

泻热通肠，凉血解毒，除淤通经。用于实热便秘，积滞腹痛，泻痢不爽，湿热黄疸，血热吐衄。

大黄

## 凉拌海参

材料：

海参 100 克，小黄瓜 60 克，辣椒 1 支，水果醋、橄榄油、酱油适量。

做法：

海参和小黄瓜切块，海参放入滚水中烫熟，捞起沥干。辣椒切成小丁，和调味料拌匀，做成酱汁。把海参和小黄瓜拌匀，再淋上酱汁，即可食用。

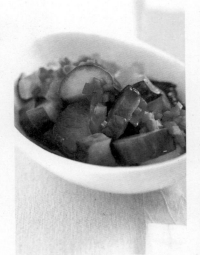

# 红色·养心安神 蔬果一览

## 石榴

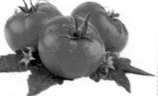

「性味」味甘、酸、涩，性温，无毒。

「归经」入胃、大肠经。

「功效」生津止渴，收敛固涩，止泻止血，抗胃溃疡，软化血管，降低胆固醇。

「挑选妙招」挑选石榴，首先看是否有光泽，如果颜色比较亮，说明石榴比较新鲜；其次掂重量，大小差不多的石榴，比较重的就是熟透了的，水分就会多；三是看表皮是否饱满，表皮饱满的比较好，若是松弛的，那就表示不新鲜了。

56页

## 辣椒

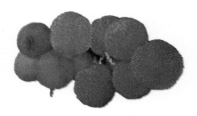

「性味」味辛，性热（大热）。

「归经」入心、脾、胃经。

「功效」温中健胃，散寒燥湿，开胃消食，发汗。

「挑选妙招」辣椒的果实形状与其味道的辣、甜之间存在着明显的相关性。尖辣椒较辣，且果肉越薄，辣味越重。柿子形的圆椒多为甜椒，果肉越厚越甜脆。半辣味的辣椒则介于两者之间。

64页

## 番茄

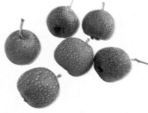

「性味」味甘、酸，性微寒。

「归经」入胃、肝、肺、大肠经。

「功效」生津止渴，健胃消食，清热解毒，凉血平肝，补血养肝，便秘整肠。

「挑选妙招」选购番茄时，中大型番茄以形状丰圆、颜色红，但果肩青色、果顶已变红者为佳，若完全红，反而口感不好。中小型番茄以形状丰圆或长圆，颜色鲜红者为佳。

58页

## 杨梅

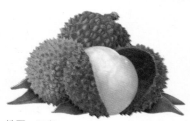

「性味」酸、甘，性温。

「归经」入脾、胃、肝经。

「功效」生津解烦，和中消食，解酒、涩肠，止血，主烦渴，呕吐，呃逆。

「挑选妙招」挑选时可以选择乌黑有光泽、颗粒饱满的杨梅。此外，新鲜的杨梅闻起来有股香味，如果长期存放或存放不当则可能有一股淡淡的酒味，这说明杨梅已发酵，不能购买。

42页

## 山楂

「性味」味酸，性冷，无毒。

「归经」入脾、胃、肝经。

「功效」消食健胃，活血化淤，驱虫，用于心血管病、腹泻、高脂血症、高血压。

「挑选妙招」挑选山楂时，不同品种的山楂以肉厚子少、酸甜适度为好。同一品种的以个大而均匀，色泽深红鲜艳、无虫蛀、无伤疤、无僵果者为佳。

40页

## 荔枝

「性味」味甘，性平，无毒。

「归经」入肝、脾经。

「功效」补脾益肝，理气补血，温中止痛，补心安神，美容祛斑。

「挑选妙招」选购荔枝时，以色泽鲜艳、个大均匀、皮薄肉厚、气味香甜的为佳。挑选时可以先在手里轻捏，质量好的荔枝手感应该发紧而且有弹性。如果荔枝外壳的龟裂片平坦、缝合线明显，则味道一定会很甜。

54页

# 葡萄柚

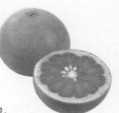

「性味」性寒，味酸。

「归经」入肝经。

「功效」减肥润肤，预防疲倦，淡化黑色素，消除皱纹，防黑斑，雀斑，也有美白的作用。

「挑选妙招」选柚子首先要掌握"不倒翁"的原则，上尖下宽是柚子的标准型，其中选扁圆形、颈短的柚子为佳（底部是平面则更好）。

46 页

# 柿子

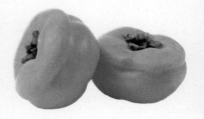

「性味」味甘、涩，性寒，无毒。

「归经」入心、肺、脾、大肠经。

「功效」清热润肺，生津止渴，健脾化痰，消除疲劳，美肤，消除宿醉。

「挑选妙招」挑选柿子时应注意，外皮有弹力与光泽、个儿大色鲜，无斑点、无伤烂、无裂痕者为佳品。

50 页

# 草莓

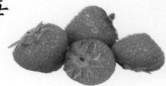

「性味」味甘、酸，性凉，无毒。

「归经」入胃、肺、脾经。

「功效」润肺生津，健脾，消暑，解热，利尿，止渴。

「挑选妙招」选购草莓应以色泽暗红、果实中等大小，香味浓郁、蒂头带有鲜绿叶片、无损伤者为佳品。颜色过白或过青都表示还没成熟。

38 页

# 西瓜

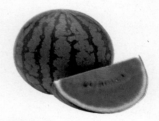

「性味」味甘、淡，性寒，无毒。

「归经」入心、胃、膀胱经。

「功效」清热除烦，解暑生津，利尿，用于高血压、膀胱炎、肾脏病。

「挑选妙招」用手指弹瓜，如果发出"嘭嘭"声的，则是熟瓜。看西瓜表皮纹路清晰、撑开，瓜蒂卷曲且收口小表示瓜甜且皮薄。

48 页

# 红枣

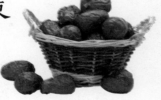

「性味」味甘，性平，无毒。

「归经」入心、脾、胃经。

「功效」润心肺，止咳，补五脏，治虚损，除肠胃癖气，可用于心血管病。

「挑选妙招」好的红枣皮色紫红而有光泽，颗粒大而均匀，果实短壮圆整，皱纹少，痕迹浅。如果红枣蒂端有穿孔或粘有咖啡色或深褐色粉末，说明已被虫蛀。

36 页

# 樱桃

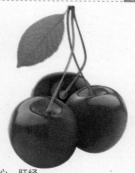

「性味」性温，味甘酸。

「归经」入脾、肾、胃、心、肝经。

「功效」解表透疹，补中益气，健脾和胃，祛风除湿，止痛。

「挑选妙招」选购樱桃，要选择果实新鲜、色泽亮丽、果实均匀者，千万不要买烂果或裂果，而且最好挑选颜色较为一致者。

52 页

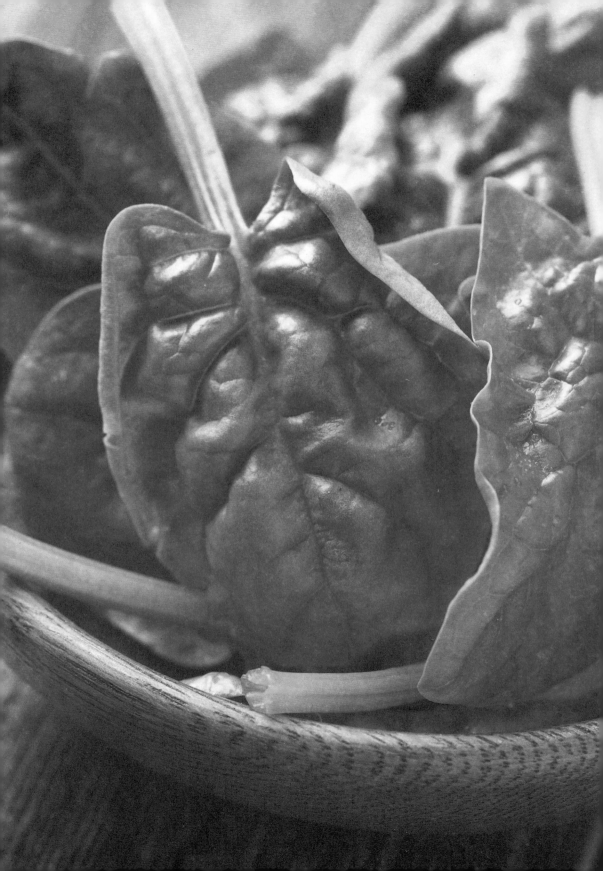

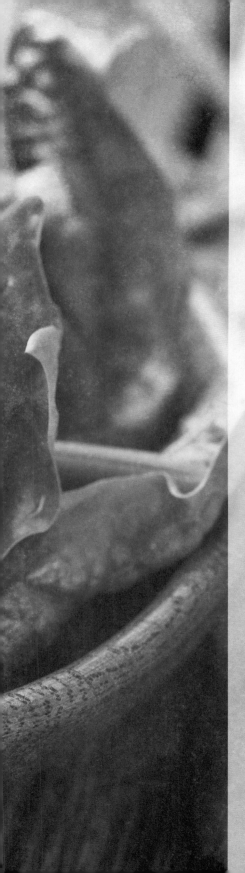

# 第二章 绿色蔬果：去火养肝 排毒润肠

　　中医认为，绿色入肝，多食绿色食品具有舒肝强肝的功能，是人体"排毒剂"，还能起到调节脾胃、促进消化吸收的作用。看见了绿色，就会有生机盎然、充满希望的感觉。绿色蔬果多含有叶绿素、叶酸、维生素C、钙元素等，多吃绿色食品可以给我们带来以下4种好处：

　　1. 强壮骨骼牙齿

　　2. 补充维生素，增强免疫力

　　3. 预防某些癌症的发生

　　4. 富含膳食纤维，预防便秘

**精选 生津**
**蔬果**

水果 / 鲜果类

# 猕猴桃

❀　猕猴桃的果肉会随着果子的逐渐成熟而变软，还会散发出香气，由于恰到好处的酸味及甜味使其受到大众的欢迎。猕猴桃富含维生素 C，食用一个猕猴桃，几乎可以摄取一天所需的维生素 C。

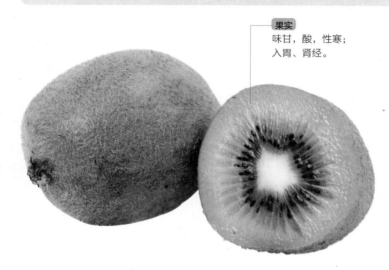

**果实**
味甘，酸，性寒；
入胃、肾经。

**别名**
藤梨、苌楚、羊桃、毛梨、连楚。

**适宜人群**
癌症、高血压、冠心病、心血管疾病、食欲不振、消化不良者。

**食用部分**
果实。

**药用部分**
根，藤，叶。

## 各部位的药用功效

**果实** 治黄疸，痔疮，高血压，高脂血症，肝炎，心血管疾病，消化不良，阳痿，尿道结石，砂淋。

**用量用法：** 鲜果做水果食用。

**根、根皮** 治肝炎，痢疾，消化不良，淋巴，水肿，带下，跌打损伤，风湿性关节炎，胃肠道肿瘤，痤疮，肿毒。

**用量用法：** 取 30~60 克，煎汤内服；或捣烂外敷于患处。

**藤** 治黄疸，消化不良，呕吐。

**用量用法：** 15~30 克，水煎内服。

**枝叶** 治风湿关节痛，乳痛，烫伤，外伤出血。

**用量用法：** 3~6 克，研成细末，煎汤内服；或捣烂调成糊状外敷于患处。

## 营养专家

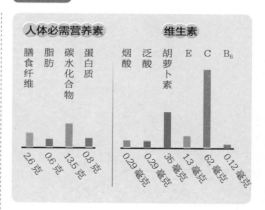

| 人体必需营养素 | | | | 维生素 | | | | | |
|---|---|---|---|---|---|---|---|---|---|
| 膳食纤维 | 脂肪 | 碳水化合物 | 蛋白质 | 烟酸 | 泛酸 | 胡萝卜素 | E | C | B₆ |
| 2.6克 | 0.6克 | 13.5克 | 0.8克 | 0.29毫克 | 0.29毫克 | 35毫克 | 1.3毫克 | 62毫克 | 0.12毫克 |

### 医生提示

⊃　胃病患者或脾胃虚寒者，不宜多食，多食伤脾胃。

⊃　先兆性流产、月经过多或尿频者，忌用。

# 中医对症食疗方

## 高血压

【材料】猕猴桃 150 克，牛奶 200 毫升，蜂蜜适量。

【做法】先将猕猴桃去皮，切成片状；牛奶同蜂蜜拌匀，然后和猕猴桃片一起放进果汁机，搅拌成果肉牛奶汁即可服用。

## 便秘

【材料】猕猴桃 2 个，梨 1 个，冰块适量。

【做法】猕猴桃剥皮，梨削皮去核。将猕猴桃切片及梨切块，放入果汁机中，加适量的白开水，打成果汁，放入冰块即可饮用，或滴入柠檬汁味道更好。

## 急性乳腺炎

【材料】鲜猕猴桃叶适量，红糖少许，米酒少许。

【做法】共捣烂，加热外敷患处，乳头不可以敷。

## 偏坠（阴囊一侧肿大偏垂）

【材料】猕猴桃 30 克，金橘根 8 克，米酒 30 毫升。

【做法】将上述材料加水煎，去渣，冲米酒，分 2 次服。

## 食欲不振

【材料】猕猴桃 2 个，芒果 3 个，豆奶、蜂蜜、冰块适量。

【做法】猕猴桃去皮切碎，芒果去皮及核，放入果汁机中，加适量豆奶及蜂蜜、冰块，打成果汁饮用。

## 食道不适

【材料】鲜猕猴桃根 60 克，白花蛇舌草 24 克，白茅根 24 克，鲜野葡萄根 45 克，半枝莲 24 克，鲜水杨梅根 45 克。

【做法】将上述材料加水煎煮，分 2 次服，连服半个月，停 3 天再服。

## 胃溃疡

【材料】猕猴桃根 30 克，乌药 12 克。

【做法】水煎，饭前各服 1 次。

## 消化不良

【材料】猕猴桃干果 45 克。

【做法】水煎，分 2 次服。

---

**药材小常识**

清热解毒，活血利尿。用于扁桃体炎、咽喉炎、尿路感染、盆腔炎、阑尾炎。

白花蛇舌草

清热解毒，化淤利尿。用于疔疮肿毒，咽喉肿痛，毒蛇咬伤，跌仆伤痛，水肿。

半枝莲

顺气止痛，温肾散寒。用于胸腹胀痛、气逆喘急、膀胱虚冷、遗尿尿频。

乌药

**蔬果饮品**

# 猕猴桃柳橙汁

**材料：**

猕猴桃1个、柳橙60克、蜂蜜15毫升、冷开水40毫升、碎冰80克。

**做法：**

将猕猴桃洗净，对切后挖出果肉备用；柳橙取果肉切成小块。将碎冰、猕猴桃及其他材料放入果汁机内，以高速搅拌30秒即可。

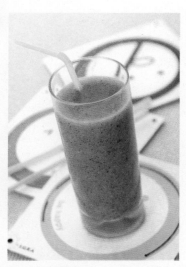

清肺利咽 · 生津解毒

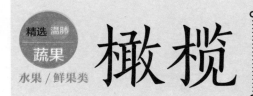

精选 温肺
蔬果
水果 / 鲜果类

# 橄榄

🌿 橄榄是南方特有的亚热带水果之一。橄榄鲜食味酸或甜，有的略带涩味，但回味甘甜，且有特殊的香气，深得人们喜爱。橄榄含有多种营养物质，其中维生素 C 的含量是苹果的 10 倍。

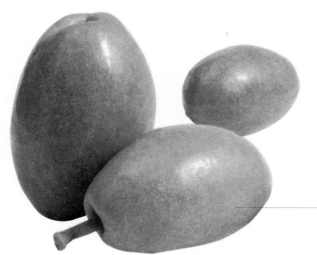

**别名**
青果、忠果、谏果。

**适宜人群**
咽喉疼痛，烦热口渴，肺热咳嗽咯血、流感、白喉、动脉硬化患者。

**食用部分**
果实。

**药用部分**
果仁，果核，根，叶。

**果实**
味甘，酸涩，性平；
入肺、胃经。

## 各部位的药用功效

**果实** 治咳嗽咳痰，咽喉肿痛，暑热烦渴，醉酒，鱼蟹中毒。

**用量用法：** 6~9 个，水煎服。

**外用：** 研末撒或油调敷。

**种仁** 治口唇燥痛，嘴痛，鱼蟹中毒。

**用量用法：** 6 个，水煎服。

**外用：** 研末外敷。

**核** 治咽喉肿痛，睾丸肿痛，口舌生疮，冻疮，疳疮。

**用量用法：** 3~6 个，烧存性研末服。

**外用：** 外撒或调敷。

**根** 治风湿痹痛，手脚麻木，脚气，咽喉肿痛，白浊，哮喘。

**用量用法：** 12~30 克，水煎服。

**外用：** 煎水含漱。

## 营养专家

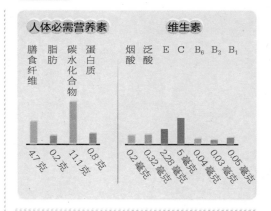

| 人体必需营养素 | | | | 维生素 | | | | | | |
|---|---|---|---|---|---|---|---|---|---|---|
| 膳食纤维 | 脂肪 | 碳水化合物 | 蛋白质 | 烟酸 | 泛酸 | E | C | B$_6$ | B$_2$ | B$_1$ |
| 4.7克 | 0.2克 | 11.1克 | 0.8克 | 0.2毫克 | 0.32毫克 | 2.28毫克 | 5毫克 | 0.04毫克 | 0.03毫克 | 0.05毫克 |

### 医生提示
- 橄榄鲜果长期嚼食可引起黏膜细胞变异，引发口腔癌。
- 橄榄油及橄榄有防治心脏病和胃溃疡的作用。
- 胃酸过多者慎用。
- 脾胃虚寒、腹痛、腹泻患者或大便秘结者，慎服。
- 果核过量服用易令人呕泻。

# 中医对症食疗方

## 痔疮出血
【材料】鲜橄榄 5 个，藕节 75 克，猪瘦肉 75 克，食盐适量。
【做法】鲜橄榄去核，同其他食材加入水及食盐适量，煎服，一日服 1 次。

## 预防流行性脑脊髓膜炎
【材料】橄榄 7 个，萝卜 240 克。
【做法】将上述两味食材洗净，加适量的水煎汤，当茶饮。可以清热解毒，凉肝止惊。

## 久咳不愈
【材料】鲜橄榄 5 个，冰糖适量。
【做法】鲜橄榄去核，与冰糖一同炖 30 分钟后饮服。

## 肺胃热毒
【材料】鲜橄榄 12 个，鲜白萝卜 180 克。
【做法】白萝卜切片或切块，与鲜橄榄一同加水煎，分 2 次服。

## 胃痛不适
【材料】橄榄根 30 克，桂花根 30 克，狗尾草 30 克，猪瘦肉 60 克，酒适量。
【做法】将上述材料加适量水与酒（宜一半酒一半水）一同炖服。

## 肠炎
【材料】鲜橄榄 5 个，姜糖适量。
【做法】将橄榄去核取果肉，姜糖加适量水煎汤送服。

## 筋骨酸痛
【材料】鲜橄榄根 90 克，黄酒 120 毫升。
【做法】加入适量水炖服。

## 咽喉肿痛
【材料】鲜橄榄 15 个，萝卜 150 克。
【做法】萝卜切块，和橄榄混合加水煎服。

---

### 药材小常识

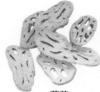
止血，消淤。用于吐血，咯血，尿血，崩漏。
**藕节**

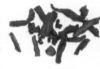
祛风湿，散寒。用于风湿筋骨疼痛，腰痛，肾虚，牙痛。
**桂花根**

清热利湿，祛风明目，解毒，杀虫。主治风热感冒，黄疸，小儿疳积。
**狗尾草**

### 蔬果饮品

# 橄榄萝卜汁

**材料：**
鲜橄榄 50 克，生白萝卜 500 克。

**做法：**
将鲜橄榄捣烂，生白萝卜切成块，捣碎，与橄榄泥拌匀，加水 500 毫升，用小火熬 20 分钟，滤汁饮用。

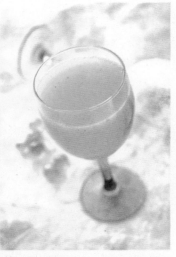

利咽生津 · 涩肠止泻

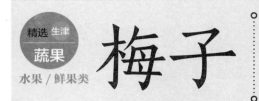

精选 生津
蔬果

水果 / 鲜果类

梅子

☀ 自古以来，人们就认为梅子具有生津解渴、调气的作用，是一种宝贵的食疗佳品。梅子之所以具有强烈的酸味，主要是因为它含有丰富的柠檬酸与苹果酸。其所含的柠檬酸能促进肠胃蠕动，增进食欲，消化蛋白质。

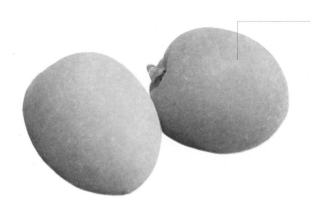

**果实**
味酸，性平。
入肝、脾、肺、大肠经。

**别名**
梅实、酸梅、青梅、乌梅。

**适宜人群**
一般人群均可食用。

**食用部分**
果实。

**药用部分**
花蕾，核仁，根，叶。

## 各部位的药用功效

**根** 治胃酸过多，休息痢，下痢，瘰疬，胆囊炎，风痹，骨酸痛，肝风，咳嗽，风痹，肝肿大。

**用量用法：** 9~15 克，水煎服。

**外用：** 研末调敷。

**叶** 治腹泻、功能性子宫出血，水煎浓汁服。

**用量用法：** 6~12 克，水煎服。

**外用：** 蒸热熏。

**仁** 治筋膜炎，神经衰弱，肝蛭虫病，暑热烦渴，烦热，视物不清。

**用量用法：** 2~6 个，水煎服。

**外用：** 捣敷。

**青梅** 治咽喉肿痛，喉痹，津伤口渴，筋骨疼痛，泻痢。

**用量用法：** 6~9 个，水煎服，或噙咽津液。

**外用：** 浸酒擦。

## 营养专家

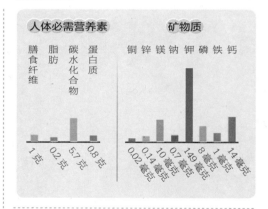

| 人体必需营养素 | | | | 矿物质 | | | | | | | |
|---|---|---|---|---|---|---|---|---|---|---|---|
| 膳食纤维 | 脂肪 | 碳水化合物 | 蛋白质 | 铜 | 锌 | 镁 | 钠 | 钾 | 磷 | 铁 | 钙 |
| 1 克 | 0.2 克 | 5.7 克 | 0.8 克 | 0.02 毫克 | 0.14 毫克 | 10 毫克 | 0.7 毫克 | 149 毫克 | 8 毫克 | 1 毫克 | 14 毫克 |

### 医生提示

- ○ 有实邪者不宜用。
- ○ 多食损牙齿，伤脾胃。
- ○ 失眠者少食。
- ○ 溃疡病者或胃酸过多者，忌服。

# 中医对症食疗方

## 皮肤湿疹
【材料】鲜梅果 5 个，五倍子 30 克。
【做法】将梅果捣烂，加五倍子，水煎外洗患处。

## 胆囊炎
【材料】乌梅 8 个，金钱草 30 克，五味子 30 克。
【做法】水煎，分数次服。

## 风火牙痛
【材料】陈盐梅子 1~2 个。
【做法】将陈盐梅子含口内，再吐出涎水，一日 4 次，有滋阴补肾作用。

## 夏天肠胃不和，吐泻
【材料】青梅 180 克，米酒 1500 毫升。
【做法】浸泡 45 天，每次饮用 30 毫升。

## 白癜风
【材料】乌梅肉 45 克，补骨脂 45 克，白酒适量。
【做法】共浸泡半个月启用，以药酒外擦患处。

## 胃下垂，子宫下垂
【材料】乌梅 4 个，黄芪 24 克，党参 6 克，升麻 6 克，小茴香 3 克，五倍子 6 克。
【做法】加水煎至 2 碗，空腹温服或分 2 次服。

## 鸡眼
【材料】乌梅肉适量，醋少许，盐水少许。（外用方）
【做法】将乌梅肉捣烂，加入醋，用盐水调匀，贴在患处，鸡眼会自行消除。

## 手脚癣
【材料】鲜梅果 6 个，安石榴果皮 30 克。
【做法 1】将梅果捣烂，同安石榴果皮共煎水，外洗患处，一日数次。
【做法 2】去核，将果肉敷于患处，一日换药 1 次。

## 药材小常识

清利湿热，通淋，消肿。用于热淋，砂淋，尿涩作痛，黄疸尿赤，痈肿疔疮。

金钱草

收敛固涩，益气生津，补肾宁心。用于久咳虚喘，梦遗滑精、遗尿、尿频。

五味子

发表透疹，清热解毒，升举阳气。用于风热头痛，齿痛，口疮，咽喉肿痛，麻疹不透。

升麻

## 蔬果饮品

# 梅子酒

材料：
青梅子 600 克，冰糖 450 克，米酒 3 瓶。

做法：
梅子用湿布擦拭，等青梅外皮干燥后即可加米酒及冰糖浸泡，浸泡后储存 1 个月即可启封饮用，视个人酒量而定。

功效：
强壮身体，增进食欲，帮助消化，畅便利尿，解热消暑，镇咳疗肺。饭前饮用可增加食欲，饭后饮用能帮助消化。

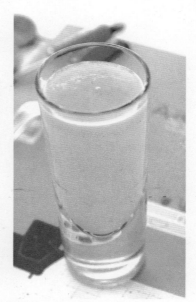

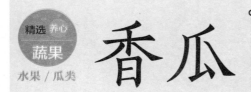

精选 养心
蔬果
水果 / 瓜类

香瓜

香瓜是夏季清凉消暑、解烦渴、便利的佳品。民间常用它来治肾炎水肿、胃热烦渴、高血压。香瓜有利于人体心脏和肝脏以及肠道系统的生理活动，可促进内分泌，增强造血机能。果肉生食，止渴清燥，可消除口臭。

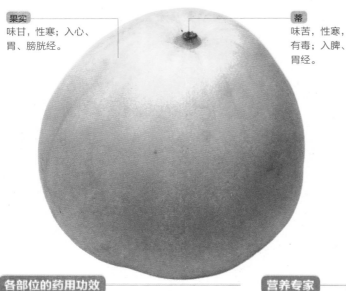

果实
味甘，性寒；入心、胃、膀胱经。

蒂
味苦，性寒，有毒；入脾、胃经。

**别名**
甜瓜、甘瓜。

**适宜人群**
一般人群均可食用。

**食用部分**
果实。

**药用部分**
瓜蒂，子，皮，叶，花，茎，根，汁。

## 各部位的药用功效

**果实** 治暑热烦渴，暑热下痢腹痛，小便不利。生食可止渴清燥，除烦解热，利尿，润肺，净化血液，除口臭，抗老化。

**用量用法：** 适量生食，或煎汤，或研末。

**子** 治肺热咳嗽，热病口渴，肠痈，大便燥结，肺痈，化痰，润肠。

**用量用法：** 9~12 克，水煎服，或研末服 3~5 克。

**蒂** 治胸闷，恶心，下痢，食物中毒，喉痹，宿食不化，湿热黄疸。

**用量用法：** 3~6 克，水煎服。

**外用：** 研末调敷。

**叶** 治小儿疳积及跌打损伤。生品捣汁涂，可生发，祛淤血。

**用量用法：** 9~12 克，水煎服。

**外用：** 捣敷或捣汁涂。

## 营养专家

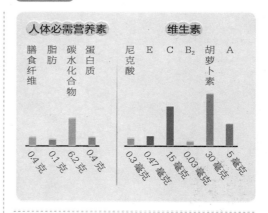

人体必需营养素

| 膳食纤维 | 脂肪 | 碳水化合物 | 蛋白质 |
|---|---|---|---|
| 0.4克 | 0.1克 | 6.2克 | 0.4克 |

维生素

| 尼克酸 | E | C | B₂ | 胡萝卜素 | A |
|---|---|---|---|---|---|
| 0.3毫克 | 0.47毫克 | 15毫克 | 0.03毫克 | 30毫克 | 5毫克 |

## 医生提示

- 脾胃虚寒或腹胀便溏患者，不可食用。
- 香瓜蒂有毒，生食过量，10~30 分钟后会出现恶心、呕吐、腹痛、下痢、血压降低、心跳加快、抽筋、呼吸困难等症状，体虚或心脏病患者，不宜食用。

# 中医对症食疗方

## 肺结核咳嗽
【材料】鲜香瓜180克,冰糖适量。
【做法】将香瓜洗净,切成块(不去瓤及种子),加冰糖炖烂,早晚各服1次。

## 大便秘结
【材料】鲜香瓜180克。
【做法】洗净(连子、瓤用),早晚各吃1次。

## 清热解毒
【材料】香瓜汁15毫升,葡萄汁15毫升,李子汁15毫升。
【做法】三味调匀,顿服。

## 口干咽燥
【材料】香瓜150克,莲藕75克,冰糖24克,绿茶少许。
【做法】香瓜及莲藕切片,与其他材料加水3碗共煮3分钟,再加入绿茶分3次服。可以养阴清肺,止咳润燥。

## 食物中毒
【材料】香瓜蒂1克,绿豆3克。
【做法】一同研末,温开水送下,做临时急救催吐用。

## 胸膜炎
【材料】香瓜子90克,冬瓜子90克。
【做法】打碎,用纱布袋(中药行有售)装入,加水煮汤,代茶饮。

## 心烦口渴
【材料】香瓜子8克,天花粉9克,麦门冬9克。
【做法】三味混合,用水煎服。

## 肠腔脓肿,肺部化脓
【材料】香瓜子30克,野荞麦根15克,白糖适量。
【做法】香瓜子捣烂,将上述材料加水一同煎服。

---

## 药材小常识

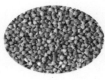

健脾消积,下气宽肠,解毒敛疮。主肠胃积滞,泄泻,痢疾,绞肠痧,白浊,带下,自汗。

荞麦

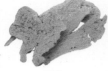

养阴生津、滋补肺肾、清热除淋。可治疗阴虚发热、咳嗽吐血、肺痿。

麦门冬

清热生津,润肺化痰,消肿排脓。主治热病口渴,消渴多饮,肺热燥咳,疮疡肿毒。

白术

## 蔬果饮品

### 柠檬芹菜香瓜汁

材料:
柠檬1个、芹菜30克、香瓜80克、冰块适量。

做法:
将柠檬洗净切片;香瓜对切为二,削皮,去子切块;芹菜洗净备用。将芹菜整理成束,放入榨汁机,再放入香瓜、柠檬,一起榨汁。蔬果汁中加入冰块即可。

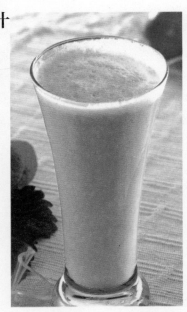

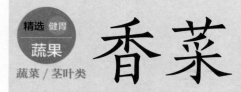

精选 健胃
蔬果
蔬菜 / 茎叶类

香菜

※ 香菜性味辛温，芳香健胃，祛风解毒，透发麻疹及风疹，有促进外围血液循环的作用。脚气病患者及阴虚火旺者，不宜食用。

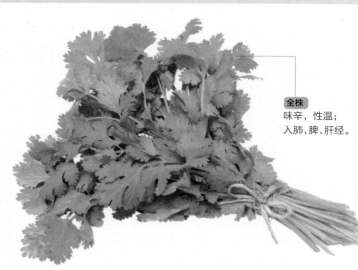

**全株**
味辛，性温；
入肺、脾、肝经。

### 别名
香荽、胡菜、园荽、芫荽、胡荽。

### 适宜人群
风寒外感、脱肛及食欲不振者，以及出麻疹小儿尤其适合。

### 食用部分
全株。

### 药用部分
全株，种子，花。

## 各部位的药用功效

**全株** 治食物积滞，麻疹透发不快，伤风感冒，风寒感冒，流行性感冒，咳嗽，消化不良，胃脘痛，呕吐，肺源性心脏病，盗汗，高脂血症，肝炎，小儿痱子，大便出血，痔疮肿痛，头痛，产后无乳，小便不利，牙痛。

**用量用法：** 12~15 克，加水煎服，鲜品 12~30 克，或捣汁。

**外用：** 煎汤洗，或捣敷，或绞汁服。

**种子** 用于治疗感冒鼻塞，食欲不振、牙痛。

**用量用法：** 3~9 克，水煎服。

**花** 行气痛痹，治疗消化不良等。

**用量用法：** 15~30 克，水煎服。

## 营养专家

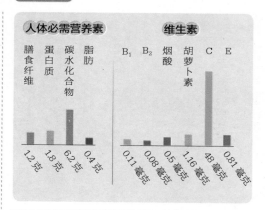

人体必需营养素：膳食纤维 1.2克、蛋白质 1.8克、碳水化合物 6.2克、脂肪 0.4克

维生素：B₁ 0.11毫克、B₂ 0.08毫克、烟酸 0.5毫克、胡萝卜素 1.16毫克、C 48毫克、E 0.81毫克

### 医生提示
- 本品不宜久煎。
- 多吃香菜会耗血伤气。
- 气虚者，不宜多食；麻疹已透足、溃疡病、皮肤瘙痒者不宜食用。
- 有眼病、口臭或狐臭者慎用。
- 服食补药或中药者不可食香菜。

# 中医对症食疗方

## 流感
【材料】鲜香菜 30 克，黄豆 12 克。
【做法】二者加水煎服，连服数日。

## 咽喉炎
【材料】香菜 9 克，艾叶 15 克。
【做法】二者加水煎服，一日 2 次。

## 高脂血症
【材料】香菜 24 克，葱须 24 克，黑木耳 15 克。
【做法】将上述材料加适量清水煎服，早晚各服 1 次。

## 麻疹
【材料】香菜 6 克，紫草 9 克，川红花 3 克。
【做法】将三者加水煎服。

## 感冒咳嗽
【材料】香菜 30 克，饴糖 15 克。
【做法】将香菜和饴糖放在碗内，加半碗米汤，等饴糖蒸溶化后服之，一日 3 次。

## 闭经
【材料】鲜香菜花 45 克，鸡蛋 1 个。
【做法】在香菜花中加入 2 碗水，待水煎剩 1 碗时即可，然后去渣，再打入鸡蛋调味服用。

## 消化不良
【材料】香菜子 6 克，苍术 9 克，陈皮 6 克。
【做法】将三者加水煎服。或把鲜香菜 30 克（全草）用水煎服，对消化不良，腹胀者有效。

## 浮肿
【材料】香菜适量，鲫鱼 1 条，香油适量。
【做法】将香菜洗净备用，鲫鱼去肠杂，再将香菜放入鲫鱼腹中，用香油煎食。

---

## 药材小常识

苍术

燥湿健脾，祛风，散寒，明目。用于脘腹胀满，泄泻，水肿，脚气病。

艾叶

散寒止痛，温经止血。用于小腹冷痛，经寒不调，宫冷不孕，吐血。

紫草

凉血、活血，解毒透疹。用于血热毒盛，斑疹紫黑，麻疹不透。

## 蔬果厨房

# 蔬菜精力汁

材料：
芦笋 50 克、香菜 10 克、洋葱 15 克、红糖两大匙。

做法：
芦笋切丁，放入开水中煮熟捞起沥干；香菜洗净切段；洋葱洗净切小丁。将芦笋、香菜、洋葱和红糖倒入果汁机内加水 350 毫升，搅打成汁即可。

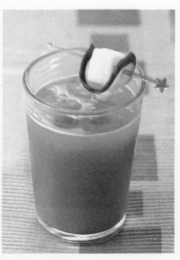

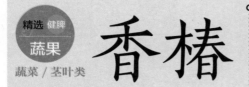

精选 健脾
蔬果

蔬菜 / 茎叶类

# 香椿

🌸 香椿含有丰富的营养。通常的吃法有蛋炒香椿，蛋煮香椿汤，香椿拌豆腐，油炸香椿，盐渍生香椿等。适量食用对身体可起到补益健身的作用。香椿具有抗癌、降血糖等功效。

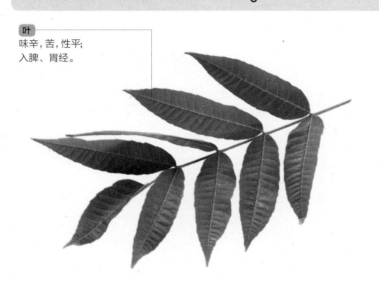

**叶**
味辛,苦,性平;
入脾、胃经。

## 别名
红椿、椿芽树、椿花、香铃子。

## 适宜人群
一般人群均可食用。

## 食用部分
嫩芽叶。

## 药用部分
根,树皮,香椿子,叶。

## 各部位的药用功效

**香椿** 主治白带，产后血不止，月经过多，胃溃疡，腹泻，尿路感染，风湿性关节炎，疮疖肿痛，跌打损伤，滴虫性阴道炎，子宫出血，肠出血，白浊。

**用量用法:** 15~60 克，水煎服。

**外用:** 煎水洗，或研末调敷。

**嫩芽** 治细菌性痢疾，心肌炎，慢性腰痛，胃火牙痛，丝虫病，荨麻疹，褥疮，掉头发，肠炎，子宫炎，尿道炎。

**用量用法:** 鲜叶 24 克，水煎服。

**外用:** 煎水洗或捣敷。

**子** 治风湿痹痛，疝气痛，膀胱炎，慢性胃炎，胃、十二指肠溃疡，筋骨疼痛，风寒感冒，腹泻，虚火头晕，尿道炎，便血，遗精，百日咳。

**用量用法:** 6~15 克，水煎服，或研末。

## 营养专家

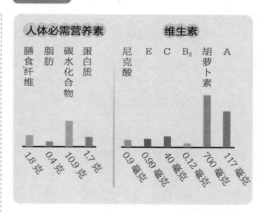

人体必需营养素

| 膳食纤维 | 脂肪 | 碳水化合物 | 蛋白质 |
|---|---|---|---|
| 1.8 克 | 0.4 克 | 10.9 克 | 1.7 克 |

维生素

| 尼克酸 | E | C | B₂ | 胡萝卜素 | A |
|---|---|---|---|---|---|
| 0.9 毫克 | 0.99 毫克 | 40 毫克 | 0.12 毫克 | 700 毫克 | 117 毫克 |

## 医生提示

- 香椿芽多食动风，熏二经脉、五脏六腑，令人神志不清，有慢性疾病者少食或不食。
- 频繁与猪肉同食，会导致腹部胀满，因此不宜过量食用。
- 泻痢初起或脾胃虚寒者，慎食香椿。
- 气虚汗多者慎食香椿。

# 中医对症食疗方

## 腹泻
【材料】香椿树皮 30 克，干姜 9 克，甘草 6 克。
【做法】将上述三者都用干品一同研成细末，每次服用 3 克，一日 3 次。

## 胃溃疡，胃溃疡出血
【材料】香椿树根皮 30 克，红枣 5 枚。
【做法】将二者加适量水煎，分 2 次服用，连服 5 天。

## 荨麻疹
【材料】香椿树叶 9 克，苍耳子 6 克（或用白鸡冠花 12 克，红枣 10 枚）。
【做法】苍耳子炒去刺，与香椿叶加水煎，分 2 次服。

## 尿路感染，膀胱炎
【材料】香椿树皮 24 克，车前草 24 克，含壳草 24 克，白茅根 24 克。
【做法】将上述药材加适量水煎服。

## 心肌炎
【材料】香椿叶 12 克，生姜 24 克，制半夏 18 克，茯苓 12 克。
【做法】把三者加水煎服。对病毒性心肌炎有效。

## 类风湿性关节炎
【材料】香椿树根皮 15 克，惚木根白皮 15 克，黄金桂 9 克，红藤 9 克。
【做法】在上述药材中加入适量酒与水（一半酒一半水）煎服，早晚各服 1 次。

## 慢性腰痛
【材料】鲜香椿叶 60~90 克，鲜生姜 60~90 克。
【做法】二者一同捣烂，外敷在腰部。

## 眩晕
【材料】香椿树子 12 克，菊花 9 克（或加首乌 15 克，枸杞 12 克）。
【做法】将药材加水煎服，一日 2 次。

**药材小常识**

**蔬果厨房**

干姜

温中散寒，回阳通脉，燥湿消痰。用于脘腹冷痛，呕吐泻泄，肢冷脉微。

侧柏叶

凉血止血、生发乌发是侧柏叶的主要功效。治疗吐血、咳血、便血、崩漏下血、血热脱发、须发早白等病症。

苍耳子

散风湿，通鼻窍。用于风寒头痛，鼻渊流涕，风疹瘙痒，湿痹痉挛。

## 凉拌香椿豆腐

**材料：**
菜花、香椿各 150 克，豆腐一盒，酱油 1 大匙，盐两小匙，醋、白糖各适量。

**做法：**
菜花洗净掰小块；香椿洗净、去根，切小段；豆腐去水，切小块；香椿、菜花用开水焯一下捞出沥干，和豆腐及其余调料搅拌均匀。

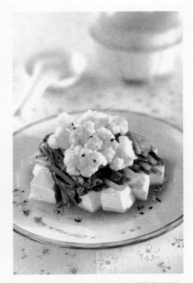

清热润肺 · 利水通淋

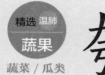

精选 温肺
蔬果
蔬菜 / 瓜类

# 瓠瓜

※ 瓠瓜有清热利水，止渴解毒的作用。用于黄疸腹水、肾炎、心脏病、水肿及慢性肝病腹水及晚期血吸虫病腹水。其种子有润肠、消炎的功效，可用于肺炎及慢性阑尾炎的调理。

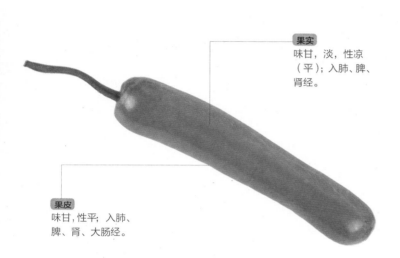

**果实**
味甘，淡，性凉（平）；入肺、脾、肾经。

**果皮**
味甘，性平；入肺、脾、肾、大肠经。

**别名**
瓠葫芦。

**适宜人群**
一般人群均可食用。

**食用部分**
瓠瓜果肉。

**药用部分**
果皮，种子，花，藤。

## 各部位的药用功效

**果实** 治肺热咳嗽，黄疸，湿热小便不利，目赤，尿黄，肾炎水肿。

**用量用法：** 30~90 克，水煎服，或煅存性研末。

**瓠** 治疮，疗，癣。

**用量用法：** 30~90 克，水煎服。

**果皮** 调治脚气肿胀，腹水，面部浮肿。

**用量用法：** 30~90 克，水煎服。

**藤** 治虚劳烦闷，五脏积热，热淋。

**用量用法：** 30~90 克，水煎服。

**种子** 治阑尾炎，牙痛。

**用量用法：** 9~15 克，水煎服。

**花** 治一切瘘疮。

**用量用法：** 6~30 克，水煎服，或烧存性研末。

## 营养专家

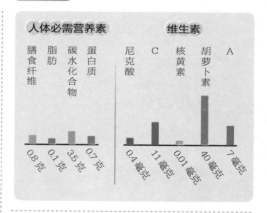

### 医生提示

- 阳热亢盛偏胜者，少用皮或藤、种子。
- 脾胃虚寒者不可多食瓠瓜。
- 不宜多食瓠瓜，否则易导致阳痿、腹泻。

# 中医对症食疗方

## 湿热黄疸

【材料】鲜瓠瓜 1 个, 蜂蜜适量。

【做法】先将瓠瓜洗净, 再削皮切块, 然后捣烂绞取汁液, 每次服用 1 碗, 加蜂蜜调匀服用。

## 急性肾炎

【材料】瓠皮 15 克, 鲜白茅根 30 克, 白花蛇舌草 24 克, 车前草 15 克。

【做法】将上述材料加水煎服。

## 湿热小便不利, 水肿

【材料】瓠瓜 90 克, 西瓜皮 90 克, 冬瓜皮 45 克, 玉米须 15 克。

【做法】将上述材料加水煎, 分 2~3 次服用。也可把瓠瓜（400 克）绞成汁服用。

## 腹泻

【材料】瓠瓜花 9 克, 南瓜叶 6 克, 生石膏粉少许。

【做法】将三者加水煎服。

## 上呼吸道感染

【材料】瓠瓜种子 15 克, 蒲公英 15 克, 万点金 24 克, 叶下红 24 克, 狗贴耳 15 克 (后下煎)。

【做法】将以上材料加水煎, 分 2~3 次服, 一日 1 剂, 连服 5~7 天。

## 肺热咳嗽, 烦渴

【材料】瓠瓜 400 克。

【做法】将瓠瓜洗净削皮, 切块, 再煎汤服用, 一日 2~3 次。

## 肾炎

【材料】瓠瓢子 1 个, 黄芪 9 克, 枸杞 9 克, 党参 9 克。

【做法】将以上四味药材加水煎服, 一日 2 次。

## 阑尾炎

【材料】瓠瓜种子 15 克, 红藤 24 克, 大蓟 45 克。

【做法】以上材料加水煎服, 一日 1 剂。

---

**药材小常识**

滋补肝肾、益精明目。主治目眩昏暗、多泪、肾虚腰酸等症。

枸杞

清热解毒, 活血通络, 败毒散淤, 祛风杀虫。用于肠痈腹痛, 跌打损伤, 痛经, 风湿关节疼痛。

红藤

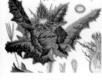

凉血止血, 祛淤消肿。用于衄血、吐血、尿血、便血、崩漏下血、外伤出血、痈肿疮毒。

大蓟

**蔬果饮品**

## 破布子炒瓠瓜

**材料:**

瓠瓜 200 克, 胡萝卜 40 克, 橄榄油 1 小勺, 破布子、水、盐各适量。

**做法:**

瓠瓜切块, 胡萝卜切片并焯水后捞起, 沥干; 热油锅, 加入瓠瓜略炒, 再加胡萝卜和其他材料, 小火焖煮 15 分钟, 即可起锅。

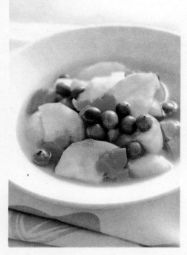

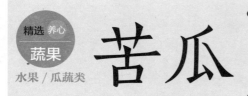

精选 养心
**蔬果**
水果 / 瓜蔬类

# 苦瓜

❀　苦瓜在我国约有 600 年的栽培历史，除供观赏外，还供菜用。苦瓜虽有特殊的苦味，但仍然受到大众的喜爱，这是因为它风味独特，更因为它具有一般蔬菜无法比拟的神奇功效。

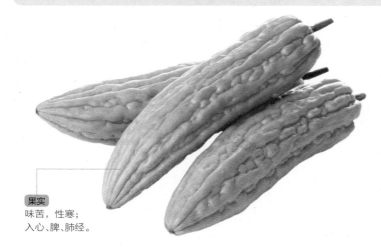

**别名**
凉瓜、癞瓜、锦荔枝、癞葡萄。

**适宜人群**
糖尿病、癌症、痱子患者。

**食用部分**
果肉。

**药用部分**
根藤，种子，花，叶。

果实
味苦，性寒；
入心、脾、肺经。

## 各部位的药用功效

**果实** 治暑热烦渴，消渴，赤眼疼痛，痢疾，疮痈肿毒，中暑，感冒，便血，伤寒，神经衰弱，牙痛，小儿痢疾，水肿，恶疮，丹毒，痱子，酒糟鼻，慢性结膜炎，还可抑制口腔癌，鼻咽癌，流鼻血。

**用量用法：** 干品 6~15 克，鲜品 30~60 克，水煎服。

**外用：** 捣敷或取汁涂。

**子** 治肾阳不足，遗尿，遗精，阳痿。
**用量用法：** 9~12 克，水煎服。

**叶** 治痈疮肿毒，梅毒，痢疾，胃痛，驱虫，湿疹。

**用量用法：** 干品9~15 克，鲜品30~60 克，水煎服。

**外用：** 煎水洗，或捣汁涂。

**花** 煅为末，治胃气痛，开水送下。治眼痛，灯草汤送下。

**用量用法：** 6~9 克，水煎服，或焙焦研末入散。

## 营养专家

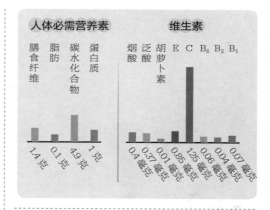

人体必需营养素

膳食纤维　脂肪　碳水化合物　蛋白质
1.4克　0.1克　4.9克　1克

维生素

烟酸　泛酸　胡萝卜素　E　C　B₆　B₂　B₁
0.4毫克　0.37毫克　0.01毫克　0.85毫克　1.25毫克　0.06毫克　0.04毫克　0.07毫克

### 医生提示

- 脾胃虚寒者，食后易吐泻。
- 腹痛或血糖较低者，不宜多食。
- 女性经期不宜食用苦瓜。
- 皮肤长痘、肥胖、糖尿病或高脂血症、便秘者可多食苦瓜。

# 中医对症食疗方

## 肝热目赤肿痛

【材料】苦瓜 240 克（或加菊花 9 克，桑叶 12 克）。

【做法】将苦瓜切片，炒熟吃。也可用水煎煮，早晚各服 1 次。

## 慢性结膜炎

【材料】苦瓜 15 克，木贼 12 克，菊花 9 克（或加青葙子 6 克）。

【做法】将上述材料加适量水煎汤，然后饮汤吃苦瓜，一日服用 1 次。

## 迎风流泪

【材料】苦瓜 30 克，小蓟 24 克，黄花地丁 24 克（或加木贼 15 克）。

【做法】将上述材料一同煎汤服用，早晚各服 1 次。

## 神经衰弱

【材料】苦瓜 30 克，炙甘草 6 克，杏仁 9 克，灵芝 3 克。

【做法】将上述药材加水煎汤，分 2 次服用。

## 暑热烦渴，心烦

【材料】苦瓜 240 克，猪瘦肉 60 克。

【做法】苦瓜切片，与猪瘦肉一同煎汤服，或炒熟食。

## 感冒，预防流感

【材料】苦瓜 1 根，生姜 3~5 片。

【做法】将苦瓜与生姜蒸熟服用，早晚各 1 次。

## 呕吐

【材料】苦瓜根 60 克，生姜 15 克，白糖适量。

【做法】将苦瓜根、生姜洗净，加水煎汤，然后去渣，加白糖调匀代茶饮服，可以降逆止呕。

## 痱子

【材料】苦瓜 90 克，猪瘦肉 75 克，调味料少许。

【做法】先将苦瓜切片，猪瘦肉切块，二者加调味料一同煲汤，食肉饮汤。

---

**药材小常识**

**蔬果饮品**

清肝，明目，退翳。用于肝热目赤，眼生翳膜，视物昏花，肝火眩晕。

青葙子

滋补强壮。用于健脑、消炎、利尿、益肾。

灵芝

凉血止血，祛淤消肿。用于衄血、吐血、尿血、便血、崩漏下血、外伤出血、痈肿疮毒。

小蓟

# 香蕉苦瓜果汁

材料：

香蕉 1 根、苦瓜 100 克、苹果 50 克、水 100 毫升。

做法：

香蕉去皮，切成块；苹果洗净，去皮，去核，切块。将苦瓜洗净，去子，切成大小适当的块状。将全部材料放入果汁机内搅打成汁即可。

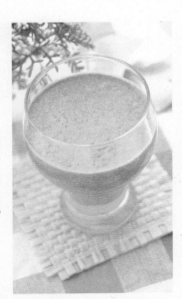

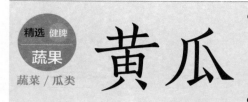

精选 健脾
蔬果

蔬菜 / 瓜类

# 黄瓜

❀　黄瓜是在完全酷热的环境中栽种而成，因此是最符合夏季食用的蔬菜，自古以来在东方医疗中它就被用来作为消暑散热、改善夏季食欲不振的食疗佳蔬。黄瓜还具有极高的利尿效果，被视为"消暑蔬菜"。

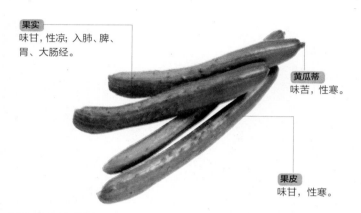

**果实**
味甘，性凉；入肺、脾、胃、大肠经。

**黄瓜蒂**
味苦，性寒。

**果皮**
味甘，性寒。

### 别名
胡瓜、刺瓜、王瓜。

### 适宜人群
糖尿病、肥胖、高血压、高脂血症、水肿、热病患者。

### 食用部分
果肉。

### 药用部分
皮，叶，根，藤，蒂，黄瓜霜，种子，汁。

## 各部位的药用功效

**果实** 治热病口渴、小便短赤、水肿尿少、汗斑、痱疮、水火烫伤、湿热痢疾、咽痛、高脂血症、冠心病、火眼、小便出血、新生儿黄疸、低眼压。

**用量用法：** 适量煮熟，或绞汁服。

**外用：** 生擦或捣汁涂。

**子** 治骨折筋伤、风湿痹痛、老年痰喘、呕血。

**用量用法：** 3~9 克，研末服。

**外用：** 研末调敷，种子可榨油食用。

**叶** 治湿热泻痢、脚气、无名肿毒、偏头痛、视力减退、盗汗、麻疹、惊风、发烧及肠胃流行性感冒。

**用量用法：** 9~15 克，水煎服，鲜品加倍，或绞汁服。

**外用：** 捣敷或绞汁涂。

**果皮** 治水肿，四肢浮肿，肥胖症。

**用量用法：** 9~15 克，鲜品加倍，水煎服。

## 营养专家

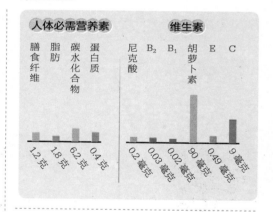

人体必需营养素

| 膳食纤维 | 脂肪 | 碳水化合物 | 蛋白质 |
|---|---|---|---|
| 1.2克 | 1.8克 | 6.2克 | 0.4克 |

维生素

| 尼克酸 | B₂ | B₁ | 胡萝卜素 | E | C |
|---|---|---|---|---|---|
| 0.2毫克 | 0.03毫克 | 0.02毫克 | 90毫克 | 0.49毫克 | 9毫克 |

### 医生提示

➲ 胃虚冷或腹痛吐泻者，不宜食或慎服。

➲ 病后体虚者不宜服，不易消化。

➲ 适宜热病、肥胖症、高血压、癌症或嗜酒者多食，也是糖尿病患者首选的蔬菜之一。

# 中医对症食疗方

## 冠心病

【材料】黄瓜绞汁 30 毫升，荷叶绞汁 15 毫升，生姜汁 3 毫升。

【做法】将三者混合均匀服用，早晚各 1 次。

## 头痛

【材料】黄瓜藤 15 克，百合 9 克，枇杷叶 12 克。

【做法】枇杷叶刷去毛，与黄瓜藤和百合一同加水煎，一日分 2 次服用。

## 高血压，高脂血症

【材料】黄瓜藤 15 克，野菊花 24 克，山楂 30 克，冬桑叶 15 克，忍冬花 12 克。

【做法】将上述药材一同烘干，研成粗末，每次用 24 克（装入纱布袋），用开水冲泡，可冲 2 次，一日服 3 次。

## 风湿病

【材料】小黄瓜 90 克，胡萝卜 90 克，苹果 90 克，蜂蜜 1 小匙，柠檬汁少许。

【做法】将小黄瓜、胡萝卜洗净切块，苹果去皮去核切成块状，将所有食材放入果汁机内，榨取原汁，加蜂蜜 1 小匙，柠檬汁少许，拌匀，1 次喝完。

## 肾炎水肿，小便不利

【材料】老黄瓜皮（或干黄瓜皮）30 克，冬瓜皮 30 克，白茅根 30 克，玉米须 15 克。

【做法】将上述材料加水煎煮，一日分 2 次服。

## 偏头痛

【材料】黄瓜叶 45 克，桑叶 24 克，茶叶（或绿茶叶）6 克。

【做法】将三者加水煎汤，早晚各服 1 次。

## 小儿热泻

【材料】鲜黄瓜叶、根各 45 克，车前草 15 克，白糖适量。

【做法】将前三者加水煎煮，再去渣，加白糖调服。

## 癫痫

【材料】黄瓜藤 30 克。

【做法】将黄瓜藤加水煎服，一日 1 剂。

**药材小常识**

疏散风热，清肺润燥，清肝明目。主要用于风热感冒，或肺部有郁热燥咳。

**冬桑叶**

清热、解毒，可治温病发热、热毒血痢、痈疡、肿毒、风热感冒、痔漏等病症。

**忍冬花**

清肺止咳、降逆止呕，主要用于肺热所引起的虚咳、痰多。

**枇杷叶**

**蔬果饮品**

# 黄瓜苹果汁

**材料：**

黄瓜 250 克、苹果 200 克、柠檬半个、冰糖少许。

**做法：**

黄瓜洗净，切开，去籽，切成小块；苹果洗净，去皮，去子，切块；柠檬洗净，切成片。以上食材放入榨汁机，再加入冰糖拌匀即可。

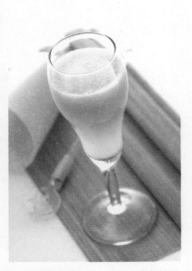

精选 舒肝
**蔬果**
蔬菜 / 瓜类

# 丝瓜

丝瓜含有丰富的营养物质，它所含的蛋白质、淀粉、钙、磷、铁、胡萝卜素、维生素 C 等在瓜类蔬菜中都是较高的。丝瓜可用于抗坏血病及预防维生素 C 缺乏症。

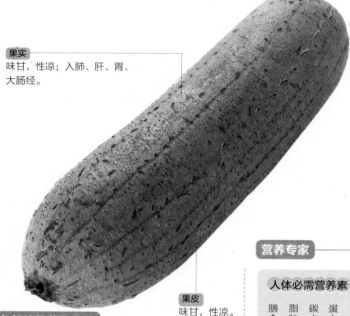

**果实**
味甘，性凉；入肺、肝、胃、大肠经。

**果皮**
味甘，性凉。

### 别名
天罗、绵瓜、布瓜、天络瓜。

### 适宜人群
身体疲乏、痰喘咳嗽的患者，月经不调以及产后乳汁不通的妇女。

### 食用部分
果肉。

### 药用部分
络，叶，根藤，皮，蒂，花，种子。

## 各部位的药用功效

**果实** 主治身热烦渴，痘疮，咳嗽多痰，咽喉肿痛，肠风，痔疮出血，血淋，乳汁不通，青光眼，白带，疮毒脓疱，手脚冻疮，水肿，无名肿痛。

**用量用法：** 干品 9~15 克，鲜品 30~90 克，水煎服，或烧存为散，每次服 3~8 克。

**外用：** 捣汁涂，或捣敷，或研末调敷。

**丝瓜络** 治胸胁疼痛，热痹，经脉拘挛，乳汁不通，肺热咳嗽，水肿，腹水，无名疮疖，湿疹，风湿痛，关节不利，跌打损伤，小便不利。

**用量用法：** 6~15 克，水煎服，或烧存性研末，每服 2 克。

**外用：** 煅存性研末调敷。

## 营养专家

### 人体必需营养素

| 膳食纤维 | 脂肪 | 碳水化合物 | 蛋白质 |
|---|---|---|---|
| 0.6克 | 0.2克 | 4.2克 | 1克 |

### 维生素

| 烟酸 | 泛酸 | 胡萝卜素 | E | C | B₆ | B₂ | B₁ |
|---|---|---|---|---|---|---|---|
| 0.4毫克 | 0.2毫克 | 90毫克 | 0.22毫克 | 5毫克 | 0.07毫克 | 0.04毫克 | 0.02毫克 |

### 医生提示

- 肠虚泄泻者不宜食用丝瓜。
- 阳痿者不宜多食丝瓜。
- 脾虚者或孕妇，慎服丝瓜子。
- 脾胃虚弱者慎服丝瓜蒂。
- 阳素大虚者不宜多食丝瓜皮，以免引起滑精。
- 月经不调、身体乏力、痰喘咳嗽或产后乳汁不通者宜多食丝瓜。

# 中医对症食疗方

### 流行性腮腺炎

【材料】鲜丝瓜叶30克，鲜鸭跖草30克。

【做法】将两者洗净，捣烂，外敷在患处，一日2次。

### 无名肿毒，疖肿

【材料】鲜丝瓜叶或嫩丝瓜适量。

【做法】将其捣烂，外敷在患处，一日2次。

### 小儿百日咳

【材料】鲜丝瓜汁30毫升，白糖9克。

【做法】将丝瓜汁加白糖调匀服下，早晚各服1次。

### 肾虚腰痛

【材料】丝瓜藤连根适量，黄酒适量。

【做法】将丝瓜藤根焙干研成细末，每次服3~5克，用黄酒送下，一日2次。

### 咽喉肿痛

【材料】丝瓜120克，蜂蜜适量。

【做法】将丝瓜切段，然后捣烂绞汁，每次服用半茶杯，可加入蜂蜜，用温水冲服。

### 青光眼

【材料】丝瓜1根，白鸡冠花24克，玄参12克。

【做法】加适量的水将上述材料煎汤，早晚各服1次。

### 急性喉炎

【材料】丝瓜叶15克，紫茄叶或白茄叶6克，杏仁12克。

【做法】加适量水将上述材料一同煎成汤汁，早晚各服1次。

### 牙周炎

【材料】丝瓜根30克，甘草6克，野菊花24克。

【做法】将三者一同煎汤，早晚各服1次。

---

## 药材小常识

鸭跖草

清热解毒，利水消肿。用于风热感冒，高热不退，咽喉肿痛，水肿尿少，热淋涩痛，痈肿疗毒。

杏仁

祛痰止咳，平喘，润肠。治外感咳嗽，喘满，喉痹，肠燥便秘。

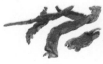

玄参

凉血滋阴，泻火解毒。用于热病伤阴，舌绛烦渴，温毒发斑，津伤便秘。

## 蔬果饮品

# 通草丝瓜草虾汤

**材料：**

草虾2只，通草6克，丝瓜10克，香油、葱段、蒜、盐各适量。

**做法：**

将通草、丝瓜、草虾洗干净，入锅加水煮汤；同时下葱、蒜、盐，用中火煮至将熟时，放入香油，煮开即可。

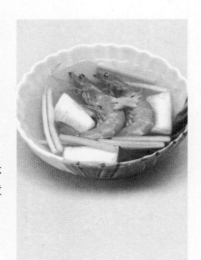

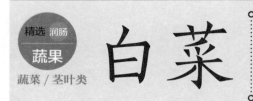

**精选** 润肠

**蔬果**

蔬菜 / 茎叶类

# 白菜

中国是白菜的原产地。白菜含有多种均衡营养，主要为维生素 C，其丰富量仅次于菜花，不过与水果相比，略逊于柑橘类水果。白菜甘甜味较淡，热量也较低。

**白菜**
味甘，性微寒。入肺、胃、大肠经。

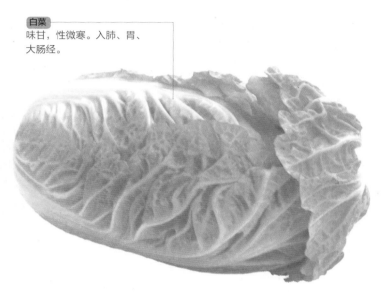

**别名**
结球白菜、黄矮菜、黄芽菜。

**适宜人群**
特别适合肺热咳嗽、便秘、肾病患者以及女性。

**食用部分**
全株。

**药用部分**
根，花，叶，种子。

## 各部位的药用功效

**叶** 益胃生津，通利肠胃，清热除烦，解酒解渴，消食下气，利大小便，治瘴气。

**用量用法：** 30~75 克，水煎服。

**根** 清热利水，解表散寒。主治鼻出血，肺热咳嗽，胃热，烦渴。

**用量用法：** 24~90 克，水煎服。

**花** 治感冒，咳嗽，咽炎，肝炎，慢性鼻炎，胃痛，头痛，百日咳，痔疮，糖尿病，眩晕。

**用量用法：** 30~75 克，水煎服。

## 营养专家

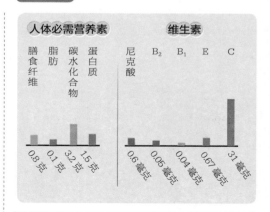

| 人体必需营养素 | | | | 维生素 | | | | |
|---|---|---|---|---|---|---|---|---|
| 膳食纤维 | 脂肪 | 碳水化合物 | 蛋白质 | 尼克酸 | B₂ | B₁ | E | C |
| 0.8克 | 0.1克 | 3.2克 | 1.5克 | 0.6毫克 | 0.05毫克 | 0.04毫克 | 0.67毫克 | 31毫克 |

## 医生提示

➥ 白菜不宜久煮，以免失掉有效成分。

➥ 肺寒咳嗽者少吃大白菜。

➥ 女性应该多吃。

➥ 大白菜性偏寒凉，胃寒腹痛、大便溏泻或寒痢者不可多食。

# 中医对症食疗方

## 清肝泄热，和胃止痛

【材料】小白菜2棵，白糖适量。

【做法】将小白菜洗净，绞成白菜汁1杯，加入白糖调服，一日1次。

## 流行性腮腺炎

【材料】大白菜24克，蒲公英45克，忍冬花45克，绿豆45克。

【做法】将上述材料加适量水煎服，4小时后继服第二剂。

## 一般头痛

【材料】大白菜根2个，白萝卜90克。

【做法】将二者加适量水煎服，一日2~3次。

## 咯血

【材料】大白菜花45克，白木耳12克，冰糖15克。

【做法】将大白菜花与白木耳加适量水煎煮，再加入冰糖服用，一日2~3次（或加鲜大蓟15克）。

## 麻疹各期

【材料】大白菜根24克，绿豆15克（或加白茅根30克）。

【做法】将二者加适量水煎服，一日2次。

## 眩晕

【材料】大白菜花45克，杏仁8克，绿豆12克，冰糖15克。

【做法】将前三种材料加适量水煎，再加冰糖服，一日2次。

## 水痘

【材料】大白菜根24克，丝瓜藤6克，绿豆6克。

【做法】将上述材料加水煎服，一日2次。

## 白内障

【材料】白菜叶45克，白木耳24克，茶叶3克。

【做法】将以上三种材料加水煎服，一日2次。

第二章 绿色蔬果篇

---

### 药材小常识

补肺益气，养阴润燥。用于病后体虚，肺虚久咳，痰中带血，崩漏，大便秘结，高血压病，血管硬化。

银耳

清热生津，凉血止血，下气宽中，消食化滞，开胃健脾，顺气化痰。

白萝卜

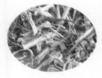

舒筋活血，止咳化痰，解毒杀虫。主腰膝酸痛，肢体麻木，月经不调，咳嗽痰多，鼻炎，牙宣，龋齿。

丝瓜藤

### 蔬果饮品

# 苹果白菜汁

材料：

苹果1个、白菜100克、柠檬半个、冰块少许。

做法：

苹果洗净，去核，切块；白菜洗净，卷成卷；柠檬连皮切成3块。先把带皮的柠檬用榨汁机压榨成汁，再放入白菜和苹果，榨成汁。在果汁中加入冰块，再依个人口味调味即可。

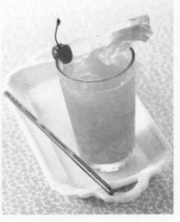

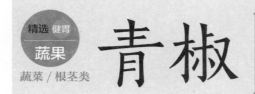

精选 健胃
**蔬果**
蔬菜 / 根茎类

**青椒**

青椒属于茄科蔬菜，与辣椒同属一族。越成熟的青椒含有越多的辣椒素，因而从绿色变成红色。不过因品种改良的关系，市面上已经出现了红、橙、黄等七种颜色的青椒。青椒中含有丰富的维生素，其中维生素 C 的含量为番茄的 4 倍。

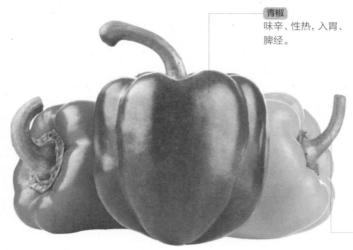

**青椒**
味辛、性热，入胃、脾经。

**别名**
青柿子椒、菜椒、甜椒、翠椒、海椒。

**适宜人群**
一般人群均可食用。

**食用部分**
果肉、青椒肉。

**药用部分**
根、根皮、果。

**青椒茎**
味辛，性热。

## 各部位的药用功效

**根** 祛风散寒；用于风湿麻木，风寒咳嗽；外用治跌打损伤。

**用量用法：**9~15 克，水煎服。

**外用：**适量，捣烂敷患处。

**根皮** 理气止痛，用于胃气痛，腹痛。

**用量用法：**内服，入丸、散，1~3 克。

**外用：**适量，煎水熏洗或捣敷，研粉用开水冲服。

**青椒** 主治寒滞腹痛，呕吐、泻痢，冻疮，脾胃虚寒，伤风感冒等症。解热，镇痛，预防癌症，增加食欲，促进消化，降脂减肥。

**用量用法：**适量食用。

**外用：**适量，捣烂敷患处。

## 营养专家

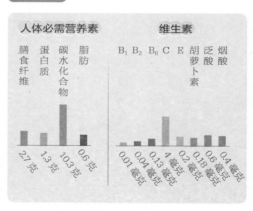

### 医生提示
- 溃疡、食道炎、咳喘、咽喉肿痛或痔疮者忌食。
- 辣味重的容易引发疮疖等炎症，所以辣的青椒要少吃。
- 有热证或阴虚火旺、高血压、肺结核病的人慎食。

# 中医对症食疗方

## 贫血

【材料】青椒、鸭肝、番茄各适量。

【做法】青椒切成小块，配切块的鸭肝、番茄和调料一起爆炒。

## 皮肤粗糙及过敏性皮肤病

【材料】番茄150克，青椒180克，蜂蜜9克，水250毫升。

【做法】将番茄和青椒分别捣碎取汁，与蜂蜜一起兑入热水中饮用。

## 糖尿病

【材料】黄鳝150克、芹菜90克、青椒90克、大蒜9克、盐3克、食用油适量。

【做法】将黄鳝活杀去骨去内脏，切成丝；芹菜、青椒洗净，切丝。待油热后放入黄鳝丝炒散后取出，将青椒和芹菜丝以及调料下锅炒出香味，把鳝丝再放入锅内炒匀，出锅前放入蒜末即可。

## 润肤，延缓衰老，明目

【材料】苦瓜300克、青椒3个，盐、料酒、花生油各适量。

【做法】将苦瓜洗净，剖成两半，去瓤去子，斜切成厚片，放入沸水中稍煮片刻去苦味；青椒去蒂，去子，洗净切片。锅内放花生油烧热，放入苦瓜、青椒煸炒，烹入料酒，放入盐炒匀即可起锅装盘。

## 健脾化滞、润燥

【材料】干冬菇5克、青椒2个，胡萝卜1根，植物油、白糖、黄酒、盐、水淀粉、鲜汤麻油适量。

【做法】将干冬菇水发洗净，挤干水分，切成细条；胡萝卜、青椒洗净切丝。油烧热时，将这三种菜入锅煸炒后，再放黄酒、糖煸炒，然后加鲜汤、盐，待汤烧开后，用水淀粉勾芡，淋上麻油，盛入盘内即可。

## 益气宽中，生津润燥，清热解毒

【材料】豆腐1块，青椒2个，香菜9克，香油、盐各适量。

【做法】豆腐用开水烫透，捞出晾凉，切成1厘米见方小丁。青椒用开水焯一下，切碎，香菜切末。将豆腐、青椒、香菜加香油、盐等搅拌均匀，盛入盘内即可。

第二章 绿色蔬果篇

## 药材小常识

黄酒

补血养颜、活血祛寒、通经活络。预防感冒。

黄鳝

补五脏。主治虚劳，身体消瘦，湿热，身痒，疥疮及肠风痔漏。

冬菇

补肝，益肠胃，抗癌。治肝病，胃肠道炎症，溃疡。

## 蔬果饮品

### 葡萄猕猴桃汁

材料：

葡萄120克、青椒1个、菠萝100克、猕猴桃1个。

做法：

葡萄去皮去子；猕猴桃去皮切小块；菠萝去皮切小块；青椒洗净切小块。将所有材料放入果汁机内搅打成汁即可。

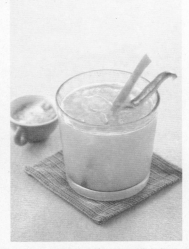

# 茼蒿

❋ 茼蒿的茎和叶可以同食，具有特殊的香味，鲜香嫩脆，营养丰富。它的形状类似菊花，所以又称为菊花菜。如果想要拥有美丽的肌肤，就要多食茼蒿，因为它能改善肌肤粗糙。

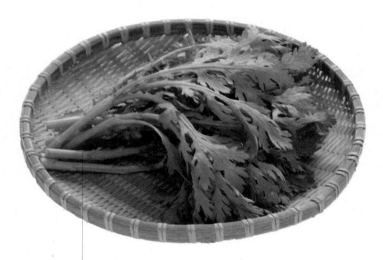

**别名**
蒿子杆、蓬蒿菜、蒿菜、菊花菜、茼莴菜、春菊、花冠菊。

**适宜人群**
高血压患者、脑力劳动人士、贫血及骨折患者。

**食用部分**
茎、叶。

**药用部分**
根、茎、叶、花。

茼蒿
性温，味甘涩；入肝、肾经；平补肝肾，缩小便，宽中理气。

**营养专家**

人体必需营养素
膳食纤维 脂肪 碳水化合物 蛋白质
1.2克 0.3克 3.9克 1.9克

维生素
烟酸 泛酸 胡萝卜素 E C B₆ B₂ B₁
0.23毫克 0.6毫克 1.51毫克 0.92毫克 18毫克 0.13毫克 0.09毫克 0.04毫克

**各部位的药用功效**

**茎叶** 调治心悸，怔忡，失眠多梦，心烦不安，痰多咳嗽，腹泻，脘胀，夜尿频繁，腹痛寒疝。

**用量用法：** 做蔬菜，取适量旺火快炒食用，或煮汤，喝汤吃菜。

**医生提示**

➭ 一般人均可食用。

➭ 适合高血压患者、脑力劳动者、贫血者或骨折患者食用。

➭ 茼蒿辛香滑利，胃虚腹泻者不宜多食。

# 中医对症食疗方

## 热咳痰浓

【材料】鲜茼蒿菜90克，冰糖适量。

【做法】将鲜茼蒿加水煎煮，然后去渣，再加适量冰糖溶化后，分2次饮服。

## 高血压性头昏脑胀

【材料】鲜茼蒿菜一把。

【做法】将鲜茼蒿洗净切碎捣烂取汁，每次服用一酒杯，用温开水服，一日2次。

## 防治胃癌

【材料】茼蒿180克。

【做法】绞汁，加饴糖或蜂蜜化服，一日2次。

## 十二指肠溃疡

【材料】鲜茼蒿菜60克，蒲公英（干品）18克。

【做法】煎水服，连服一周以上。

## 糖尿病

【材料】茼蒿180克，乳鸽1只，生姜、八角、盐、清汤等各适量。

【做法】乳鸽宰杀洗净放入锅中，加入除茼蒿以外的所有材料，煮开后改小火，煮至肉熟。最后加入洗净的茼蒿，略煮即可关火。

## 冠心病

【材料】茼蒿150克，洋葱90克，生姜、花椒、盐、色拉油等各适量。

【做法】洋葱洗净切丝，茼蒿洗净备用。炒锅内放油烧热，下花椒、姜炒香，然后放入洋葱丝、茼蒿翻炒至熟，最后放入盐调味即可出锅。

## 心悸，头昏失眠，神经衰弱

【材料】茼蒿300克，猪心150克，调料适量。

【做法】将茼蒿去梗洗净切段，猪心洗净切片。锅中放油烧热，放葱花煸香，投入猪心片煸炒至水干，加入调料煸炒至熟，加入茼蒿继续煸炒至入味即可。

## 嗜睡

【材料】茼蒿子30克。

【做法】取茼蒿子放砂锅中炒香，然后研为细末，装瓶备用。早上和中午随进食时各服1汤匙，午后及夜间忌服。

八角

驱虫、温中理气、健胃止呕、祛寒、兴奋神经。

**药材小常识**

猪心

养血安神、补血。用于惊悸、怔忡、自汗、不眠等症。

花椒

温中止痛，杀虫止痒。用于脘腹冷痛、呕吐泄泻、虫积腹痛、蛔虫病，外治湿疹瘙痒。

**蔬果厨房**

# 淡菜茼蒿汤

材料：

淡菜15克，茼蒿200克，鸡蛋1个，盐适量。

做法：

将蛋清搅打起泡；茼蒿去根洗净；淡菜浸软洗净，放入汤锅内，加水煮沸20分钟后放入茼蒿，再次煮沸后甩入鸡蛋清搅匀稍煮，加盐调味即可。

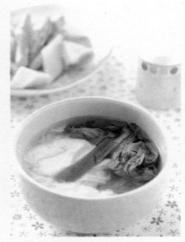

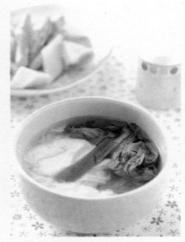

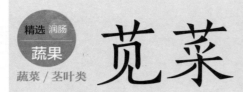

精选 润肠 **蔬果**
蔬菜 / 茎叶类

**苋菜**

❀ 苋菜的嫩苗和嫩茎叶皆可食用，而且富含多种人体需要的维生素和矿物质，易被人体吸收。此外，苋菜还富含蛋白质、脂肪、糖类等。

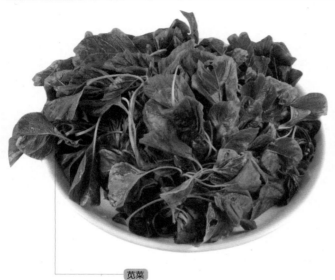

**别名**
青香苋、米苋、野刺苋、赤苋、雁来红、荇菜、玉米菜。

**适宜人群**
一般人都可食用，尤其适合老、幼、妇女、减肥者食用。

**食用部分**
嫩苗，嫩茎叶。

**药用部分**
全草及果实。

苋菜
性凉，味微甘；入肺、大肠经。清热利湿，凉血止血。

## 各部位的药用功效

**茎叶** 治湿热所致的腹泻及肝火上炎所致的目赤目痛、咽喉红肿。

**用量用法：** 种子 9~12 克，根、梗 15~30 克。

**子** 清肝明目，用于角膜云翳，目赤肿痛。
**用量用法：** 9~12 克。

**根** 凉血解毒，止痢。用于细菌性痢疾，肠炎，红崩白带，痔疮。

**用量用法：** 15~30 克。

**紫苋菜** 治大便不畅，急性菌痢，急性肠炎等病症。常食之可益脾胃，强身体。

**用量用法：** 紫苋菜 150 克，粳米 60 克。将苋菜洗净，切碎，放入锅内，加入洗净的粳米，再加适量水和盐，大火烧沸，改为小火煮粥。

## 营养专家

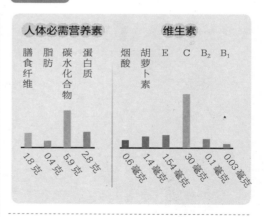

人体必需营养素：膳食纤维 1.8克、脂肪 0.4克、碳水化合物 5.9克、蛋白质 2.8克
维生素：烟酸 0.6毫克、胡萝卜素 1.4毫克、E 1.54毫克、C 30毫克、B₂ 0.1毫克、B₁ 0.03毫克

### 医生提示

- 一般人均可食用。
- 适合高血压患者、脑力劳动者、贫血者或骨折患者食用。
- 苋菜性寒，胃虚腹泻者不宜多食。

# 中医对症食疗方

## 产后腹痛

【材料】红苋菜子 30 克。

【做法】将其炒黄后，研成粉末，分两次加红糖冲服。

## 早期麻疹

【材料】苋菜 180 克。

【做法】将苋菜加水煎服，一日 2 次。

## 补虚助长

【材料】苋菜 150 克,虾仁 30 克,食用油、盐适量。

【做法】苋菜洗净，取嫩尖；虾仁洗净剁碎。加油烧热，下苋菜干炒，入虾仁，炒熟。起锅时入盐少许即可。

## 清热解毒，生津润燥

【材料】苋菜 150 克，水发海米 30 克，豆腐 150 克，蒜 9 克，食用油、盐适量。

【做法】苋菜洗净，放入沸水中焯一下，捞出沥干；水发海米切末；豆腐切成小块，蒜捣成泥。炒锅放火上，油热后下蒜泥，煸出香味后下海米和豆腐块，用少许盐焖 1 分钟，再加水和适量盐；将汤烧开，下苋菜一滚即离火装碗即可。

## 胃纳不佳，脘腹痞满

【材料】苋菜 300 克，大蒜、盐、香油适量。

【做法】将苋菜洗净，放入沸水中焯一下捞出；大蒜捣成泥状。将焯好的苋菜放入盘中，放蒜泥、盐、香油拌匀即可。

## 慢性尿道感染

【材料】鲜苋菜 180 克，猪瘦肉 90 克。

【做法】将二者煮汤食用，一日 2 次。

## 通利二便，燥热便秘

【材料】苋菜 400 克，麻油、高汤适量。

【做法】苋菜取嫩尖洗净。锅内下麻油，烧热，入苋菜，旺火炒片刻，再加高汤文火煨熟，起锅装入碗中。

## 腹泻

【材料】鲜苋菜 300 克，田鸡 2 只，大蒜 60 克，扁豆 60 克，粳米 60 克。

【做法】先将田鸡剥皮，去内脏，其余各材料洗净。把苋菜放入锅内，加清水适量，文火煲半小时，去渣取汁，放入粳米、扁豆、大蒜、田鸡煲 1 小时调味食用。

第二章 绿色蔬果篇

---

## 药材小常识

扁豆

健脾和中，消暑化湿。治暑湿吐泻，脾虚呕逆，食少久泄，水停消渴，赤白带下，小儿疳积。

龟甲

滋阴潜阳、益肾健骨、固经止血、养血补心。主要用于阴虚潮热、骨蒸盗汗、头晕目眩、虚风内动、筋骨痿软、心虚健忘。

## 蔬果厨房

# 香菇苋菜汤

材料：

苋菜(紫)250 克,香菇(鲜)100 克,香油、大葱各 5 克,姜、盐、胡椒粉各 3 克,味精 1 克。

做法：

香菇去掉根茎、洗净，用温水泡透备用；葱洗净，切段；姜洗净，切片。将香菇放入清汤内，再放入葱段、姜片、盐、胡椒粉、味精，煮沸取出。苋菜取嫩尖洗净，用开水烫一下，捞出挤干，洒在香菇汤上，浇入香油即可。

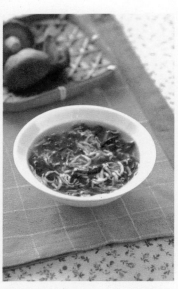

清热滑肠 · 降气化痰

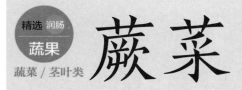

精选 润肠
蔬果

蔬菜 / 茎叶类

# 蕨菜

☼ 蕨菜营养丰富，含有多种维生素，既可当蔬菜又可制饴糖、饼干、代藕粉或药品添加剂。蕨菜也有很高的药用价值。

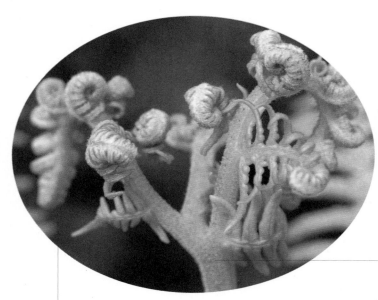

### 别名
头菜、如意菜。

### 适宜人群
一般人群均可食用，但不宜多食。

### 食用部分
羽状叶和幼嫩叶柄。

### 药用部分
蕨菜全株，根状茎。

**根茎**
甘、寒；清热、滑肠、降气、化痰。

**全株**
味甘，性寒；入胃、肠经。

**营养专家**

| 人体必需营养素 | | | | 维生素 | | | | | | | | |
|---|---|---|---|---|---|---|---|---|---|---|---|---|
| 膳食纤维 | 脂肪 | 碳水化合物 | 蛋白质 | 泛酸 | 烟酸 | K | E | C | $B_6$ | $B_2$ | $B_1$ | |
| 1.8克 | 0.4克 | 9克 | 1.6克 | 8毫克 | 2.7毫克 | 120毫克 | 0.53毫克 | 23毫克 | 0.02毫克 | 0.16毫克 | 0.1毫克 | |

## 各部位的药用功效

**全株** 治食嗝、气嗝，肠风热毒，痢疾，脱肛。

**用量用法：** 研末，每服 3~6 克，温水送下。

**根茎** 治食嗝、气嗝、肠风热毒。

**用量用法：** 鲜蕨根 30~90 克，水煎服用，干品重量减半。

### 医生提示

- 脾胃虚寒者慎用，常人也不宜多食。
- 女性月经期不宜食用，否则容易造成痛经、月经不调等症状。
- 不可与黄豆、花生同食。
- 未经开水焯过的蕨菜易致癌。

# 中医对症食疗方

## 慢性风湿性关节炎

【材料】鲜蕨菜适量。

【做法】将鲜蕨菜加水煎服。

## 失眠

【材料】蕨菜适量（干鲜品均可）。

【做法】炒食或者煮汤。

## 急性肠炎

【材料】蕨菜根 30 克。

【做法】加水煎服。

## 慢性肾炎

【材料】蕨菜适量。

【做法】按家常做法炒食或煮汤。

## 祛痰湿，减肥

【材料】蕨菜 90 克，清汤 250 毫升，葱、姜末少许、盐、香油适量。

【做法】将洗净、焯好的蕨菜切末，放入清汤上火煮沸，再加盐、葱、姜末煮 20 分钟，淋上香油即可。

## 健脾，祛痰湿，减肥

【材料】蕨菜 90 克，黄瓜 90 克，清汤 250 毫升，葱末少许、味精、盐、香油适量。

【做法】蕨菜切段，黄瓜切片，放入清汤上火煮沸，再加盐、味精、葱末煮 20 分钟，淋上香油即可。

## 虚劳羸瘦，胃呆食少

【材料】鲜蕨菜 90 克，鸡脯肉、虾仁各 30 克，鲜蘑菇 30 克，面包渣 50 克，鸡蛋 2 枚，葱花 20 克，调料、水淀粉适量。

【做法】以上各物切碎放入碗内，调料拌成馅；鸡蛋磕入碗内，加入水淀粉调匀，用鸡蛋液将馅裹住，放入锅内炸至金黄即可。

## 顺气化痰，清热通便

【材料】鲜蕨菜 240 克，蒜适量，调料适量。

【做法】将鲜蕨菜洗净，放入沸水锅煮熟，捞出，切段，放入盐、蒜等调料拌着吃。

---

**药材小常识**

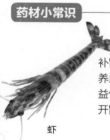

虾

补肾壮阳、通乳抗毒、养血固精、化淤解毒、益气滋阳、通络止痛、开胃化痰。

蘑菇

消食，清神，平肝阳。主治消化不良，高血压。

---

**蔬果厨房**

## 凉拌蕨菜

**材料：**

蕨菜 100 克，芹菜段 30 克，胡萝卜 45 克，葱、姜、辣椒各 10 克，盐、麻油、胡椒粉各适量。

**做法：**

胡萝卜、葱、姜、辣椒切丝；蕨菜焯水沥干。将所有材料放入碗中搅拌均匀。

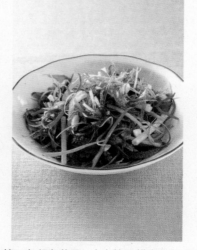

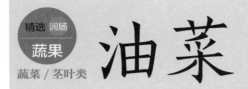

精选 润肠

蔬果

蔬菜 / 茎叶类

# 油菜

🌿 油菜属于油菜科植物，是从"青芜"改良为叶菜的，当初只能在冬季采收。油菜属于黄绿色蔬菜的代表，含有非常丰富的钙质，且含量是菠菜的 5 倍。

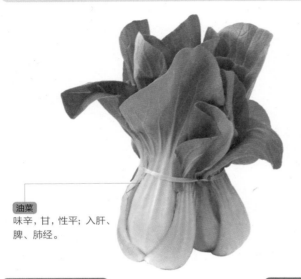

油菜
味辛，甘，性平；入肝、脾、肺经。

## 别名

芸苔、寒菜、胡菜、苦菜、苔芥、青菜。

## 适宜人群

特别适宜患口腔溃疡、齿龈出血、牙齿松动、淤血腹痛、癌症患者。

## 食用部分

嫩茎。

## 药用部分

油菜，油菜子，油菜子油。

## 各部位的药用功效

油菜 治便血，心肌炎，产后血淤腹痛，白细胞减少症，炭疽，无名肿毒，丹毒，便秘，痢疾便血，高血压，高脂血症。

**用量用法：** 30~150 克，煮食，捣汁服，20~100 毫升。

**外用：** 煎水洗或捣敷。

子 治疝疾，慢性子宫颈炎，小儿丹毒，遗精，不孕症，疖肿丹毒，产后恶露不尽，淤血腹痛，痛经，肠风下血，便秘，粘连性肠梗阻，风湿关节肿痛。

**用量用法：** 30~90 克，水煎服。

**外用：** 研末调敷。

菜子油 治虫入耳内，风疮，疖肿，便秘，烫火灼伤。

**用量用法：** 内服 10~15 毫升。

**外用：** 涂擦。

## 营养专家

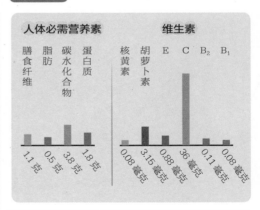

| 人体必需营养素 | | | | 维生素 | | | | |
|---|---|---|---|---|---|---|---|---|
| 膳食纤维 | 脂肪 | 碳水化合物 | 蛋白质 | 核黄素 | 胡萝卜素 | E | C | B₂ B₁ |
| 1.1克 | 0.5克 | 3.8克 | 1.8克 | 0.08毫克 | 3.15毫克 | 0.88毫克 | 36毫克 | 0.11毫克 0.08毫克 |

### 医生提示

- 麻疹、疥疮或目疾患者，不宜食用油菜。
- 血虚者禁用油菜子。
- 便溏者慎服油菜子油。
- 有狐臭者可食用油菜。

# 中医对症食疗方

## 白细胞减少症

【材料】野油菜9克，桑叶7.5克，鲜荷叶12克。

【做法】将上述材料加适量水煎服，早晚各服1次。

## 小虫入耳不出

【材料】油菜子油适量。

【做法】将油菜子油1~2滴滴入进虫的耳朵即可。

## 冠心病

【材料】油菜嫩叶12克，艾叶9克，荷叶15克（或加麦冬15克）。

【做法】将上述三者加适量水煎，分2次服。

## 无名肿毒，丹毒

【材料】鲜油菜叶适量。

【做法】将油菜叶洗净，捣烂，绞汁1杯，要趁温热服用，早晚各1次，并将油菜叶洗净，捣烂，涂在患处。该法有散血，消肿的功效。

## 心肌炎

【材料】油菜24克，胡萝卜24克，野菊花15克。

【做法】将上述三者加适量水煎服，一日2次。

## 病毒性心肌炎

【材料】油菜24克，生姜18克，制半夏12克，茯苓9克。

【做法】将上述材料加适量水煎服。

## 感冒发烧

【材料】油菜子12克，艾叶12克（或加黄荆根，叶15克）。

【做法】将油菜子与艾叶加入适量水煎，每2小时服一次。

## 痢疾便血

【材料】油菜90克，蜂蜜适量。

【做法】将油菜洗净，切碎，捣烂，绞取汁液兑入适量蜂蜜，每次服用3汤匙。

---

**药材小常识**

化湿截疟。用于感冒，肠炎，痢疾，疟疾，泌尿系统感染。

黄荆

养阴生津，润肺清心。用于肺燥干咳，虚痨咳嗽，津伤口渴，心烦失眠，内热消渴，肠燥便秘咽白喉。

麦冬

补肾益精，养血润燥及止血。可治精血亏损、虚弱劳怯、阳痿、梦遗、肠燥便秘。

海参

**蔬果饮品**

# 苹果油菜汁

**材料：**
苹果1个、油菜100克、柠檬1个、冰块少许。

**做法：**
把苹果洗净，去皮、核，切块；油菜洗净备用；柠檬连皮切成三块。把柠檬放入榨汁机，压榨成汁；苹果、油菜都同样压榨成汁。将蔬果汁和柠檬汁混合倒入杯中，再加入冰块即可。

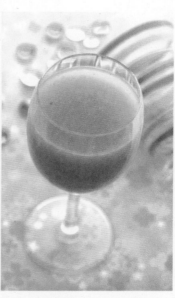

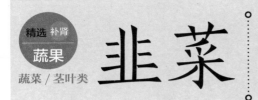

精选 补肾

蔬果

蔬菜 / 茎叶类

# 韭菜

✿ 与大蒜同属百合科的韭菜，自古以来就被视为可增强体力的蔬菜。它含有丰富的维生素 A、B 族维生素、维生素 E，还含有臭气成分——蒜素，因此被称为"精力蔬菜"。

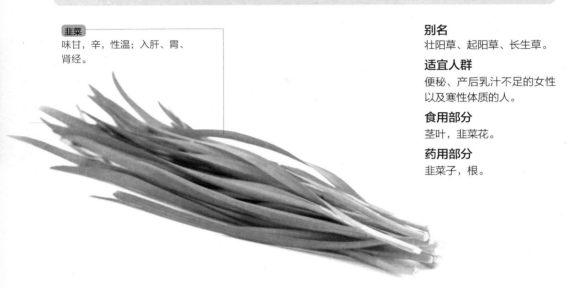

**韭菜**

味甘，辛，性温；入肝、胃、肾经。

**别名**

壮阳草、起阳草、长生草。

**适宜人群**

便秘、产后乳汁不足的女性以及寒性体质的人。

**食用部分**

茎叶，韭菜花。

**药用部分**

韭菜子，根。

## 各部位的药用功效

**韭菜** 治高脂血症，脂肪肝，虚寒久痢，脾虚咳嗽，胃肠痉挛痛，食物中毒，中暑，汗斑，荨麻疹，足癣，牙齿浮动，口角炎，月经不调，子宫下垂，乳腺炎，白带过多，贫血，健忘，性功能减退，胁痛，骨折，痔疮出血，过敏性皮炎，反胃，消渴症，脱肛，胸口麻痹，尿急，尿频，跌打损伤。

**用量用法：** 45~90 克，捣汁服，或炒熟。

**外用：** 捣敷，煎水熏洗。

**根** 治小儿遗尿，风湿性关节炎，自汗，反胃，下痢鲜血，虚寒性急性胃肠炎，食积腹胀，衄血，赤白带下，倒经，跌打损伤，癣。

**用量用法：** 鲜品 24~45 克，水煎服。

**外用：** 捣敷，或温熨，也可研末调敷。

## 营养专家

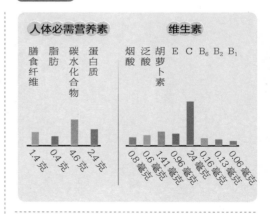

**人体必需营养素**

| 膳食纤维 | 脂肪 | 碳水化合物 | 蛋白质 |
|---|---|---|---|
| 1.4克 | 0.4克 | 4.6克 | 2.4克 |

**维生素**

| 烟酸 | 泛酸 | 胡萝卜素 | E | C | $B_6$ | $B_2$ | $B_1$ |
|---|---|---|---|---|---|---|---|
| 0.8毫克 | 0.6毫克 | 1.41毫克 | 0.96毫克 | 24毫克 | 0.16毫克 | 0.13毫克 | 0.06毫克 |

## 医生提示

➥ 患眼疾或疱疹者，不宜多食韭菜。

➥ 阴虚内热或疮疡者，不宜食韭菜。

➥ 韭菜不宜久煎。

# 中医对症食疗方

## 跌打损伤

【材料】鲜韭菜 15 克，黄栀子 5 枚，生姜 9 克，葱白 9 克，白胡椒 10 粒，面粉 60 克，红糖 30 克。

【做法】将上述药材一同捣烂，摊成饼状，外敷伤处并包扎固定。

## 关节扭伤

【材料】韭菜根（鲜品）75 克，面粉 24 克，米酒少许。

【做法】将韭菜根洗净，切碎，加面粉，捣成泥状，适量加米酒调成糊状，敷在患处，一日 1 次。

## 肩周炎

【材料】韭菜子 12 克，艾叶 9 克，小茴香 9 克。

【做法】将上述三者加适量水煎服。该方有温经散寒，除湿止痛的功效。

## 胸痹胸痛

【材料】韭菜子 24 克，栝楼子 9 克，黄酒适量。

【做法】将上两味共炒黄（文火炒），研成细末，每次服用 2 克，用黄酒送服，一日 2 次。

## 高脂血症

【材料】韭菜 24 克，桃仁 12 克，山楂 15 克，女贞子 15 克。

【做法】将上述药材加水煎煮，分 2 次服，连服 1 个月。

## 牙齿松动

【材料】韭菜子 15 克，杜仲 9 克，炙甘草 9 克。

【做法】将上述材料加适量水煎煮，早晚各服 1 次。

## 贫血

【材料】韭菜 45 克，桑葚子 24 克，生姜 3 片。

【做法】将上述三者加水一同煎煮，分 2 次服用。

## 遗精

【材料】韭菜子 24 克，补骨脂 24 克（或加菟丝子 15 克）。

【做法】二者一同研成细末，每次服用 6 克，用白开水送服，一日 3 次。

## 药材小常识

菟丝子

补肝肾、益精髓、明目。可治腰膝酸痛，遗精，消渴，尿有余沥，目暗。

栝楼子

润肺，化痰，滑肠。治痰热咳嗽，燥结便秘，痈肿，乳少。

桃仁

活血祛瘀，润肠通便。用于经闭，痛经，瘕瘕块，跌打损伤，肠燥便秘。

## 蔬果饮品

# 莓凤葡萄柚汁

**材料：**

草莓 5 个、韭菜 50 克、菠萝 100 克、葡萄柚半个、冰块少许、柠檬半个。

**做法：**

草莓洗净，去蒂；菠萝去皮，切块；葡萄柚去皮，去子；韭菜洗净备用；草莓、菠萝、葡萄柚、柠檬放入榨汁机榨汁；韭菜折弯，放入榨汁机内榨汁，再加入少许冰块即可。

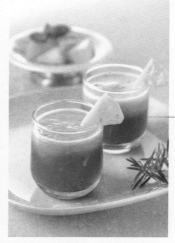

精选 生津
蔬果
蔬菜 / 茎叶类

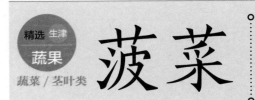

# 菠菜

菠菜中含有的铁元素是所有蔬菜中最高的，可以用来预防贫血。但植物中所含的铁质被称为非血红素铁，与动物中所含的铁质（血红素铁）相比较，吸收率不高。因此，要促进铁元素的吸收，就必须同时摄取蛋白质、柠檬酸、维生素C。

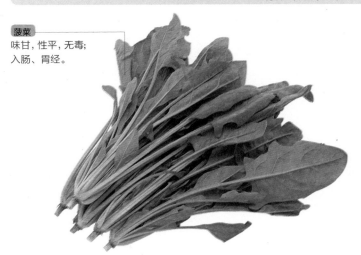

菠菜
味甘，性平，无毒；
入肠、胃经。

**别名**
菠棱、赤根菜、波斯草、鹦鹉菜。

**适宜人群**
特别适合老、幼、病、弱者。

**食用部分**
全株。

**药用部分**
全株，根，种子。

## 各部位的药用功效

**菠菜** 治高血压，头痛，目眩，消渴，目赤，慢性便秘，痔疮，唇舌炎，口角溃疡，夜盲症，高脂血症，妊娠便秘，迎风流泪，脱发，老人便秘，牙齿浮动，贫血，急性腰扭伤，风湿性关节炎。

**用量用法：** 适量，煮食，或捣汁饮。

**子** 治胆囊炎，咳嗽，肺结核，慢性支气管炎，风火赤眼，肝炎，黄疸。

**用量用法：** 6~15 克，水煎服，或研末。

**根** 治白发，糖尿病，高血压。

**用量用法：** 取新鲜菠菜根放沸水中略烫，用芝麻油拌食。

**野菠菜** 凉血，解毒，杀虫。主治肺结核咯血；痔疮出血；痈疮肿毒；疥癣；皮肤瘙痒。

**用量用法：** 煎汤，9~15 克，鲜品用量加倍。

**外用：** 适量，捣敷；或水煎洗。

## 营养专家

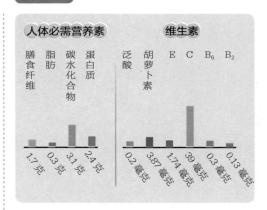

| 人体必需营养素 | | | | 维生素 | | | | | |
|---|---|---|---|---|---|---|---|---|---|
| 膳食纤维 | 脂肪 | 碳水化合物 | 蛋白质 | 泛酸 | 胡萝卜素 | E | C | B₆ | B₂ |
| 1.7克 | 0.3克 | 3.1克 | 2.4克 | 0.2毫克 | 3.87毫克 | 1.74毫克 | 39毫克 | 0.3毫克 | 0.13毫克 |

## 医生提示

- 肠胃虚弱者不可生食。
- 肺结核、骨折、结石等患者或孕妇不宜多食菠菜。

# 中医对症食疗方

## 消化不良

【材料】鲜菠菜根 90 克，鸡内金 9 克，大米 30 克。

【做法】先将菠菜根洗净，切碎，加水同鸡内金共煎煮 40 分钟，然后下米煮成烂粥，一日 2 次，菜与粥一同服用。有止渴，润燥，养胃的效用。

## 高血压

【材料】鲜菠菜、芹菜各 150 克，麻油、盐适量。

【做法】将上两味分别洗净，芹菜去叶和根，各放于沸水中烫 2 分钟，捞出，再切段，放入小盆中，加麻油、少许盐拌匀即可。

## 夜盲症

【材料】菠菜 150 克，猪肝 150 克，食用油、盐少许。

【做法】先将菠菜洗净，切成段，猪肝切薄片，一同放入锅内，炒熟食用，一日 1 次。有补肝养血，明目的效用。

## 便秘

【材料】鲜菠菜 360 克，猪血 180 克，调味料适量。

【做法】将新鲜菠菜洗净，切成段，猪血切成块，加适量的水煮汤，加调味料后服用，隔天 1 次，连服 3 天。

## 急性结膜炎

【材料】菠菜子 15 克，野菊花 15 克（或加石决明 15 克，桑叶 6 克）。

【做法】二者加水煎服，连服数日。

## 白头发

【材料】菠菜根 15 克，乌豆 24 克，茄子外皮 15 克。

【做法】三者加入清水一同煎服。

## 糖尿病

【材料】菠菜根 120 克，黄芪 6 克，生地 6 克（或加枸杞 9 克）。

【做法】三者加水煎，分 2~3 次服用。

## 病毒性心肌炎

【材料】菠菜 15 克，黄花地丁 24 克，红根仔草 12 克。

【做法】将以上药材加水煎，分 2 次服用。有清热解毒、凉血止血的功效。

---

## 药材小常识

清热解毒。用于疔疮痈肿、目赤肿痛、头痛眩晕。

野菊花

祛风除热、调中下气、解毒利尿，可以有效地缓解尿频、腰酸、女性白带异常。

乌豆

清热，解毒，利尿。治久咳痰喘，尿道炎，膀胱炎，痈疽疔疮。

黄花地丁

## 蔬果饮品

# 菠菜胡萝卜汁

材料：
菠菜 100 克、胡萝卜 50 克、卷心菜 2 片、西芹 60 克。

做法：
菠菜洗净，去根，切成小段；胡萝卜洗净，去皮，切小块；卷心菜洗净，撕成小块；西芹洗净，切成小段。将准备好的材料放入榨汁机中榨汁即可。

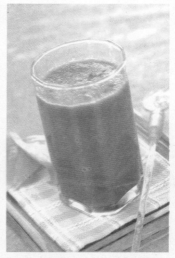

## 清热利湿 · 平肝降压

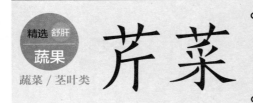

精选 舒肝
**蔬果**
蔬菜 / 茎叶类

# 芹菜

❀ 芹菜中含有酸性的降压成分，具有平肝降压的作用，临床上对原发性、妊娠期及更年期高血压均有疗效，是辅助治疗高血压病及其并发症的首选食物，而且对血管硬化和神经衰弱患者也有辅助治疗的作用。

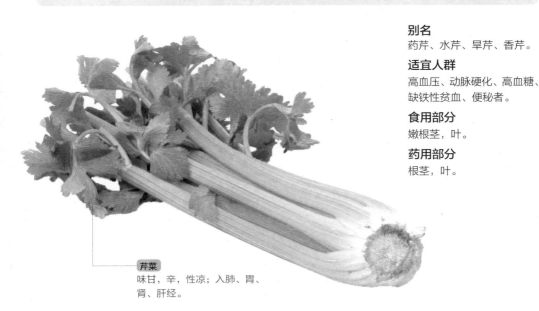

芹菜
味甘，辛，性凉；入肺、胃、肾、肝经。

### 别名
药芹、水芹、旱芹、香芹。

### 适宜人群
高血压、动脉硬化、高血糖、缺铁性贫血、便秘者。

### 食用部分
嫩根茎，叶。

### 药用部分
根茎，叶。

---

**各部位的药用功效**

芹菜 治咳嗽痰喘，呕血，高血压，头风，眩晕，中风，尿血，急性肾小球肾炎，泌尿系统结石，糖尿病，阑尾炎，面神经麻痹，荨麻疹，扭伤，盗汗，湿疹。

**用量用法：** 用作蔬菜生食或者炒菜、煮汤等食用。

旱芹 干品 9~15 克，鲜品 24~45 克，水煎服，或绞汁。

**外用：** 捣敷，也可煎水洗。

根 治反胃呕吐，肺结核咳嗽，气管炎，神经衰弱，高血压，高脂血症，失眠，丝虫病，产后出血，肺源性心脏病，乳糜尿。

**用量用法：** 取 30 克，水煎内服。

---

**营养专家**

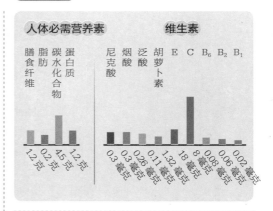

| 人体必需营养素 | | | | 维生素 | | | | | | | | |
|---|---|---|---|---|---|---|---|---|---|---|---|---|
| 膳食纤维 | 脂肪 | 碳水化合物 | 蛋白质 | 尼克酸 | 烟酸 | 泛酸 | 胡萝卜素 | E | C | B_6 | B_2 | B_1 |
| 1.2克 | 0.2克 | 4.5克 | 1.2克 | 0.3毫克 | 0.3毫克 | 0.26毫克 | 0.11毫克 | 1.32毫克 | 18毫克 | 8毫克 | 0.08毫克 | 0.06毫克 | 0.02毫克 |

**医生提示**

➥ 脾胃虚寒者勿用。

➥ 水芹菜所含细毛有毒，不宜食用。

➥ 发高热或口干口渴者，禁食。

➥ 本品不宜久煎，旱芹与水芹功能相近，但药用以旱芹为好。

# 中医对症食疗方

## 高脂血症

【材料】鲜芹菜根 75 克，大枣 10 枚。

【做法】二者加适量水煎，分 2 次服用，10 天为一个疗程。有平肝清热，祛风利湿，益气养血的作用。

## 神经衰弱，失眠

【材料】芹菜根 45 克，百合 24 克，生地 9 克。

【做法】将上述材料加适量水煎煮，睡前服用。

## 高血压病

【材料】芹菜根 45 克，苦瓜 75 克。

【做法】先将芹菜根切段，苦瓜切片，二者用水煎，分 2 次服用。

## 肺结核咳嗽

【材料】芹菜根 24 克，蜂蜜水少许。

【做法】先将芹菜根洗净，切碎，再用蜂蜜水煎汤，一日服用 2~3 次。

## 耳鸣

【材料】芹菜 75 克，槐花 15 克，车前子 15 克（包煎）。

【做法】将上述材料加适量水一同煎服，一日 2 次。

## 头发脱落

【材料】芹菜 24 克，桑葚 24 克，乌豆 24 克，大枣 10 枚。

【做法】芹菜洗净，切段，与其他三味加水一同煎汤服，连服 15~20 天。

## 头风痛

【材料】芹菜适量，鸡蛋 1~2 个。

【做法】将芹菜洗净，捣烂，再把鸡蛋打入芹菜汁中，煎熟服用，一日 2 次。

## 流鼻血

【材料】芹菜 24 克，香菜 12 克，鸡蛋 2 个。

【做法】先将芹菜、香菜洗净切段，与鸡蛋一同加适量水煎汤，喝汤吃蛋，一日 1 次。

## 气管炎

【材料】芹菜根 1 把，橘皮 9 克，麦芽糖（饴糖）24 克。

【做法】将芹菜根切段备用，把饴糖放在锅中化开，再将芹菜根、橘皮放入锅内炒至微焦，加水煎汤，温服，一日 2 次。

## 月经不调，崩漏带下

【材料】鲜芹菜 30 克，茜草 6 克，六月雪 12 克。

【做法】将芹菜洗净切段，与茜草、六月雪一同放入锅中加水煎汤，一日 1 次。

---

## 药材小常识

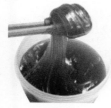

虚劳里急，悸衄，腹中痛，梦遗精，四肢酸疼，手足烦热，咽干口燥。

**麦芽糖**

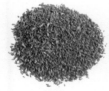

凉血止血，清肝泻火。用于便血，痔血，血痢，崩漏，吐血，衄血，肝热目赤，头痛眩晕。

**槐花**

## 蔬果饮品

# 双果双菜优酪乳

材料：

生菜 50 克、芹菜 50 克、番茄 1 个、苹果 1 个、酸奶 250 毫升。

做法：

将生菜洗净，撕成块；芹菜洗净，切成段。番茄洗净，切成小块；苹果洗净，去皮切成块。将所有材料倒入果汁机内搅打成汁。

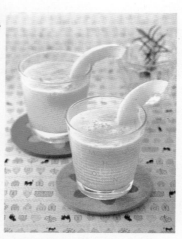

精选　舒肝
**蔬果**
蔬菜 / 茎叶类

# 空心菜

✿ 空心菜，学名蕹菜，原产我国，主要分布在长江以南地区。空心菜是夏秋季节主要绿叶菜之一，富含维生素、烟酸、胡萝卜素、膳食纤维和钙，这些物质有助于增强体质，防病抗病。

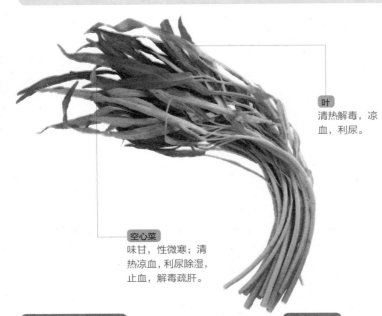

**叶**
清热解毒，凉血，利尿。

**空心菜**
味甘，性微寒；清热凉血，利尿除湿，止血，解毒疏肝。

### 别名
藤藤菜、蕹菜、蒿菜、通心菜、瓮菜、空筒菜、竹叶菜。

### 适宜人群
适合健康人、血尿患者以及糖尿病、高胆固醇、高脂血症、口臭患者。

### 食用部分
茎叶。

### 药用部分
全草，根，叶。

## 各部位的药用功效

**空心菜** 主治流鼻血，尿急，尿频，小便不畅，便秘，痔疮，淋浊，肺热咳嗽，食物中毒，小儿夏季热，糖尿病，腹泻，野菇中毒，药物中毒，湿疹。

**用量用法：** 煮食，或炒食，适量食用。60~240 克，水煎服。

**外用：** 适量。

**根** 治鼻衄，白带，龋齿痛，白浊，虚淋。

**用量用法：** 60~240 克，水煎服。

## 营养专家

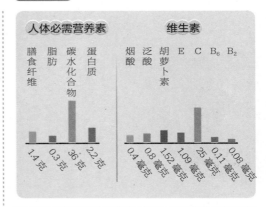

人体必需营养素

| 膳食纤维 | 脂肪 | 碳水化合物 | 蛋白质 |
|---|---|---|---|
| 1.4克 | 0.3克 | 3.6克 | 2.2克 |

维生素

| 烟酸 | 泛酸 | 胡萝卜素 | E | C | B₆ | B₂ |
|---|---|---|---|---|---|---|
| 0.4毫克 | 0.8毫克 | 1.52毫克 | 1.09毫克 | 25毫克 | 0.11毫克 | 0.08毫克 |

### 医生提示

- 服用降血糖药者慎用，空心菜可能会使血糖降至过低。
- 肾气不固的患者，最好少食或不食。
- 空心菜生熟皆宜，荤素俱佳，宜旺火快炒，避免营养流失。

# 中医对症食疗方

## 流鼻血不止

【材料】空心菜根 60~120 克，冰糖适量。

【做法】将空心菜加适量水煎，再加入冰糖调服。

## 妇女白带

【材料】空心菜根 150 克，木槿 30 克（干花），猪瘦肉 120 克。

【做法】将上述材料一同炖服。

## 无名肿毒，跌打肿痛

【材料】鲜空心菜适量，酒适量。

【做法】将空心菜用酒炒过，外敷患处，包扎固定。

## 皮肤湿痒

【材料】鲜空心菜 90~150 克。

【做法】将空心菜洗净，加水煎，等微温时外洗患处。

## 蜈蚣咬伤

【材料】鲜空心菜适量，食盐少许。

【做法】将空心菜与盐一同捣烂，外擦伤处。

## 糖尿病

【材料】空心菜 90 克，杜仲叶 9 克。

【做法】将二者加水煎汤服。

## 肺热咳嗽，鼻血，尿血

【材料】空心菜根 120 克，白萝卜 90 克，蜂蜜适量。

【做法】将空心菜根洗净，切段，白萝卜洗净，切成块，共榨汁 1 杯，调蜂蜜服，可以清热，凉血。

## 风火牙疼

【材料】鲜空心菜根 90 克，食用醋适量。

【做法】水、醋各一半，二者加空心菜根合煎，然后含漱。或用根煎汤，加少许食盐服用。

杜仲

化湿消痞，行气温中，开胃消食。用于湿浊中阻，不思饮食，湿温初起，胸闷不饥。

羌活

散表寒、祛风湿、利关节。可以治疗感冒风寒、头痛无汗、风寒湿痹、骨节酸疼、痈疽疮毒。

白前

泻肺降气、祛痰止咳。常用于治疗肺实喘满、咳嗽、痰多、气逆喘促、胃脘疼痛等症状。

**药材小常识**

**蔬果饮品**

# 清炒空心菜

**材料：**

空心菜 500 克，食用油、盐、鸡精、葱、蒜、酱油等各适量。

**做法：**

空心菜择洗干净，沥干。葱洗净切碎，蒜洗净切片；油锅置火上烧热，放入葱、蒜爆香，加入空心菜翻炒数下，放入盐、酱油炒至断生，加入鸡精炒匀即可装盘。

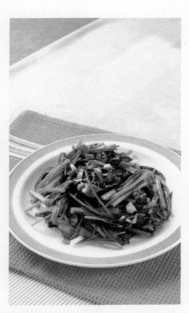

# 绿色·疏肝理气 蔬果一览

## 青椒

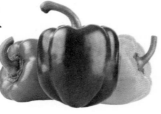

「性 味」味辛，性热。

「归 经」入心、脾经。

「功 效」温中散寒，开胃消食，消除疲劳，用于动脉硬化、高血压、感冒。

「挑选妙招」购买青椒时，要选择外形饱满、色泽浅绿、有光泽、肉质细嫩、气味微辣略甜，用手掂感到有分量的。

92 页

## 苦瓜

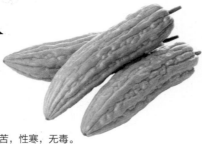

「性 味」味苦，性寒，无毒。

「归 经」入心、脾、肺经。

「功 效」清热祛火，解毒明目，补气益精，止渴消暑，降低血糖。

「挑选妙招」挑选苦瓜时，要观察苦瓜上一粒一粒的果瘤，果瘤颗粒越饱满，表示瓜肉越厚；颗粒越小，瓜肉则越薄。

84 页

## 瓠瓜

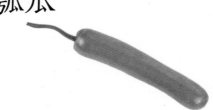

「性 味」味甘，淡，性凉（平）。

「归 经」入肺、脾、肾经。

「功 效」清热润肺，利水通淋，止渴，解毒。

「挑选妙招」好的瓠瓜，粗细均匀，用手捏一下，若肉质结实，则是新鲜的；如果软塌塌的，则是放久了。颜色发暗，不青翠且较粗的就是老了。

82 页

## 猕猴桃

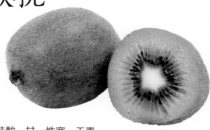

「性 味」味酸、甘，性寒，无毒。

「归 经」入胃、肾经。

「功 效」清热解毒，利湿，止痛，护肝，消渴，止咳，润喉。

「挑选妙招」选购猕猴桃时，选头尖尖的而不要选用头扁扁的；摸起来软硬一致，颜色接近土黄色的外皮，是日照充足的象征，也更甜。

70 页

## 丝瓜

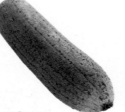

「性 味」性凉，无毒，味甘。

「归 经」入肺、肝、胃、大肠经。

「功 效」清热化痰，凉血解毒，解暑除烦，通经活络，健脑美容。

「挑选妙招」无论是挑选普通丝瓜，还是有棱丝瓜，都应选择头尾粗细均匀者。挑选有棱丝瓜时，还要注意其皱褶间隔是否均匀，越均匀则表示味道越甘甜。

88 页

## 香菜

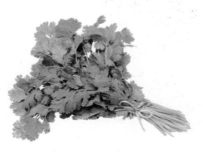

「性 味」味辛，性温，微毒。

「归 经」入肺、脾、肝经。

「功 效」发表透疹，消食开胃，止痛解毒，利尿健胃，用于感冒、减肥。

「挑选妙招」选购时，应挑选棵大、颜色鲜绿、带根的香菜。

78 页

# 黄瓜

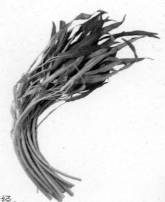

「性味」性凉，无毒，味甘。

「归经」入肺、脾、胃、大肠经。

「功效」清热利尿，解毒消肿，生津止渴，健胃，用于宿醉。

「挑选妙招」黄瓜的盛产季节为初夏到初秋。选购时，要挑选新鲜水嫩、具弹力、深绿色、直且粗细均匀，而且表面有光泽，带花者。

86页

# 空心菜

「性味」性凉，味甘。

「归经」入心、肝、肾经。

「功效」清热解毒，利尿，止血，降脂减肥、防治便秘、防口臭。

「挑选妙招」挑选空心菜，以无黄斑、茎部不太长、叶子宽大新鲜者为佳，而且应买梗比较细小者，吃起来会嫩一些。

108页

# 菠菜

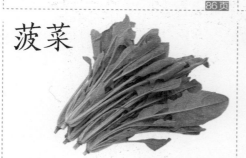

「性味」味甘，性冷、滑，无毒。

「归经」入肠、胃经。

「功效」补血凉血，止渴润肠，滋阴平肝，助消化，消除疲劳。

「挑选妙招」选购时要挑选叶片坚实，整株茂密，叶小茎短，根部带有红色的菠菜。

104页

# 梅子

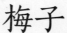
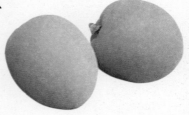

「性味」味酸，性平，无毒。

「归经」入肝、脾、肺、大肠经。

「功效」止渴调中，去痰止吐，除热下痢，用于食欲不振、疲劳。

「挑选妙招」挑选时只需挑选大小均匀、无伤痕或斑点者即可。如果是用于浸泡梅酒的，就挑选翠绿的梅子；如果是用于浸渍咸梅的，则应选择成熟的梅子。

74页

# 茼蒿

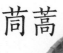
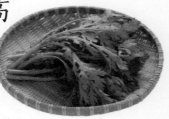

「性味」味甘、辛，性平，无毒。

「归经」入肝、肾经。

「功效」清血、养心、降压、润肺、清痰，预防动脉硬化，美化肌肤，防癌。

「挑选妙招」茼蒿的盛产季节为早春，选购时，挑选叶片结实、绿叶浓茂的即可。

94页

# 香椿

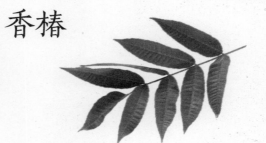

「性味」性平，味辛、苦。

「归经」入脾、胃经。

「功效」治神经痛，肝脏、脾脏疾病，止血，止痛。

「挑选妙招」香椿选购时，应挑选枝叶呈红色、短壮肥嫩、香味浓厚、无老枝叶、长度在 10 厘米以内者为佳。

80页

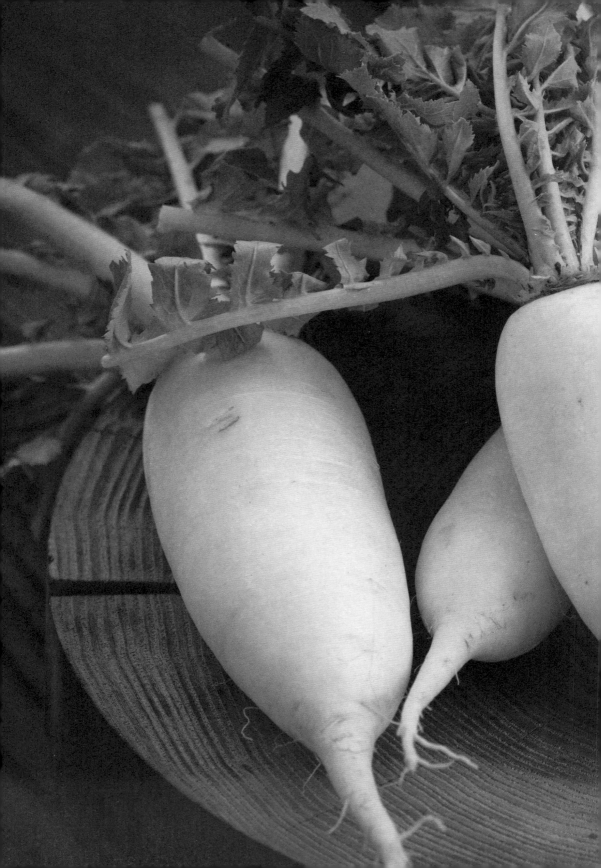

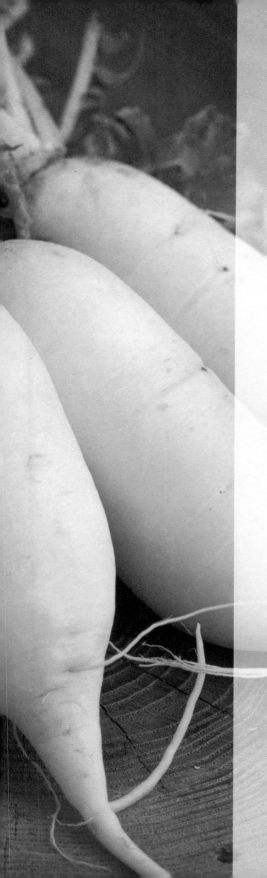

# 第三章 白色蔬果：滋阴润肺 提高免疫力

按中医五行来讲，白色入肺，利于益气，有滋阴润肺的功能。白色是大自然中最圣洁的颜色：白云、白雪、白天鹅、白莲花都是那样的纯洁无瑕。白色食物质朴，容易被人忽略，却含有许多特殊的植物营养素，能够活化身体机能，杀菌净化身体。白色蔬果对身体有4大功效：

1. 降低血糖
2. 维持血液中正常的胆固醇
3. 预防心血管疾病
4. 降低某些癌症的发生率

# 润肺清心 · 消痰止咳

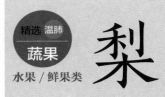

精选 温肺
**蔬果**
水果 / 鲜果类

# 梨

❀ 梨因鲜嫩多汁，酸甜适口，有"天然矿泉水"之称。梨的90%都是水，维生素和无机质的含量均不多，不过却含有能促进蛋白质消化的酶，可以帮助消化肉类，因此人们经常在食用肉类菜肴后把梨当作甜点。

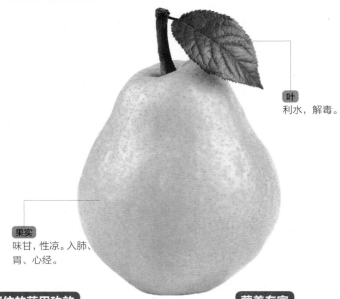

**叶**
利水，解毒。

**果实**
味甘，性凉。入肺、胃、心经。

## 别名
快果、玉乳、果宗、蜜父、雪梨、香水梨、青梨。

## 适宜人群
咳嗽、咽喉痒痛、慢性支气管炎、肺结核、高血压、肝炎及醉酒者。

## 食用部分
果实。

## 药用部分
梨汁，梨皮。

## 各部位的药用功效

**果实** 治咳嗽，咽痛，痢疾，伤津烦渴，噎膈，痰热惊狂，高血压，中风不语，温病小儿疳热，高胆固醇，肾脏病。有助于伤口愈合，疮疡，增强白细胞活性。

**用量用法：** 生食或捣汁服。

**根** 治咳嗽，疝气腹痛。

**用量用法：** 30~60 克，水煎服。

**叶** 治食菌中毒，小儿疝气，霍乱吐泻。

**用量用法：** 30~45 克，水煎服。

**外用：** 捣梨叶汁敷之。

## 营养专家

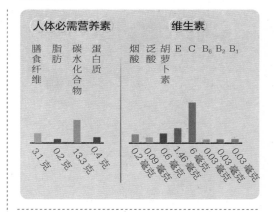

人体必需营养素

| 膳食纤维 | 脂肪 | 碳水化合物 | 蛋白质 |
|---|---|---|---|
| 3.1克 | 0.2克 | 13.3克 | 0.4克 |

维生素

| 烟酸 | 泛酸 | 胡萝卜素 | E | C | B_6 | B_2 | B_1 |
|---|---|---|---|---|---|---|---|
| 0.2毫克 | 0.09毫克 | 0.6毫克 | 1.46毫克 | 6毫克 | 0.03毫克 | 0.03毫克 | 0.03毫克 |

## 医生提示

● 风寒咳嗽或腹泻者，慎食。

● 心脏病或肝脏疾患引起头晕目眩、失眠多梦者，食用有辅助作用。

● 脾胃虚寒、产后或有外伤者，及小儿出痘后，不宜食用。

● 吃梨过量则助湿伤脾。

# 中药对症食疗方

## 感冒咳嗽，急性气管炎

【材料】梨1个，冰糖适量。

【做法】将梨洗净去皮及核，切片，加适量的水及冰糖，煮汤服用。一日2剂，可以滋阴润肺，化痰止咳。

## 糖尿病

【材料】梨2个，绿豆150克，白萝卜180克。

【做法】先将梨洗净，去皮及核，切片；白萝卜去皮，切片；绿豆洗净，一同放入锅中，加适量的水煮熟服用。

## 百日咳

【材料】梨1个，川贝末2.5克。

【做法】将梨洗净挖去心，装入川贝末盖好，放入碗中蒸熟食用。

## 坏血病

【材料】梨45克。

【做法】洗净，去外皮及种仁，捣烂榨汁饮，连果肉食用。

## 咳嗽口渴（小儿咳嗽）

【材料】雪梨皮3个，荷叶6克，竹叶6克。

【做法】水煎服。

## 咳嗽痰多

【材料】梨1个，蜂蜜适量，姜汁少许。

【做法】梨子洗净，切片榨汁，加蜂蜜与姜汁一同饮用。

## 咽喉红肿，声音嘶哑

【材料】雪梨3个，橘皮9克，薄荷3克（后下煎），冰糖适量。

【做法】雪梨洗净切块，加入橘皮水煎，加冰糖调服（薄荷不与雪梨同时煎，否则其成分易散发，后加入煎1~3分钟即可）。

## 肺燥干咳，胸痛

【材料】梨2个，白糖适量。

【做法】梨洗净、去皮、去核，切碎榨汁备用。梨渣加水煎煮两次至味尽，合并煎液、过滤，然后与梨汁混合，加适量白糖，煮沸、收膏即可。每次服用10~15克，一日2~3次，含服或冲饮。

---

**药材小常识**

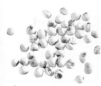

川贝

清热润肺，化痰止咳。用于肺热燥咳，干咳少痰，阴虚劳咳，咯痰带血。

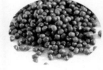

绿豆

清热解毒，消暑。用于暑热烦渴，疮毒痈肿等症，可解附子、巴豆毒。

橘皮

理气，调中，燥湿，化痰。治胸腹胀满，不思饮食，呕吐哕逆，咳嗽痰多。

**蔬果厨房**

# 百合蒸蜜梨

**材料：**

梨子1个、鲜百合1个、蜂蜜1大匙。

**做法：**

将梨子去皮去核切成块；百合剥开，洗净。将所有材料放入炖盅内，加适量清水，放入锅中蒸熟即可。

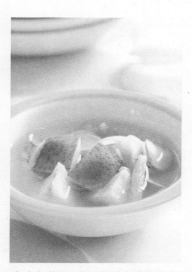

# 生津止渴 · 通便止痢

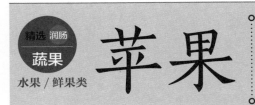

精选 润肠
**蔬果**

水果 / 鲜果类

# 苹果

❀ 苹果营养丰富，备受人们喜爱。欧洲有句谚语说："一天一个苹果，医生远离我。"苹果含有丰富的具整肠作用的水溶性膳食纤维，有助于肠胃蠕动，消除有害的肠内菌，也可防治便秘。

**果实**
味甘、微酸、性平（温）。
入脾、胃、大肠经。

**叶**
凉血解毒。

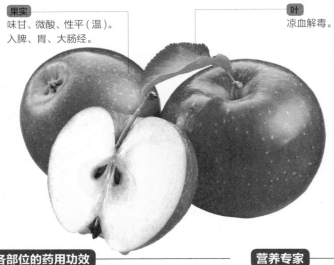

## 别名
滔婆、奈子、频婆、平波、超丸子、天然子。

## 适宜人群
慢性胃炎、消化不良、便秘、慢性腹泻、高血压、高脂血症、贫血患者和肥胖、维生素缺乏者。

## 食用部分
果肉。

## 药用部分
果皮、干粉、叶。

## 各部位的药用功效

**果实** 治津少口渴、脾虚泄泻、食后腹胀、饮酒过度、胃炎、慢性腹泻、结肠炎、小儿下痢、反胃、皮肤癌、高血压、青春痘、老年斑、贫血、低血糖、慢性咽喉炎、肺热性咳嗽、脱肛、疝气、子宫下垂、胃下垂；孕妇食苹果还可以促进胎儿正常发育。

**用量用法**：适量，生食，或捣汁。

**外用**：捣汁涂敷。

**果皮** 治反胃吐酸、痢疾、妊娠呕吐、肝硬化腹水、咳痰。

**用量用法**：12~30 克，加水煎服，或沸汤泡饮。

**叶** 治产后血晕、月经不调、发热、风湿消肿止痛、关节炎、疔、疮、疖。

**用量用法**：24~45 克，水煎服。

**外用**：鲜叶贴敷，或烧存性，调擦。

## 营养专家

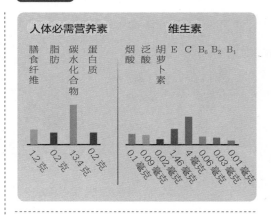

人体必需营养素

| 膳食纤维 | 脂肪 | 碳水化合物 | 蛋白质 |
| --- | --- | --- | --- |
| 1.2克 | 0.2克 | 13.4克 | 0.2克 |

维生素

| 烟酸 | 泛酸 | 胡萝卜素 | E | C | B₆ | B₂ | B₁ |
| --- | --- | --- | --- | --- | --- | --- | --- |
| 0.1毫克 | 0.09毫克 | 0.02毫克 | 1.46毫克 | 4毫克 | 0.06毫克 | 0.03毫克 | 0.01毫克 |

## 医生提示

- ➲ 过量食用苹果容易导致腹胀。
- ➲ 肠胃溃疡、血糖高或脾胃寒虚者，不宜多食。
- ➲ 吃苹果后应漱口，防止发生龋齿。
- ➲ 苹果含的糖分高，糖尿病患者不宜吃。

# 中药对症食疗方

## 体虚便秘
【材料】苹果 1 个，芦荟 1 片。
【做法】将苹果削去皮，切片，将芦荟去外皮，切块，二者放入果汁机榨汁 1 杯，每天晚饭后饮用。

## 高血压
【材料】苹果 200 克，橘子、胡萝卜各 100 克，青椒 30 克，蜂蜜适量。
【做法】将前四味食材洗净，橘子去皮，均切碎，放入家用果汁机中加适量冷开水榨汁，入锅煮沸，稍凉，调入蜂蜜即可。一日 1 剂，分 2 次服用。

## 低血糖
【材料】鲜苹果 2 个。
【做法】苹果削去皮，每天吃 3 次，连续吃 3 天。

## 怀孕呕吐，胃口不佳
【材料】新鲜苹果皮 30 克，大米 30 克。
【做法】先将大米炒至黄色，再同苹果皮加水煎，当茶服用。

## 肠炎腹泻
【材料】苹果干粉 15 克。
【做法】先将未成熟苹果切成四瓣，晒干，研成细粉，再过筛子成苹果干粉。每次服 15 克，用开水调服，早晚各 1 次。

## 口干舌燥，肺热咳嗽
【材料】鲜苹果 300 克，蜂蜜 150 克。
【做法】先将鲜苹果去皮、去核，切碎，再加入蜂蜜，隔水炖烂就成了苹果膏，每次服 2 汤匙。

## 慢性肠炎
【材料】苹果适量。
【做法】先将苹果洗净，再将苹果连皮、核，切碎，煮烂一同服用。

## 促进消化，小儿下痢
【材料】红皮苹果 1 个。
【做法】苹果洗净切成数块，放进果汁机中榨汁，早晨饭前服用 1 次，小儿减半少量饮用。

第三章 白色蔬果篇

## 药材小常识

甲鱼

滋阴凉血、补益调中、补肾健骨、散结消痞。可防治身虚体弱、肝脾肿大、肺结核等症。

墨鱼

养血、通经、催乳、补脾、益肾、滋阴、调经、止带。

鸭

大补虚劳、滋五脏之阴、清虚劳之热、补血行水、养胃生津、止咳、消螺蛳积、清热健脾、虚弱浮肿。

## 蔬果饮品

# 苹果西芹芦笋汁

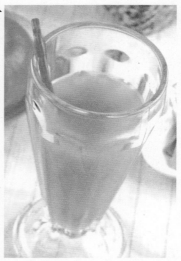

**材料：**
苹果 1 个、西芹 50 克、青椒 1/2 个、苦瓜 1/2 条、芦笋 50 克、凉开水 100 毫升。

**做法：**
将苹果去皮、去核、切块；西芹、青椒、苦瓜、芦笋洗净后切块；所有材料都放入榨汁机榨汁即可。

热量 241 千卡

精选 温肺
蔬果
水果 / 鲜果类

# 椰子

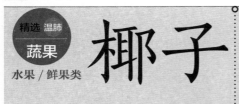

✿ 椰子是棕榈科植物椰子树的果实，在我国的种植历史已有 2000 多年。椰子营养丰富，几乎全身是宝。椰肉中含有蛋白质、碳水化合物；椰油中含有糖分、维生素 B₁、维生素 B₂、维生素 C 等；椰汁含有果糖、葡萄糖、蔗糖、蛋白质、脂肪、维生素。

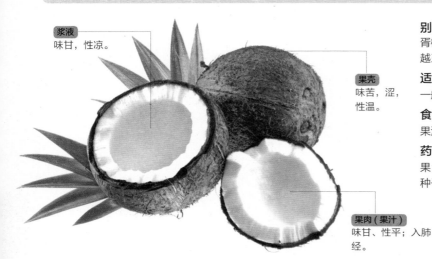

浆液
味甘，性凉。

果壳
味苦，涩，性温。

果肉（果汁）
味甘、性平；入肺经。

**别名**
胥椰、胥余、越子头、椰傈、越王头、椰糅。

**适宜人群**
一般人群均可食用。

**食用部分**
果汁，果肉。

**药用部分**
果汁，果肉，果壳，根，种子，油。

## 各部位的药用功效

**浆液** 治口干烦渴，水肿，吐血，心源性水肿。
**用量用法：** 60~90 克，口服。

**椰子汁** 治肠胃炎，霍乱，热病，中暑，呕吐，便血，肌肤水肿。
**用量用法：** 适量服用。

**根** 治鼻血，胃痛，吐泻。
**用量用法：** 9~15 克，水煎服，或烧存性研末，每次 3 克。

**果肉** 治疳积，心源性水肿，口干烦渴，面色润泽，便秘，汗斑，神经性皮炎。
**用量用法：** 食肉或压榨取汁 6~9 克。

## 营养专家

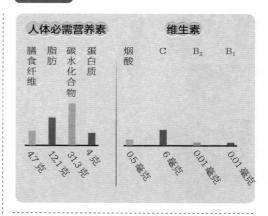

**医生提示**
- 鲜汁不可存放过久，以免变味。
- 食用过量的椰子肉会引起腹闷。
- 心脏病、血管硬化患者或胃肠不佳者，不宜多饮。
- 疮疥或喘咳者，忌食果肉。

# 中药对症食疗方

## 口干，中暑发热

【材料】椰子1粒。

【做法】取汁喝，早晚各1次。

## 便秘

【材料】椰子1粒。

【做法】早晚吃椰肉半粒或1粒。

## 皮肤湿疹

【材料】椰壳1粒。

【做法】打碎，加水煮浓汁，外洗患处，一日数次。

## 阴部瘙痒

【材料】椰壳1粒。

【做法】打碎，加水煮，外洗患处，一日数次。

## 心悸

【材料】鲜椰汁适量。

【做法】随时饮用。

## 蛔虫病

【材料】椰肉12~15克。

【做法】每天早晨空服嚼食1次。或先饮椰子汁，再嚼食椰肉。

## 病后体虚，脾虚食欲不振

【材料】椰肉180克，土鸡肉45克，糯米15克。

【做法】将三味食材放入锅中，隔水蒸熟服食，一日1次。有补脾益气，养胃生津的作用。

## 白喉

【材料】椰子树根皮60克，糖适量。

【做法】晒干，水煎去渣，加糖调服，连服5~10天。小孩用量减半。

---

**药材小常识**

土鸡

温中，益气，补精，添髓。治虚劳羸瘦，中虚，胃呆食少，泄泻，下痢，消渴。

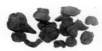

糯米

补中益气，健脾止泻，缩尿；盗汗，解毒。主治脾胃虚寒、泄泻。

附子

补火助阳，散寒除湿。治阴盛克阳，吐利厥逆，心腹冷痛，脾泄冷痢，脚气水肿，风寒湿痹、阳痿，子宫阴冷等病症。

**蔬果饮品**

# 柳橙菠萝椰奶

**材料:**

柳橙1个、柠檬半个、菠萝60克、椰奶35毫升、冷开水适量、碎冰少许。

**做法:**

柳橙、柠檬洗净，对切后榨汁；菠萝去皮，切块。将碎冰除外的其他材料放入果汁机内，高速搅打30秒，再倒入杯中，加入碎冰即可。

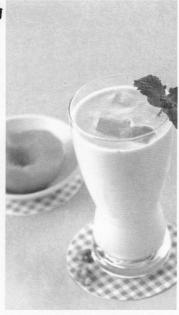

第三章 白色蔬果：滋阴润肺 提高免疫力 119

减肥美肤 · 清肺退火

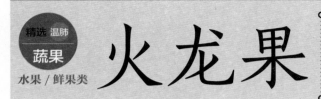

精选 温肺
蔬果

**火龙果**

水果 / 鲜果类

✿ 火龙果在夏季至秋季间的夜间至清晨开花，白天闭合。花大，芳香美丽。可供欣赏，也可以鲜食或晒干后煮食。煮肉丝汤，或炒肉丝均可。

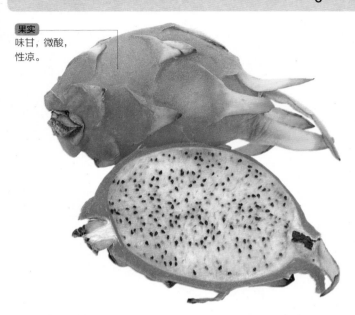

果实
味甘，微酸，
性凉。

### 别名
红龙果、青龙果、仙蜜果、玉龙果。

### 适宜人群
一般人群均可食用。

### 食用部分
果实，花。

### 药用部分
花，鲜茎。

---

## 各部位的药用功效

**果肉** 消暑降火，养颜明目。治高血压，高脂血症，肥胖症，还可预防便秘和结肠癌。

**用量用法：** 做水果，适量的食用。

**花** 治高血压，高脂血症，糖尿病，血浊，肺炎，支气管炎，肺结核，淋巴结核。

**用量用法：** 适量的鲜品炖服或与猪瘦肉、排骨共炖食，或与其他药同用。

**外用：** 鲜花捣烂外敷患处（花采后也可以晒干或脱水焙干备用）。

**茎** 治高尿酸症，高脂血症，肾炎，高血压，便秘，腮腺炎，火烫伤。

**用量用法：** 茎常用鲜品煮汤饮服。

**外用：** 鲜品捣汁外敷患处。

## 营养专家

### 人体必需营养素 ／ 维生素

| 膳食纤维 | 脂肪 | 碳水化合物 | 蛋白质 | 烟酸 | $B_6$ | $B_2$ | $B_1$ | E | C |
|---|---|---|---|---|---|---|---|---|---|
| 1.62克 | 1.21克 | 13.91克 | 0.62克 | 0.22毫克 | 0.04毫克 | 0.02毫克 | 0.03毫克 | 0.14毫克 | 3毫克 |

### 医生提示

- 妇女身体虚冷者宜少吃，饭后饮用火龙果汁比较适宜。
- 腹泻时不宜用鲜品。
- 胃寒者少吃。
- 糖尿病患者宜少量食用火龙果。

# 中药对症食疗方

## 养颜美白

【材料】火龙果 1 个，哈密瓜半个，蜂蜜半汤匙，冷开水半杯。

【做法】火龙果切开，剥去外皮，取用果肉，与哈密瓜块肉搅碎打匀，再加入蜂蜜，用冷开水共同搅拌打匀后，即可饮用。

## 排毒、减肥

【材料】火龙果 1 个，雪梨 1 个，银耳 3 朵，木耳 3 朵，冰糖适量。

【做法】将银耳、木耳洗净，火龙果取果肉切粒，果壳备用，雪梨去皮及核后切成块状。将上述材料及冰糖放入锅中用文火炖 1 小时，然后将食材放入火龙果壳中即可。

## 原发性高血压病

【材料】火龙果花 30 克，玉米须 30 克，翠衣 15 克，香蕉皮 24 克。

【做法】将以上材料用水煎，分 2~3 次服。

## 高脂血症

【材料】火龙果干花 15 克，山楂 15 克，麦芽 12 克。

【做法】水煎 2 次，早晚各 1 次，连服半个月。

## 肥胖症

【材料】火龙果 1 个，食盐少许。

【做法】火龙果切开，剥去外皮，切块，蘸少许食盐食用。

## 糖尿病

【材料】火龙果花适量。

【做法】火龙果花洗净，晒干备用，每次 30~60 克，冲泡开水喝。

## 预防便秘、肠癌

【材料】火龙果 50 克，红薯 50 克，牛奶 250 毫升。

【做法】红薯切成小块，隔水蒸熟；火龙果切成同样的小块，和蒸熟的红薯一起装入碗中，最后淋上牛奶。

## 高尿酸症

【材料】火龙果鲜茎适量，蜂蜜少许。

【做法】火龙果鲜茎洗净，切段，榨烂取汁，加蜜调服。

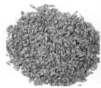

麦芽

行气消食，健脾开胃，退乳消胀。用于食欲不振，脘腹胀痛，脾虚食少，乳汁淤积，乳房胀痛，妇女断乳。

牛奶

补气血，益肺胃，生津润肠。用于久病体虚，气血不足，营养不良，噎膈反胃。

雪梨

能治风热，润肺清心，消痰，降火、解毒。

## 蔬果饮品

# 火龙果酒

材料：

火龙果 600 克、冰糖 250 克、江米酒 600 克。

做法：

把火龙果洗净、晾干后，去皮，切成小块；按照一层火龙果片、一层冰糖的顺序放入广口玻璃瓶中；然后加入江米酒，封紧瓶口。将其放置于阴凉处，浸泡 3 个月，便可开封，滤渣后饮用。

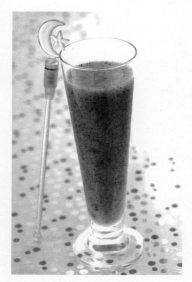

**药材小常识**

第三章 白色蔬果篇

# 养阴润燥 · 滑肠通便

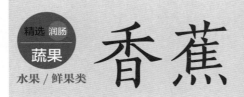

精选 润肠
**蔬果**

水果 / 鲜果类

# 香蕉

香蕉原产于东南亚热带地区，是一种营养丰富的热带水果。香蕉含有助消化的糖类、柠檬酸、蛋白质、维生素 $B_2$、钾以及丰富的膳食纤维。其所含的维生素 $B_2$ 与柠檬酸具有互补的效果。

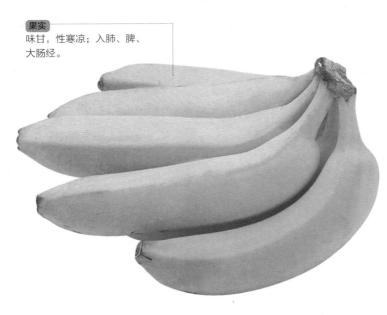

**果实**

味甘，性寒凉；入肺、脾、大肠经。

### 别名
甘蕉、芎蕉。

### 适宜人群
高血压、冠心病、动脉硬化、咽干喉痛、大便干燥、痔疮患者。

### 食用部分
果实。

### 药用部分
果皮,果柄,果实,叶,根。

---

## 各部位的药用功效

**果实** 润肠，降血压，预防中风。治便秘，痔疮出血，热病烦渴，咽干喉痛，肺热喘咳，痈肿解酒，肺热咳嗽。

**用量用法：** 1~4 根，生食或炖熟。

**根** 清热凉血，解毒。治热病烦渴，血淋，疔肿，预防肺热痰喘。

**用量用法：** 24~45 克，水煎服，或捣汁。

**外用：** 捣敷或绞汁涂。

## 营养专家

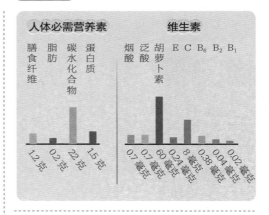

| 人体必需营养素 | | | | 维生素 | | | | | | | | |
|---|---|---|---|---|---|---|---|---|---|---|---|---|
| 膳食纤维 | 脂肪 | 碳水化合物 | 蛋白质 | 烟酸 | 泛酸 | 胡萝卜素 | E | C | $B_6$ | $B_2$ | $B_1$ | |
| 1.2克 | 0.2克 | 22克 | 1.5克 | 0.7毫克 | 0.7毫克 | 60毫克 | 0.24毫克 | 8毫克 | 0.38毫克 | 0.04毫克 | 0.02毫克 | |

---

### 医生提示

- 胃酸过多者不宜食用。
- 肾功能减退及慢性肾炎者不宜多食。
- 香蕉根多服动冷气，脾胃差弱者忌用。

# 中药对症食疗方

## 高血压

【材料】香蕉果柄或香蕉皮 45 克。

【做法】水 3 碗煎 1 碗服。

## 解酒

【材料】香蕉果皮 60 克。

【做法】水煎 1 次喝完。

## 风热牙痛

【材料】香蕉皮 2 个，冰糖适量。

【做法】香蕉皮洗净，加冰糖一同放入锅中，加适量的水煎汤服。

## 痔疮便血疼痛

【材料】鲜半熟香蕉 2 根。

【做法】鲜果连皮，加水炖烂吃，早晚各 1 次。

## 疔疮

【材料】未熟香蕉 1 根。

【做法】连皮捣烂，外敷患处。

## 肺热喘咳

【材料】鲜香蕉（熟透果）3 根。

【做法】带皮炖烂吃，早晚各 1 次。

## 大便燥结

【材料】香蕉 2 根。

【做法】香蕉连皮放入 500 毫升水中，用小火煮 20 分钟后，喝汤并将香蕉连皮吃，或香蕉 2 根去皮，早晚空腹时各食 1 根。

## 皮肤痒，挠之有红色疹点

【材料】香蕉外皮适量。

【做法】用香蕉外皮揉擦患部，一日 2~3 次。

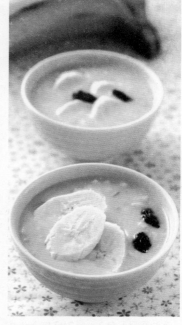

---

**药材小常识**

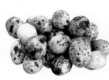

鹌鹑蛋

补益气血，强身健脑，丰肌泽肤。鹌鹑蛋对营养不良、神经衰弱、高血压、支气管炎等病症均有调治作用。

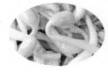

黄豆芽

利湿热。适宜胃中积热、高血压、肥胖症、便秘、痔疮等患者食用。

河鳗

补虚养血，祛湿。河鳗是久病、虚弱、贫血、肺结核患者的良好营养品。

**蔬果厨房**

# 香蕉燕麦粥

材料：

香蕉 1 根，燕麦 30 克。

做法：

香蕉去皮，切小块。燕麦洗净、入锅，加适量清水煮。大火煮沸后，改成小火，再加入香蕉一起熬煮成粥。

第三章　白色蔬果篇

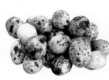

第三章 白色蔬果：滋阴润肺 提高免疫力 123

# 补脾益胃 · 润肺利咽

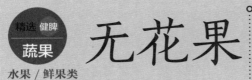

精选 健脾
蔬果

水果 / 鲜果类

# 无花果

✿ 无花果原产地位于阿拉伯南部，属于桑科植物。由于无法看到花朵，因此称其为"无花果"。无花果具有独特的甘甜味，一般生吃居多。

**果实**
味甘，性平（凉）；入肺、胃、大肠经。

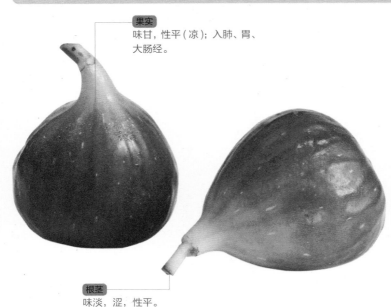

**根茎**
味淡，涩，性平。

## 别名
天生子、文仙果、蜜果、奶浆果、隐花果、映日果。

## 适宜人群
高脂血症、高血压、冠心病、动脉硬化、癌症患者，消化不良、食欲不振、便秘者。

## 食用部分
花托果实。

## 药用部分
根茎，叶，未成熟花托。

## 各部位的药用功效

**果实** 治痔疮，泻痢，消化不良，食欲不振，老年性便秘，产后缺乳，阴虚咳嗽，咽喉痛，筋骨酸痛，风湿麻痹，病后虚弱，疮疖，脚癣，赘疣，燥咳声嘶，肠热便秘。

**用量用法：** 一般 9~15 克，大剂量 24~45 克，水煎服。鲜果生食 1~3 个。

**外用：** 煎水洗，研末调敷或吹喉。

**根茎** 治颈淋巴结核，筋骨痛麻木，蛔虫病。

**用量用法：** 15~30 克，水煎服。

**叶** 治高血压，子宫颈炎，肠炎，小儿腹泻，鱼蟹中毒，白癜风。

**用量用法：** 9~15 克，水煎服。

## 营养专家

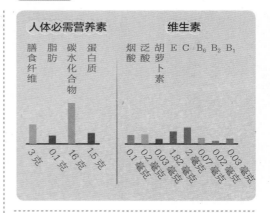

| 人体必需营养素 | | | | 维生素 | | | | | | | |
|---|---|---|---|---|---|---|---|---|---|---|---|
| 膳食纤维 | 脂肪 | 碳水化合物 | 蛋白质 | 烟酸 | 泛酸 | 胡萝卜素 | E | C | B₆ | B₂ | B₁ |
| 3克 | 0.1克 | 16克 | 15克 | 0.1毫克 | 0.2毫克 | 0.03毫克 | 1.82毫克 | 2毫克 | 0.07毫克 | 0.02毫克 | 0.03毫克 |

## 医生提示

➡ 贫血、低血压、脾胃虚寒或大便稀溏等症者慎用。

➡ 本品可与罗汉果合用。

➡ 脾虚或腹痛者忌食。

➡ 脑血管硬化或脂肪肝患者慎食。

# 中药对症食疗方

## 痔疮痛出血

【材料】未成熟鲜无花果2个。

【做法】早晚各食1次。或用无花果30克，猪大肠适量，加水炖烂，分2次服。

## 老年性便秘

【材料】鲜无花果2个。

【做法】晚睡前食之。或干果捣碎煎汤加生蜂蜜适量，空腹时温服，治大便秘结。

## 膀胱癌食疗

【材料】无花果30克，木通12克。

【做法】水煎，分2次服。

## 干咳无痰，咽喉痛

【材料】鲜无花果2个，蜜枣2枚。

【做法】隔水炖烂吃，一天2次。

## 消化不良，食欲不振

【材料】炒无花果9克，炒山楂6克，鸡内金(炒)6克，厚朴3克。

【做法】水煎服。消化不良性腹泻者用。

## 产后乳汁不足

【材料】无花果3个，红枣2颗，猪瘦肉45克。

【做法】将上述三者加适量水煮烂吃，一日1次。

## 高血压

【材料】干无花果叶15克。

【做法】将无花果叶加水400毫升煎成200毫升，分3次空腹服用。

## 干咳，久咳

【材料】无花果9克，葡萄干12克，甘草4.5克。

【做法】将三者加水煎服。

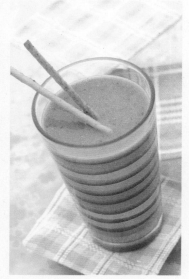

## 药材小常识

木通

泻火行水，通血脉。用于小便赤涩、淋浊、水肿、胸中烦热、喉痹咽痛、遍身拘痛。

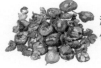

山楂

消食健胃，活血化淤，驱虫。

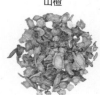

白芍

养血柔肝、缓中止痛、敛阴收汗。可治胸腹胁肋疼痛、泻痢腹痛、自汗盗汗、阴虚发热、月经不顺、崩漏、带下等症。

## 蔬果饮品

# 三果综合汁

**材料：**

无花果1个、猕猴桃1个、苹果1个、冰块少许。

**做法：**

无花果去皮，对切为二；猕猴桃去皮、切块；苹果洗净、去核、切块；将上述材料交错放入榨汁机榨汁；往果汁中加入少许冰块即可。

润肺化痰 · 消食除胀

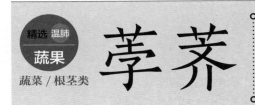

精选 温肺
蔬果

蔬菜 / 根茎类

# 荸荠

❀ 荸荠在我国已有2000多年的栽培历史，而且很早就被食用。因其味甜多汁、清脆可口，自古便有"地下雪梨"之称，我国北方更将其美誉为"江南人参"。

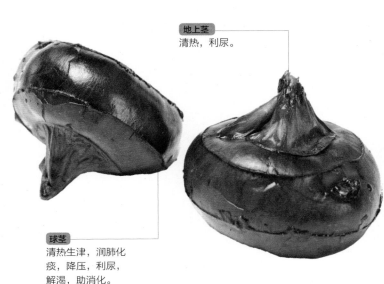

**地上茎**
清热，利尿。

**球茎**
清热生津，润肺化痰，降压，利尿，解渴，助消化。

### 别名
马蹄、乌芋、地栗、地梨、芑荠。

### 适宜人群
一般人群均可食用。

### 食用部分
球茎。

### 药用部分
球茎，地上茎（通天草）。

## 各部位的药用功效

**球茎** 治咽喉肿痛，胆结石，湿热黄疸，痔疮出血，肺热咳嗽，热病伤津烦渴，小便涩痛，麻疹不透，感冒，支气管炎，肝炎，便秘，高血压，淋巴结核，泌尿系统结石，尿血，中风，预防流行性脑脊髓膜炎。

**用量用法：** 内服煎汤 60~120 克；捣汁，浸酒或煅存性研末。

**外用：** 研末撒或生用涂擦。

**地上全草** 呃逆，小便不利，水肿，淋病。

**用量用法：** 9~15 克，水煎服。

**外用：** 15~30 克。

## 营养专家

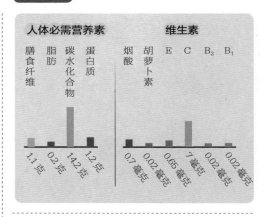

人体必需营养素 | 维生素

| 膳食纤维 | 脂肪 | 碳水化合物 | 蛋白质 | 烟酸 | 胡萝卜素 | E | C | B₂ | B₁ |
| 1.1克 | 0.2克 | 14.2克 | 1.2克 | 0.7毫克 | 0.02毫克 | 0.65毫克 | 7毫克 | 0.02毫克 | 0.02毫克 |

### 医生提示
- 脾胃虚寒或血虚者慎服。
- 虚劳咳嗽或孕妇血竭等症者忌用。
- 荸荠不宜生吃，一定要洗净煮透后方可食用。

# 中药对症食疗方

## 咽喉肿痛

【材料】荸荠 60 克。

【做法】去外皮，早晚各嚼食 1 次。

## 麻疹不透

【材料】荸荠 75 克，樫柳 12 克。

【做法】将二者用水煎当茶喝。

## 湿热黄疸

【材料】荸荠汁 1 杯，地耳草 15 克，五根草 15 克。

【做法】先将地耳草及五根草洗净，加水 3 碗煎 1 碗，去渣，再加生荸荠汁 1 杯服用，早晚各 1 次。

## 胆结石

【材料】鲜荸荠 300 克，蜂蜜适量。

【做法】将荸荠洗净榨汁约半杯，加蜂蜜调匀服，连服 5~7 天。服用的最佳时间为早晨空腹时。

## 直肠癌

【材料】荸荠适量，凤尾草适量。

【做法】将二者用水煎代茶喝，或适量加些半枝莲。

## 高血压

【材料】荸荠 45 克，鲜柑皮 24 克。

【做法】将二者用水 3 碗煎至 1 碗服用，早晚各 1 次。

## 肺热咳嗽，痰脓

【材料】荸荠汁 1 杯，川贝粉末 1.5 克。

【做法】将二者拌均匀后服用，早晚各 1 次。

## 全身浮肿，小便不利

【材料】鲜通天草 45 克，鲜芦根 30 克。

【做法】用水煎，分成几次服用。

---

## 药材小常识

地耳草

清热利湿，解毒消肿，散淤止痛。用于肝炎，早期肝硬化，阑尾炎，眼结膜炎，扁桃体炎。

鲜芦根

清热生津，除烦，止呕，利尿。用于热病烦渴、胃热呕哕、肺热咳嗽。

通天草

去火，利小便，下乳汁。可治小便不利，淋病，水肿，以及产妇乳汁不通，目昏，鼻塞等症状。

## 蔬果饮品

# 双瓜荸荠汁

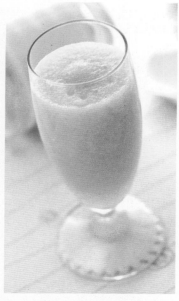

材料：

哈密瓜 150 克、黄瓜 1 根、荸荠 100 克。

做法：

哈密瓜洗净、去皮；黄瓜洗净，切块；荸荠洗净，去皮。将所有材料加入榨汁机榨成汁即可。

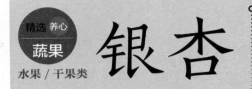

精选 养心
蔬果
水果 / 干果类

# 银杏

❀　银杏生长较慢，寿命极长，从栽种到结果要20多年，40年后才能大量结果，因此又名"公孙树"，有"公种而孙得食"的意思。银杏叶和种子入药可治肺病。

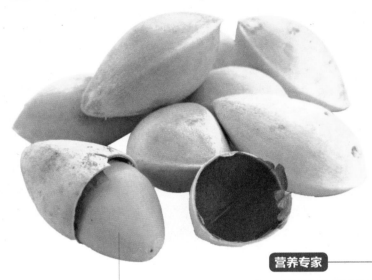

**别名**
白果、鸭脚子。

**适宜人群**
高血压，冠心病患者。

**食用部分**
种仁的肉质果实。

**药用部分**
银杏种仁，叶，根。

**果实**
味甘，微苦，涩，性平，有小毒；入肺、肾经。

## 各部位的药用功效

**果实** 治慢性气管炎，支气管炎，痰多咳嗽，气喘，肺结核，白带，淋浊，遗精，小便频数，无名肿毒，癣疮。

**用量用法：** 3~9 克，或 5~10 粒。

**外用：** 捣敷。

**叶** 治高血压，冠心病，胸痹心痛，咳喘，咳嗽，泄泻痢疾，还可防治虫害。

**用量用法：** 3~9 克，水煎服。

**外用：** 捣敷或擦抹，或煎水洗。

**根** 治白带，遗精，劳伤，及其他虚弱症。

**用量用法：** 12~45 克，水煎服。

### 营养专家

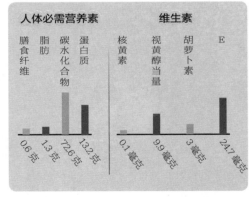

| 人体必需营养素 | | | | 维生素 | | | |
|---|---|---|---|---|---|---|---|
| 膳食纤维 | 脂肪 | 碳水化合物 | 蛋白质 | 核黄素 | 视黄醇当量 | 胡萝卜素 | E |
| 0.6克 | 1.3克 | 72.6克 | 13.2克 | 0.1毫克 | 9.9毫克 | 3毫克 | 24.7毫克 |

### 医生提示

➡ 银杏肉不宜生食，以免中毒，熟食每次 3~9 克，如过量服用会引起中毒。症状为发烧，呕吐，腹泻，抽搐，肢体强直，皮肤青紫，脉弱且乱，甚至昏迷不醒，可致死亡。

➡ 有实邪者，忌服银杏根。

➡ 咳嗽痰稠不利者，不宜用。

# 中药对症食疗方

## 赤白带
【材料】白果8克，莲子6克，乌骨鸡6克，米酒30毫升。
【做法】加适量水一起炖至熟后吃，一日1次。

## 头痛眩晕，产妇眩晕
【材料】白果仁3个，龙眼肉8粒，红糖适量。
【做法】白果、龙眼加水煎熟，调红糖，1次喝完。

## 遗精
【材料】白果种仁12克，米酒30毫升。
【做法】加水适量，共同煎服，每晚喝1次。

## 冠心病
【材料】白果叶6克，生首乌15克，槐花12克，钩藤6克。
【做法】水煎，早晚各服1次。

## 咳嗽气喘
【材料】白果5~10个，冰糖12克。
【做法】将白果壳捣碎，加水煎服，早晚各1次。

## 心绞痛
【材料】银杏叶9克，栝楼12克，葛根12克。
【做法】水2碗半煎至半碗，第2次煎用水2碗煎至1碗，混匀，早晚各服1次。

## 肺结核
【材料】白果仁9克，夏枯草24克。
【做法】将白果仁捣碎，同夏枯草共煎汤，早晚各服1次。

## 白带
【材料】白果10个，生薏仁24克，猪小肚3个，调料适量。
【做法】先将白果去壳洗净；生薏仁洗净，炒至微黄；猪小肚剪开，用清水冲洗至无尿味为止。水中加入所有食材，先用武火煮沸，改用文火煮3小时，调味，适量服用。

## 体癣，疮疖肿痒
【材料】生白果种仁适量。
【做法】捣烂，外敷患处，一日换药1~2次。

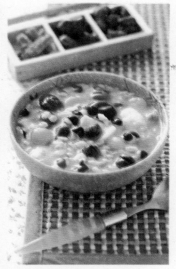

---

## 药材小常识

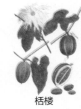
栝楼

润肺，化痰，散结，滑肠。治痰热咳嗽，胸痹，结胸，肺痿咳血，消渴，黄疸，便秘，痈肿初起。

葛根

具有升阳解肌、透疹止泻、除烦止温等功效。多用于治疗伤寒、温热头痛肢麻、烦热消渴、腹泻。

猪小肚

补虚损，健脾胃。用于虚劳羸弱、小便频数、小儿疳积等症。

## 蔬果厨房

# 白果薏仁甜汤

材料：
薏仁200克，白果15克，红枣3枚，糖适量。

做法：
以上材料洗净，加水浸泡，用大火煮沸后，改小火熬煮1小时，加糖调味即可。

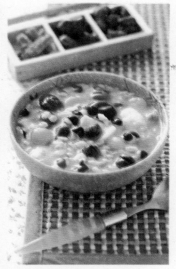

第三章 —— 白色蔬果篇

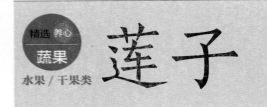

精选 养心
蔬果
水果／干果类

# 莲子

莲子是一种常见的滋补佳品，古人认为经常服食可祛百病，因此历来为宫中御膳房必备食疗之品。莲子营养丰富，有很高的食疗价值。

**莲子**
味甘，涩，性平；入心、脾、肾、大肠经。

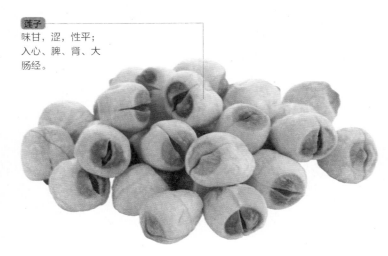

### 别名
莲宝、莲米、藕实、水芝、丹泽芝、莲蓬子、水笠子。

### 适宜人群
体质虚弱、脾肾亏虚、心慌、慢性腹泻、失眠多梦、遗精者及癌症患者。

### 食用部分
莲子。

### 药用部分
全部。

## 各部位的药用功效

**莲子** 治失眠多梦，健忘症，遗精，淋浊，久痢虚泻，脾虚，食欲不振，心烦口渴，腰膝软痛。

**用量用法：** 9~30 克，水煎服，或炖服。

**莲子心** 主治心烦失眠，热病口渴，目赤肿痛，高血压，遗精，吐血，清气血实热。

**用量用法：** 3~9 克，水煎服。

**莲房** 主治崩漏，尿血，便血，血淋，血痢，月经过多，血淤腹痛，痔疮脱肛，产后恶露不尽，皮肤湿疹。

**用量用法：** 每次 9~30 克，可以煎汤、煮熟、凉拌。

## 营养专家

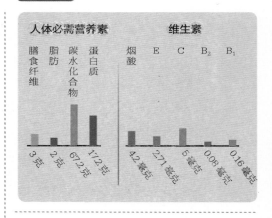

人体必需营养素

| 膳食纤维 | 脂肪 | 碳水化合物 | 蛋白质 |
|---|---|---|---|
| 3克 | 2克 | 67.2克 | 17.2克 |

维生素

| 烟酸 | E | C | B₂ | B₁ |
|---|---|---|---|---|
| 4.2毫克 | 2.71毫克 | 5毫克 | 0.08毫克 | 0.16毫克 |

### 医生提示
- 大便燥结者慎用。
- 腹胀者不宜食用莲子。
- 上焦邪盛宜清降的患者，不宜用荷叶。
- 脾胃虚寒或腹痛泻者少食。

# 中药对症食疗方

## 小儿遗尿
【材料】鲜莲子45克，山药15克，猪腰子1副。
【做法】加3碗水将上述材料一同炖食。

## 习惯性流产，妊娠腰痛
【材料】莲子45克，糯米24克。
【做法】莲子去心，与糯米煮成稀饭食用。

## 中暑烦热
【材料】莲子心12克，白糖15克。
【做法】将莲子心与白糖放入杯中，用开水冲泡当茶饮用。

## 久泻不止
【材料】老莲子45克。
【做法】老莲子去心，研成细粉，用米汤调食，每次用3克，一日3次。

## 预防中风
【材料】莲心2克，茉莉花茶适量。
【做法】二者开水冲泡，宜频频饮用。

## 口舌生疮，心烦不安
【材料】莲心3克，甘草3克。
【做法】将二者水煎2次，早晚各服1次。

## 中暑
【材料】荷叶24克，藿香叶15克，白扁豆叶15克，蜂蜜15克。
【做法】将上述材料用水煎服。

## 脾虚泄泻
【材料】鲜莲子45克，薏仁15克，白肉豆15克，红枣10枚。
【做法】将上述材料加入5碗水煎煮，等到水煮至2碗时即可，然后分2次饮汤。

---

### 药材小常识

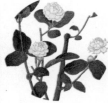
茉莉

清热解表，利湿。用于外感发热，腹泻，花外用治目赤肿痛。

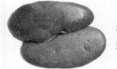
番泻叶

泄热导滞，通大便。可以治疗热结便秘、积滞腹胀等病症。

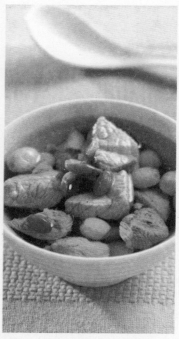
猪腰子

补肾，强腰，益气。

### 蔬果厨房

# 莲子瘦肉汤

材料：
龙眼肉、莲子各30克，猪瘦肉200克，枸杞少许，水、盐各适量。

做法：
枸杞、龙眼肉、莲子洗净；猪瘦肉洗净、切块，备用。所有材料放入锅中，加水，大火煮沸后转小火熬1小时，起锅前加盐调味即可。

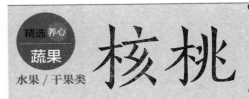

精选 养心
蔬果
水果 / 干果类

核桃

✿ 核桃与杏仁、榛子、腰果并称为"世界四大干果"。核桃营养丰富，亚油酸或亚麻酸等良质不饱和脂肪酸含量丰富，可以减少肠道对胆固醇的吸收，有延缓衰老、预防动脉硬化、美颜的功效。

核桃
性温，味甘，无毒；
入肾、肺、大肠经。

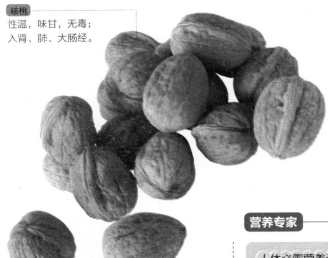

### 别名
山核桃、胡桃仁、羌桃、黑桃、胡桃肉、万岁子、长寿果。

### 适宜人群
肾虚、肺虚、神经衰弱、气血不足、癌症患者，脑力劳动者及青少年。

### 食用部分
核桃仁。

### 药用部分
核桃青皮即青龙衣。

## 营养专家

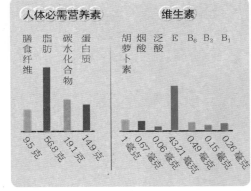

人体必需营养素

| 膳食纤维 | 脂肪 | 碳水化合物 | 蛋白质 |
|---|---|---|---|
| 9.5克 | 56.8克 | 19.1克 | 14.9克 |

维生素

| 胡萝卜素 | 烟酸 | 泛酸 | E | $B_6$ | $B_2$ | $B_1$ |
|---|---|---|---|---|---|---|
| 1毫克 | 0.67毫克 | 0.06毫克 | 43.21毫克 | 0.49毫克 | 0.15毫克 | 0.26毫克 |

## 各部位的药用功效

**果仁** 治头晕，失眠，心悸，健忘，食欲不振，腰膝酸软，全身无力，肾虚腰痛，两脚痿弱，小便频数，遗精阳痿，肺气虚弱或肺肾两虚，喘咳短气，肠燥便秘，大便干涩，石淋，小便不利，高血压，冠心病，肺气肿，胃痛。

**用量用法：** 取适量核桃仁，炒熟后直接食用。

**外用：** 捣碎成泥状，外敷于患处。

**叶** 解毒，消肿。用于白带过多，癣疮。

**用量用法：** 取新鲜核桃叶适量，捣碎敷于患处。

## 医生提示

➡ 多食会引起腹泻，大便稀薄者也不宜食用。

➡ 痰火喘咳、阴虚火旺、便溏腹泻者不宜食。

➡ 核桃仁性温，含多量油脂，不宜多食，否则易生热聚痰。

➡ 凡痰内盛引起的痰黄、发热气喘、烦躁呕恶和阴虚火旺的吐血、鼻出血等均忌用。

# 中药对症食疗方

## 石淋，尿路结石

【材料】核桃仁120克，粳米90克。

【做法】加水适量，煮成稀粥。可分1~2次食。

## 虚喘

【材料】核桃肉600克，蜂蜜600克。

【做法】将核桃肉捣烂，与蜂蜜和匀用瓶装好，每次食1匙，一日2次，开水送下。

## 咳嗽气喘

【材料】核桃仁300克，柿霜饼300克。

【做法】将核桃仁放在碗内，置于饭锅中蒸熟，冷却后与柿饼一同盛入瓷器罐内再蒸，直至柿霜融化。待凉后装入瓶中，一日食1匙。

## 清利湿热，补肾利尿

【材料】炒车前子12克，韭菜子6克，核桃仁3个，薏仁3克。

【做法】韭菜子炒黄，与核桃仁、薏仁、炒车前子加水煮成粥，待温饮服，一日1次。

## 头发早白，脱发

【材料】核桃仁150克，黑芝麻150克，红糖300克。

【做法】将黑芝麻核桃仁炒香待用。红糖加水，先用武火煮沸，再用文火煎熬至黏稠时，加入黑芝麻和核桃仁，搅拌均匀后停火。趁热将糖液倒入涂过食用油的盘中，稍冷后将糖压平，划成小块。每次吃3块，一日早晚各食1次。

## 泌尿系统各部位的结石

【材料】核桃仁30~90克，白糖1~3克。

【做法】将核桃仁磨成细粉，加水调成浆状。用铁锅盛水适量，加入白糖，煎煮至糖溶解于水，冲入核桃仁浆，一边搅均匀，一边加热到微沸。可供茶饮用，一日1剂。

## 膝软无力

【材料】小核桃仁60克，红枣60克，蜂蜜60克，杏仁30克，酥油30克，白酒1500毫升。

【做法】将核桃仁、红枣和杏仁洗净，干燥后研碎备用。将酒盛入坛中，蜂蜜和酥油溶化后倒入酒内和匀，再将以上3味药放入酒中，密封坛口。每日振摇5次，7日后改为每周1次，浸泡21日即可服用。每次饮用15毫升，一日2次。

## 体虚倦怠

【材料】核桃肉、粳米、冰糖适量。

【做法】将以上材料加水煲粥服用。

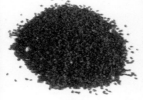

**药材小常识**

**蔬果饮品**

### 韭菜子

补肝肾，暖腰膝、助阳固精。多用于阳痿、遗精、遗尿频尿、腰膝酸软冷痛、白带过多等病症。

# 核桃蜜豆奶

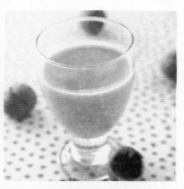

**材料：**

熟核桃仁20克，牛奶、无糖豆浆各1/2杯，蜂蜜1小匙。

**做法：**

将核桃仁磨碎，倒入锅中，加豆浆，以小火煮沸后熄火。待降温，加牛奶拌匀。以蜂蜜调味，即可饮用。

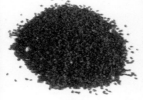

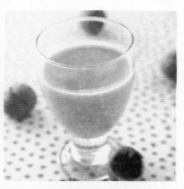

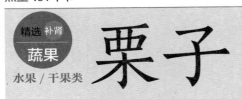

精选 补肾
**蔬果**
水果 / 干果类

# 栗子

栗子营养丰富，不仅含有大量淀粉，而且含有蛋白质、维生素等多种营养素，素有"干果之王"的美誉。栗子可被当作粮食食用，与枣、柿子并称为"木本粮食"，是一种价廉物美且极具营养的滋补佳品。

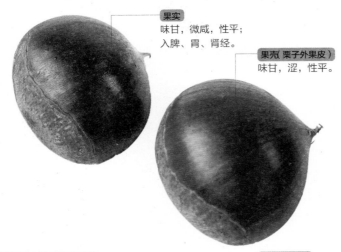

果实
味甘，微咸，性平；
入脾、胃、肾经。

果壳（栗子外果皮）
味甘，涩，性平。

### 别名
板栗、大栗、栗果、毛栗、棋子。

### 适宜人群
中老年肾虚、腰酸腰痛、腿脚无力、小便频多、气管炎咳喘、内寒泄泻者。

### 食用部分
栗子肉。

### 药用部分
栗壳，树皮，叶，花，根。

## 各部位的药用功效

**果实** 治脾虚泄泻，反胃呕吐，腰膝酸软，跌打肿痛，瘰疬，吐血，衄血，便血，肾虚腰膝无力，骨质退化，老人体虚，肠鸣久泻，喘咳，小儿瘦弱，行走乏力。

**用量用法：**适量，生食或煮食，或炒存性研末服。

**外用：**捣敷。

**果壳** 治反胃、呕哕，消渴，咳嗽痰多，百日咳，腮腺炎，瘰疬，衄血，便血，高血压，动脉硬化，冠心病。

**用量用法：**24~45 克，水煎服。煅炭研末，每服 3~6 克。

**叶** 治百日咳，肺结核，咽喉肿痛，肿毒，漆疮（因受漆毒引起的急性过敏皮炎，又称漆咬，漆性皮炎）。鲜叶外用，适用于皮肤炎。

**用量用法：**6~15 克，水煎服。

**外用：**煎水洗，或烧存性研末敷。

## 营养专家

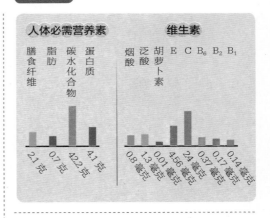

人体必需营养素

| 膳食纤维 | 脂肪 | 碳水化合物 | 蛋白质 |
| --- | --- | --- | --- |
| 2.1克 | 0.7克 | 42.2克 | 4.1克 |

维生素

| 烟酸 | 泛酸 | 胡萝卜素 | E | C | B₆ | B₂ | B₁ |
| --- | --- | --- | --- | --- | --- | --- | --- |
| 0.8毫克 | 1.3毫克 | 0.001毫克 | 4.56毫克 | 24毫克 | 0.37毫克 | 0.17毫克 | 0.14毫克 |

### 医生提示

- 栗子生食不易消化，熟食多食会滞气腹胀闷易伤脾。
- 生食有活血止血作用，熟食有补肾强筋、健脾止泻作用。

# 中药对症食疗方

## 小儿腹泻
【材料】栗子12克，柿饼1/2个。
【做法】共磨成糊状，煮熟喂食。

## 丹毒
【材料】栗带刺总苞45克半。
【做法】水煎，外洗患处。

## 鼻出血
【材料】栗壳120克。
【做法】炒炭存性研细末，每服4.5克，米汤送服。

## 腹泻
【材料】栗子5个，糖适量。
【做法】栗子去壳捣碎，加水适量煮成糊状，再加入适量的糖，一日服2~3次。

## 牙痛
【材料】栗树根30克，猪瘦肉适量。
【做法】共煮食。

## 风湿关节痛
【材料】栗树根45克，猪蹄1只。
【做法】共炖服，或水煎服皆可。

## 小儿脾虚泄泻
【材料】栗子40克，麦芽40克，鸡内金15克，山药90克，糖适量。
【做法】上述材料共烘干，研成细末，每次24克，蒸熟，加糖少许食之，一日1次，连服一星期。

## 跌打损伤
【材料】鲜栗树皮适量。
【做法】捣敷患处。

第三章 白色蔬果篇

---

**药材小常识**

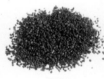
蚕沙

和胃化浊，驱风除湿，凉爽止汗。可治头昏，目赤，迎风流泪，湿疹瘙痒，外感头痛等症状。

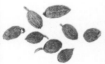
佩兰

清暑，辟秽，化湿，调经。多用于治疗暑湿，寒热头痛，湿邪内蕴，脘痞不饥，口干苔腻，月经不顺等疾病。

草果

燥湿除寒，辟秽截疟。可治疟疾，脘腹冷痛，反胃，呕吐，泻痢，食积等。

**蔬果厨房**

# 栗子排骨汤

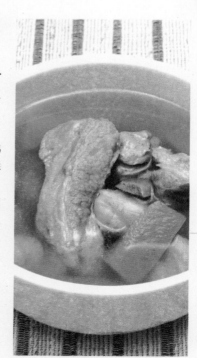

材料：

栗子250克、排骨500克、胡萝卜1根、盐1小匙。

做法：

将栗子剥去壳放入沸水中煮熟，备用；排骨洗净放入沸水余烫，捞出备用；胡萝卜削去皮、冲净，切成小方块；将所有的材料放入锅中，加水至盖过材料，大火煮开后，再改用小火煮约30分钟左右；煮好后加入盐调味即可。

第三章 白色蔬果：滋阴润肺 提高免疫力 135

清热生津 · 凉血止血

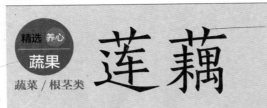

精选 养心
蔬果

蔬菜/根茎类

# 莲藕

❀ 莲藕的主要成分为碳水化合物和蛋白质，矿物质含量较少，但富含维生素C。维生素C可以与蛋白质一起发挥效用，能结合各种细胞，促进骨胶原的生成，起到强健黏膜的作用。

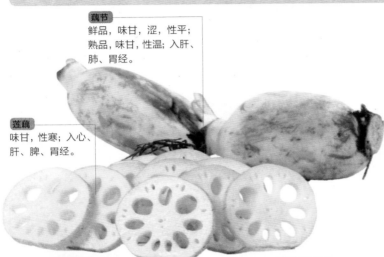

藕节
鲜品，味甘，涩，性平；熟品，味甘，性温；入肝、肺、胃经。

莲藕
味甘，性寒；入心、肝、脾、胃经。

**别名**
连菜、藕、菡萏、芙蕖。

**适宜人群**
体弱多病、高血压、肝病、食欲不振、缺铁性贫血、营养不良患者。

**食用部分**
根茎（藕）。

**药用部分**
根茎、节。

## 各部位的药用功效

**莲藕** 治肺热咳血，呕血，咯血，一切血证，慢性胃炎，小儿脾虚，热病生津，暑热口渴，感冒久不愈，肺脓肿，肺结核咳嗽，肝炎，贫血，结肠炎，酒毒，便秘，低血糖综合征，盗汗，多汗症，慢性肾炎，血栓闭塞性脉管炎，痛经，遗精，痔核出血，痔疮，癫痫。

**用量用法：** 9~30 克，水煎服，或炖服。

**藕（根茎）** 治衄血，咯血，便血，尿血，酒毒，热病烦渴。

**用量用法：** 鲜品30~60克，干品9~15克，水煎服。

**藕节** 治各种出血证，咯血，呕血，尿血，便血，衄血，血痢，崩漏。

**用量用法：** 干品 6~15 克，鲜品 15~30 克，水煎服。

## 营养专家

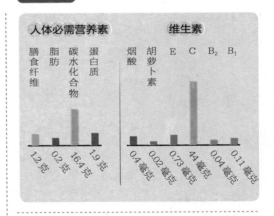

人体必需营养素

| 膳食纤维 | 脂肪 | 碳水化合物 | 蛋白质 |
|---|---|---|---|
| 1.2克 | 0.2克 | 16.4克 | 1.9克 |

维生素

| 烟酸 | 胡萝卜素 | E | C | B₂ | B₁ |
|---|---|---|---|---|---|
| 0.4毫克 | 0.02毫克 | 0.73毫克 | 44毫克 | 0.04毫克 | 0.11毫克 |

### 医生提示

- 莲藕生吃性寒，有清热润肺、凉血散淤之效；熟食则能健脾开胃，止泻固精。
- 脾胃虚寒或腹痛泻者少食。
- 大便秘结或中满痞胀者，不宜吃莲子。
- 上焦邪盛，宜清降的患者，不宜用荷叶。

# 中药对症食疗方

## 呕血

【材料】鲜藕 75 克，鲜黄瓜 90 克，鲜白茅根 90 克。

【做法】将三味材料洗净，切碎，捣烂，榨取原汁，分 2 次服用。

## 外阴潮湿

【材料】鲜藕 30 克，生薏仁 45 克，冰糖 30 克。

【做法】将二者一同加适量的水煮粥，经常服用。

## 慢性胃炎

【材料】藕节 15 克，芡实 15 克。

【做法】加水煎服。

## 呕吐

【材料】鲜藕 180 克，生姜 45 克。

【做法】将二味洗净，榨取原汁服用。

## 多汗症

【材料】藕节 15 克，浮小麦 90 克。

【做法】二者加适量水煎服，早晚各服 1 次。

## 肺热咳嗽

【材料】鲜藕或藕节 45 克，鲜白茅根 30 克。

【做法】二者加水煎煮，分 2 次服用。

## 脉管炎

【材料】藕节 30 克，红花 9 克，鸡冠花 24 克。

【做法】三者加水煎服，早晚各服 1 次。

## 解酒

【材料】鲜藕适量。

【做法】将鲜藕洗净，切片，绞汁 50 毫升服用。

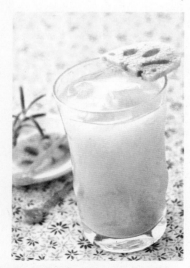

第三章　白色蔬果篇

---

**药材小常识**

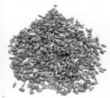

除虚热，止汗。主治阴虚发热，盗汗，自汗。

浮小麦

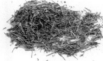

降血脂，促睡眠，延缓衰老，提高免疫力、调节血压。

绞股蓝

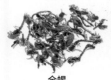

驱风止痉，通络，解毒等。可治惊风抽搐，癫痫，中风，偏头痛，风湿。

全蝎

**蔬果饮品**

# 梨藕汁

材料：

梨子 1 个、藕 200 克、柠檬适量、冰块适量。

做法：

梨子洗净，去皮、核，切块；藕洗净，去皮、切片；柠檬切片。将梨子、藕、柠檬放入榨汁机榨汁，最后在果汁中加冰块即可。

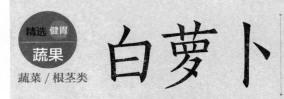

精选 健胃
**蔬果**
蔬菜 / 根茎类

# 白萝卜

✿ 萝卜中的膳食纤维可促进肠蠕动，减少粪便在肠内停留的时间，可及时把大肠中的有毒物质排出体外。萝卜中的芥子油可促进胃肠蠕动，增进食欲。

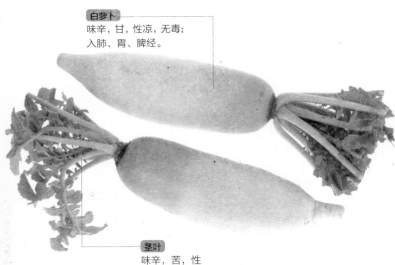

白萝卜
味辛，甘，性凉，无毒；
入肺、胃、脾经。

茎叶
味辛，苦，性
微温。

**别名**
莱菔、荠根、芦菔、萝白、紫菘、秦菘、紫花菜。

**适宜人群**
一般人群均可食用。

**食用部分**
粗壮根，种子，茎叶。

**药用部分**
粗壮根，种子（莱菔子），汁，茎叶。

## 各部位的药用功效

**白萝卜** 治风寒感冒，咳嗽，高脂血症，头痛，水肿，小儿支气管炎，糖尿病，慢性鼻炎，角膜溃烂，痢疾。

**用量用法：** 做蔬菜食用。

**汁** 治口渴，声嘶咽干，胸闷，腹胀，吐血，衄血，石淋，热淋，小便不利，哮喘，百日咳，白喉，呃逆。

**用量用法：** 取新鲜萝卜90克，榨汁60克，直接饮用。

**种子** 治支气管炎，消化不良，胃痛，腹胀，食欲不振，三叉神经痛，冻伤。

**用量用法：** 6~15克。收获后采老根15~30克，水煎服。

**茎叶** 治消化不良，腹泻，咽痛。

**用量用法：** 6~15克。收获后采老根15~30克，水煎服。

## 营养专家

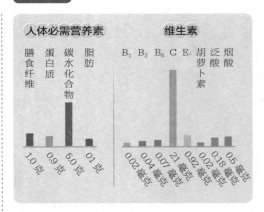

人体必需营养素

| 膳食纤维 | 蛋白质 | 碳水化合物 | 脂肪 |
|---|---|---|---|
| 1.0克 | 0.9克 | 5.0克 | 0.1克 |

维生素

| B₁ | B₂ | B₆ | C | E | 胡萝卜素 | 泛酸 | 烟酸 |
|---|---|---|---|---|---|---|---|
| 0.02毫克 | 0.04毫克 | 0.07毫克 | 21毫克 | 0.92毫克 | 0.02毫克 | 0.18毫克 | 0.5毫克 |

### 医生提示

- 白萝卜不宜和人参、地黄、何首乌同用。
- 胃虚寒者不宜生食。
- 本品耗气，气虚哮喘者不宜用。
- 种子入药时多数要炒用，生用会引起恶心。

# 中药对症食疗方

## 风寒感冒

【材料】白萝卜250克，葱白、香菜各15克。

【做法】白萝卜、葱白洗净切片，香菜洗净切碎。将三种材料加水煎汤，一日1次。

## 流鼻血

【材料】鲜萝卜绞汁20毫升，白糖15克。

【做法】白萝卜汁用白糖调匀服下，早晚各1次。

## 扁桃体炎

【材料】白萝卜汁30毫升，甘蔗汁20毫升，白糖适量。

【做法】白萝卜绞汁30毫升，加入白糖与甘蔗汁一同冲服，一日3次。

## 哮喘

【材料】白萝卜绞汁200毫升，生姜30毫升，蜂蜜30毫升。

【做法】两味汁炖后加蜂蜜温服，一日1次。

## 慢性鼻炎

【材料】白萝卜75克，白果15克，细辛3克。

【做法】白萝卜切成块，加适量水，与其他两味材料煎汤，早晚各服1次。

## 百日咳

【材料】白萝卜240克，冰糖45克。

【做法】将白萝卜切片，加冰糖，用水煎服，一日3次，连服数日。或鲜白萝卜适量，捣汁，加麦芽糖适量，蒸熟服用。

## 中暑

【材料】白萝卜叶15克，丝瓜藤30克，薄荷6克。

【做法】将以上三味材料加适量水，煎服，分2次服用。

## 痔疮

【材料】白萝卜叶45克，南瓜藤30克，割人藤（拉拉藤）30克。

【做法】将以上三者加水煎服，早晚各服1次。

---

**药材小常识**

薄荷

宣散风热，清头目，透疹。用于风热感冒、风温初起、头痛、目赤、喉痹、口疮、风疹、麻疹、胸胁胀闷。

白果

敛肺定喘，止带浊，缩小便。用于痰多喘咳，带下白浊，遗尿尿频。

细辛

祛风散寒，通窍止痛，温肺化饮。用于风寒感冒，头痛，牙痛，鼻塞鼻渊，风湿痹痛，痰多喘咳。

**蔬果厨房**

# 柚子萝卜蜜

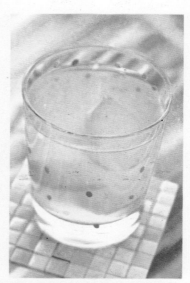

**材料：**

柚子100克、白萝卜100克、蜂蜜2大匙、冷开水240毫升。

**做法：**

将柚子剥去外皮，皮的绿色部分切成细丝；将白萝卜洗干净，削掉外皮，磨成细泥，用纱布沥汁。最后，将所有材料倒入果汁机内搅打2分钟即可。

# 养心安神 · 润肺止咳

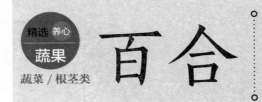

精选 养心
蔬果
蔬菜 / 根茎类

**百合**

❀ 在中国，食用百合具有悠久的历史。中医认为百合性微寒、平，具有清火、润肺、安神的功效，花与鳞状茎均可入药，是一种药食兼用的花卉。

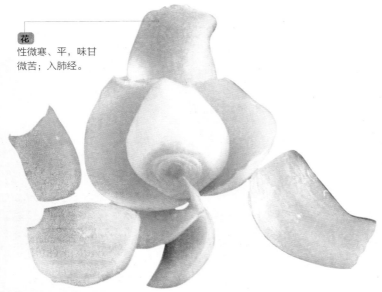

**花**
性微寒、平，味甘微苦；入肺经。

## 别名
韭番、中庭、摩罗、强瞿、中逢花。

## 适宜人群
体虚肺弱、神经衰弱、睡眠不宁患者及更年期女性

## 食用部分
鳞茎。

## 药用部分
鳞茎。

## 各部位的药用功效

**鳞茎** 治心悸怔忡，失眠多梦，烦躁不安，心痛，喉痹，胃阴不足之胃痛，二便不利，浮肿，痈肿疮毒，脚气，产后出血，腹胀，身痛。养阴清热，润肺止渴，治久咳，阴虚咳嗽，肺气肿，热病后余热未清，神志恍惚，失眠多梦等症。

**内服**：煎汤，9~30克，蒸食或煮粥食。

**外用**：捣敷。

**花** 润肺，清火，安神。治咳嗽，眩晕，夜寐不安，天疱湿疮。

**用量用法**：内服，煎汤，6~12克。

**外用**：研末调敷。

## 营养专家

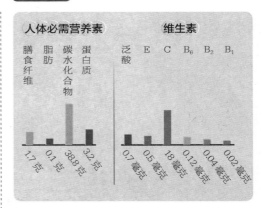

| 人体必需营养素 | | | | 维生素 | | | | | |
|---|---|---|---|---|---|---|---|---|---|
| 膳食纤维 | 脂肪 | 碳水化合物 | 蛋白质 | 泛酸 | E | C | B$_6$ | B$_2$ | B$_1$ |
| 1.7克 | 0.1克 | 38.8克 | 3.2克 | 0.7毫克 | 0.5毫克 | 18毫克 | 0.12毫克 | 0.04毫克 | 0.02毫克 |

## 医生提示

- ➭ 风寒咳嗽或中寒便滑者忌服。
- ➭ 百合性偏凉，虚寒出血或脾虚便溏者不宜选用。
- ➭ 食疗上建议选择新鲜百合。
- ➭ 百合虽能补气，亦伤肺气，不宜多服。

# 中药对症食疗方

## 清凉，祛热，解暑

【材料】百合45克，鲜冬瓜300克，鸡蛋1个，食用油、盐少许。

【做法】将百合洗净剥片，冬瓜切薄片，加水煮沸后，倒入鸡蛋清，加入少量油、盐拌匀熬汤，至汤呈乳白色时即可装碗。

## 肺燥干咳

【材料】百合、冰糖各60克，款冬花9克，冰糖适量。

【做法】将百合洗净后，一瓣瓣掰开，与款冬花一同放入瓦锅内，加水适量。文火炖，快熟时，加入冰糖，炖至百合熟烂时即可服食。

## 慢性胃炎

【材料】百合30克，乌药、木香各9克。

【做法】一日2次煎服，用于胃阴损伤者。

## 咽喉炎

【材料】百合9克，绿豆9克。

【做法】同煮加糖食用。

## 心跳过速

【材料】百合、莲子各30克，大枣9克。

【做法】烧甜羹食用。

## 淋巴结核

【材料】鲜百合适量。

【做法】捣烂后敷患处。

## 心烦

【材料】百合200克，里脊肉50克，鸡蛋2枚，食用油、调味品适量。

【做法】将百合洗净，掰成片；里脊肉切薄片，与百合、鸡蛋一并在油锅中翻炒调味即成。

## 更年期综合征

【材料】百合60克，蛋黄2个，冰糖适量。

【做法】百合煮烂后，倒入蛋黄拌匀，再煮沸加冰糖饮服，一日分2次服。

---

**药材小常识**

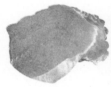

补肾养血，滋阴润燥。主治热病伤津、消渴羸瘦、肾虚体弱、产后血虚燥咳、便秘。

里脊肉

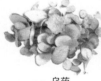

顺气、开郁、散寒、止痛、增加肠胃蠕动、加速血液循环等。

乌药

滋阴，宁心安神。治心烦不寐，胃逆呕吐，以及高烧或热病后期，阴津枯竭、筋脉失养而致手足抽动等内风症。

蛋黄

**蔬果厨房**

# 沙参百合枣汤

**材料：**

沙参、新鲜百合1球、红枣5颗、冰糖适量。

**做法：**

新鲜百合剥瓣，削去瓣边的老硬部分，洗净；沙参、红枣分别洗净，红枣泡发1小时。将备好的沙参、红枣放入煮锅，加3碗水，煮约20分钟，直至红枣裂开，汤汁变稠。加入剥瓣的百合续煮5分钟，汤味醇香时，加冰糖调味即可。

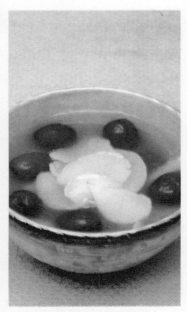

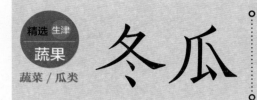

精选　生津
蔬果
蔬菜 / 瓜类

冬瓜

🌾 冬瓜果肉肥厚，疏松多汁，味淡，嫩瓜或老瓜均可食用。冬瓜营养丰富而且营养结构合理，是一种有益健康的优质食物。冬瓜不仅含有具抗癌等多种功能的硒，而且钾的含量远远高于钠的含量，是典型的高钾低钠型蔬菜。

**冬瓜皮**
味甘，性微寒；入肺、脾、小肠经。

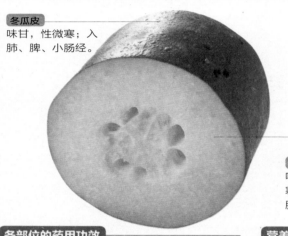

**冬瓜（果肉）**
味甘，淡，性微寒；入肺、大小肠、膀胱经。

### 别名
白瓜、水芝、地芝、枕瓜、濮瓜、白冬瓜、东瓜。

### 适宜人群
肾病、水肿、肝硬化腹水、癌症、高血压、糖尿病、动脉硬化、冠心病、肥胖患者以及缺乏维生素 C 者。

### 食用部分
果肉。

### 药用部分
冬瓜果瓤，果皮，藤，种子，叶。

## 各部位的药用功效

**果肉** 治水肿胀满，淋证，脚气，痰喘，暑热口渴，肾炎水肿，孕妇水肿，血泔，动脉硬化，冠心病，高血压病，肥胖症，胆囊炎，抗衰老，润肤，口腔溃烂，急性咽喉炎，声哑，电光性眼炎，白内障，痱子，鼻疔，鱼毒，酒毒，疔肿，痔疮。

**用量用法：** 30~90 克，水煎服，或捣汁服。

**外用：** 捣敷，或煎水外洗。

**果皮** 治水肿，小便不利，泄泻，疮肿，头痛，急性结膜炎，牙周炎，更年期综合征，月经失调，产后恶露，产妇缺乳，新生儿黄疸。

**用量用法：** 12~30 克，水煎服。

**外用：** 煎水洗。

**瓤** 治热病烦渴，消渴证，淋证，水肿，疔肿，扁桃体炎，肾小球肾炎，麦粒肿，慢性腰痛，荨麻疹。

**用量用法：** 30~60 克，水煎服，或打汁。

**外用：** 煎水洗。

## 营养专家

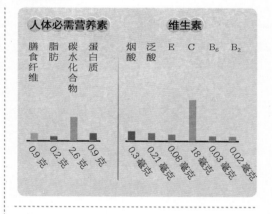

人体必需营养素

| 膳食纤维 | 脂肪 | 碳水化合物 | 蛋白质 |
|---|---|---|---|
| 0.9克 | 0.2克 | 2.6克 | 0.9克 |

维生素

| 烟酸 | 泛酸 | E | C | B₆ | B₂ |
|---|---|---|---|---|---|
| 0.3毫克 | 0.21毫克 | 0.08毫克 | 18毫克 | 0.03毫克 | 0.02毫克 |

### 医生提示
- 脾胃虚寒、阳气不足者，不宜过量食用。
- 肾病、糖尿病、冠心病或高血压患者宜食用。
- 肥胖症者或有水肿症状的人宜多食用。

# 中药对症食疗方

## 中暑烦渴

【材料】鲜冬瓜适量。

【做法】将冬瓜去皮，捣烂，再绞汁，尽量多服用可祛暑。

## 流行性腮腺炎

【材料】冬瓜子 6 克，丝瓜 30 克。

【做法】将二者加适量水一同煎汤服，一日 2 次。

## 荨麻疹

【材料】冬瓜瓤 150 克，茅草根 45 克，芹菜 30 克。

【做法】将上述材料一同煎汤服用。

## 尿毒症

【材料】冬瓜肉 90 克，赤小豆 45 克。

【做法】按家常方法煮汤食用，可以清热解毒，利尿消肿。

## 肾炎水肿

【材料】冬瓜皮 15 克，西瓜皮 15 克，白茅根 15 克，玉米须 15 克，赤小豆 60 克。

【做法】将上述材料加水煎煮，分 3 次服。有清热解毒、利湿的功效。

## 肥胖症，脂肪肝

【材料】冬瓜 120 克，薏仁 45 克。

【做法】冬瓜去皮，切块，薏仁洗净。先将薏仁放入锅内，加适量的水煮 50 分钟，再加入冬瓜块，至煮熟为止，每天吃 1 次，按时服用。本方适合秋季食用。

## 水肿

【材料】冬瓜皮 30 克，五加皮 9 克，姜皮 9 克。

【做法】将上述材料加适量水煎服。

## 声音嘶哑

【材料】冬瓜 120 克，桑白皮 9 克，鸡蛋壳 3 个。

【做法】将三者加水煎汤，早晚各服 1 次。

第三章 · 白色蔬果篇

---

**药材小常识**

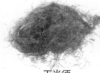
玉米须

利尿消肿，平肝利胆。用于急、慢性肾炎，水肿，急、慢性肝炎，高血压。

赤小豆

利水消肿，解毒排脓。用于水肿胀满，脚气浮肿，黄疸尿赤，风湿热痹。

桑白皮

泻肺平喘，利水消肿。用于肺热喘咳，水肿胀满尿少，面目肌肤浮肿。

**蔬果厨房**

# 红烧冬瓜

**材料：**

冬瓜 200 克，姜 4 片，橄榄油 1 小匙，酱油 2 大匙，盐、白糖适量。

**做法：**

冬瓜去皮切块，姜切丝。橄榄油入锅，爆香姜丝，加冬瓜煎至两面略呈金黄色。加入剩余调料和适量水盖过冬瓜，以中火焖煮至汤汁剩 1/3 即可。

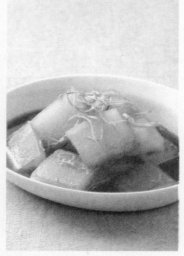

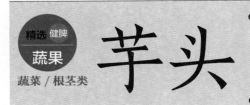

精选 健脾
蔬果

蔬菜 / 根茎类

# 芋头

❀ 芋头中含有蛋白质、钙、磷、铁、钾、镁、钠、胡萝卜素、烟酸、维生素C、B 族维生素、皂角甙等多种成分，营养价值丰富，能增强人体的免疫功能，对癌症手术后康复或术后放、化疗，有辅助治疗的作用。

**别名**
青芋、芋艿。

**适宜人群**
特别适合身体虚弱者食用。

**食用部分**
芋头，芋梗。

**药用部分**
芋梗，茎叶，芋头。

芋头
味甘，辛，性平；有小毒。入肠、胃经。

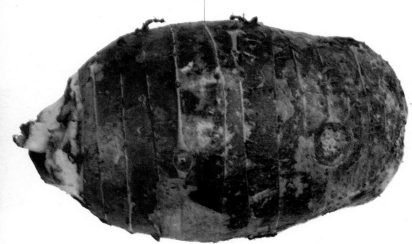

## 各部位的药用功效

芋头　治慢性淋巴结炎，淋巴结炎，慢性肾炎，痢疾，便秘，胃痛，坐骨神经痛，关节痛，无名肿毒，烫火伤，小儿热疮，牛皮癣。

**用量用法：** 30~120 克，水煎。外用适量。

梗　治下痢，蜂蜇，虫伤，肿毒。

**用量用法：** 外用适量。

叶　治泄泻，自汗，盗汗，疖疮，肿毒。

**用量用法：** 外用适量。

## 营养专家

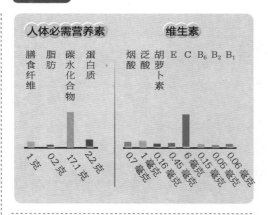

| 人体必需营养素 | | | | 维生素 | | | | | | | |
|---|---|---|---|---|---|---|---|---|---|---|---|
| 膳食纤维 | 脂肪 | 碳水化合物 | 蛋白质 | 烟酸 | 泛酸 | 胡萝卜素 | E | C | B<sub>6</sub> | B<sub>2</sub> | B<sub>1</sub> |
| 1克 | 0.2克 | 17.1克 | 2.2克 | 0.7毫克 | 1毫克 | 0.16毫克 | 0.45毫克 | 6毫克 | 0.15毫克 | 0.05毫克 | 0.06毫克 |

### 医生提示

- 生芋头有毒，味道辛、麻口，不宜食用。
- 多食芋头会引起消化困难，导致滞气困脾。

# 中药对症食疗方

## 脾胃虚弱

【材料】芋头45克，猪瘦肉60克，调味品适量。

【做法】芋头洗净去皮、切块，猪瘦肉洗净切片，一同放入锅中加水煮熟，放入调味品即可。早晚各服1次。

## 荨麻疹

【材料】芋头干茎45克，猪排骨60克，食盐适量。

【做法】芋头干茎稍浸泡，洗净切块；猪排骨洗净切块。同放入砂锅中，加适量水文火煲熟，下盐调味即可食用。一日2次。

## 腹泻

【材料】芋头45克，白糖适量，红糖适量。

【做法】芋头洗净，加水煎汤，白痢加白糖，赤痢加红糖调服。

## 无名肿痛

【材料】生芋头适量，食盐少许。

【做法】将生芋头捣烂，加食盐调匀外敷患处，一日换药2~3次。

## 蜂蜇，虫伤

【材料】生芋梗适量。

【做法】将生芋梗捣烂，外敷患处，留出伤口方便排毒。

## 黄水疮

【材料】芋头茎叶45克，麻油适量。

【做法】芋头茎叶烧存性，研细末，撒在患处或调麻油涂患处。

## 牛皮癣

【材料】芋头适量，大蒜少许。

【做法】将二者去皮，一同捣烂，外敷在患处。

## 腰肌劳损，跌打损伤

【材料】芋头（去皮）100克，生姜100克，面粉适量。

【做法】芋头去皮捣烂如泥，生姜捣烂绞汁，拌入芋头中，再加面粉搅如糊状，根据患处大小摊于布上贴患处（冬天则要加温后贴），一日更换一次（此药必须当天配制）。

---

**药材小常识**

猪排骨

滋阴润燥、益精补血。适宜于气血不足，阴虚纳差者。

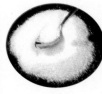

大蒜

健胃，止痢，止咳，杀菌，驱虫。预防流行性感冒、流行性脑脊髓膜炎。

涌吐，清火，凉血，解毒。治食停上脘，心腹胀痛，胸中痰癖，二便不通。

食盐

**蔬果饮品**

## 葡萄芋头梨汁

**材料：**
葡萄150克、熟芋头50克、梨子1个、柠檬1个、冰块少许。

**做法：**
将葡萄洗净，芋头切段；梨子去皮、去核后切块，柠檬切片。在榨汁机内放入少许冰块，将材料一齐放入，榨成汁即可。

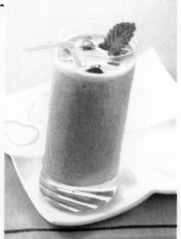

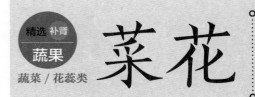

精选 补肾
蔬果
蔬菜 / 花蕊类

# 菜花

❀ 菜花含有丰富的维生素C。从含量来看，在未烹调的状态下，100 克菜花中含有 61 毫克的维生素C，而且菜花中的维生素C不会因加热而流失。维生素C对病毒具有抵抗力，能抗氧化，打造美丽肌肤。

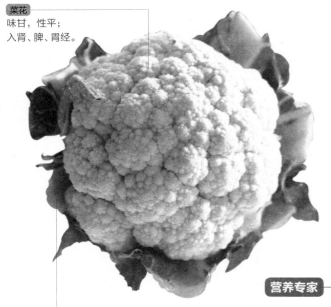

菜花
味甘，性平；
入肾、脾、胃经。

茎叶
润肺止咳。

## 别名
花菜、花椰菜、椰花菜、花甘蓝、洋花菜、球花甘蓝。

## 适宜人群
食欲不振、消化不良、心脏病、中风患者以及生长发育期的儿童。

## 食用部分
头状花。

## 药用部分
头状花，茎叶。

## 营养专家

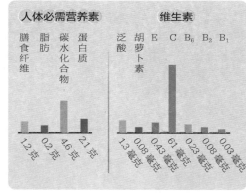

| 人体必需营养素 | | | | 维生素 | | | | | | |
|---|---|---|---|---|---|---|---|---|---|---|
| 膳食纤维 | 脂肪 | 碳水化合物 | 蛋白质 | 泛酸 | 胡萝卜素 | E | C | B6 | B2 | B1 |
| 1.2克 | 0.2克 | 4.6克 | 2.1克 | 1.3毫克 | 0.08毫克 | 0.43毫克 | 61毫克 | 0.23毫克 | 0.08毫克 | 0.03毫克 |

## 各部位的药用功效

菜花 治食道不适，胃肠溃疡，预防牙周痛，便秘，皮肤化脓；阻止胆固醇氧化；预防血小板凝结。

**用量用法：** 做菜食用，适量。

茎叶 治咳嗽，肺结核。

**用量用法：** 60~120 克，榨汁调蜂蜜服。

## 医生提示

➥ 菜花不宜与猪肝搭配食用。
➥ 适宜食欲不振、消化不良、心脏病、中风患者。
➥ 适宜生长发育期的儿童。
➥ 菜花与番茄同食可健胃消食、生津。
➥ 菜花与鸡肉同食，可防治乳腺癌。

# 中药对症食疗方

## 食道不适

【材料】鲜菜花240克，米醋8克，蜂蜜9克。

【做法】将菜花剥开洗净，榨汁，加米醋、蜂蜜一同拌均匀，慢慢服用，须长期坚持服用。

## 感冒咳嗽

【材料】菜花240克，蜂蜜适量。

【做法】先将菜花洗净，切碎，捣烂绞汁，加蜂蜜，煮熟，一日服3次，每次50毫升。有清热解毒、止咳化痰、抗癌的功效。

## 高脂血症

【材料】菜花适量，鲜香菇、食用油、食盐适量。

【做法】将菜花切成小块、洗净，鲜香菇洗净切片。将香菇放入热油锅煸出香味后，放入菜花煸炒至熟，下盐调味即可食用。

## 咳嗽

【材料】鲜菜花茎叶60~120克，蜂蜜适量。

【做法】将菜花茎叶洗净，榨汁，然后煮沸，待稍温后加入蜂蜜调匀服之。

## 肺结核病

【材料】菜花茎叶90克，蜂蜜适量。

【做法】将菜花茎叶洗净，榨汁，加入蜂蜜调服。

## 慢性胃炎，消化不良

【材料】菜花适量，土鸡蛋2个，油、食盐适量。

【做法】将菜花切成小块，洗净，放入沸水中焯熟，捞出放凉。鸡蛋调匀后，再加入菜花、盐搅拌均匀。油锅烧热，倒入菜花鸡蛋液翻炒至熟即可。

## 慢性胃炎，倦怠

【材料】菜花适量，蚝油适量。

【做法】将菜花切开，洗净，用蚝油炒熟食用。

## 提高免疫力

【材料】菜花适量，土鸡肉适量。

【做法】将菜花切开，洗净，鸡肉切块，共炒食或煮食。

---

**药材小常识**

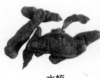

水蛭

破血，逐淤，通经。多用于治疗蓄血，瘕证，积聚，妇女经闭，干血成痨，跌打损伤，目赤痛，云翳等病症。

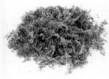

茵陈蒿

清热，利胆，抗菌，抗病毒，降脂。主要治疗湿热黄疸，肝炎，小便不利，风痒疥疮等病症。

**蔬果饮品**

# 草莓菜花汁

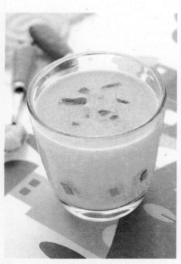

材料：

草莓30克、香瓜1个、菜花80克、柠檬50克、冰块50克。

做法：

将草莓洗净；香瓜削皮，切块；菜花洗净、切块；柠檬切片；将草莓和香瓜挤压成汁，再放菜花、柠檬，榨成汁后加入少许冰块即可。

第三章 白色蔬果篇

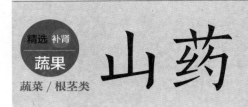

精选　补肾
**蔬果**
蔬菜 / 根茎类

# 山药

☀ 山药含黏液蛋白、淀粉酶等成分。其所含的黏液蛋白在人体内水解为有滋养作用的蛋白质和碳水化合物；而所含的淀粉酶有水解淀粉为葡萄糖的作用，对糖尿病患者有一定疗效。

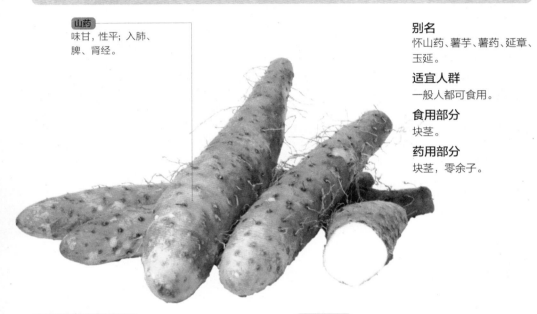

山药
味甘，性平；入肺、脾、肾经。

**别名**
怀山药、薯芋、薯药、延章、玉延。

**适宜人群**
一般人都可食用。

**食用部分**
块茎。

**药用部分**
块茎，零余子。

## 各部位的药用功效

**山药** 治贫血、化疗及放疗反应，慢性胃炎，胃痛，腹泻，呃逆，糖尿病，遗精，早泄，小儿遗尿，脱肛，便血，产后乳汁少，闭经，肺结核，风湿性心脏病，内耳眩晕症，胸痛，胸膜炎，水肿，脾虚久泻，贫血，疝气，低血压，白细胞减少症，慢性腰痛，更年期综合征，半身不遂，痛经，心悸，子宫脱垂，产后腹痛，妊娠肿胀，角膜溃疡，鹅口疮，外伤出血。

**用量用法：** 9~30 克，水煎服，大剂量 30~180 克。

**外用：** 捣敷。

**零余子** 主补虚，强肾壮腰。

**用量用法：** 内服，煎汤，15~30 克。

## 营养专家

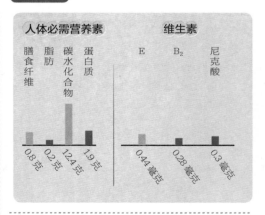

人体必需营养素

| 膳食纤维 | 脂肪 | 碳水化合物 | 蛋白质 |
|---|---|---|---|
| 0.8克 | 0.2克 | 12.4克 | 1.9克 |

维生素

| E | B₂ | 尼克酸 |
|---|---|---|
| 0.44毫克 | 0.28毫克 | 0.3毫克 |

### 医生提示

➡ 有实邪者不宜用。

➡ 山药宜同麦冬、天门冬合用，效果更佳。

➡ 山药不宜与碱性药物同服。

➡ 脾胃虚弱、食少体倦或泄泻等症者宜用。

# 中药对症食疗方

## 贫血症

【材料】山药 30 克，何首乌 9 克，红糖 30 克（或加大枣 5 枚）。

【做法】将上述材料加适量的水共煎汤服，一日 2 次，饮汤。

## 妇女闭经

【材料】山药 30 克，鸡血藤 24 克，马铃薯 30 克。

【做法】将上述材料加适量水一同煎汤饮服，早晚各 1 次。

## 糖尿病

【材料】山药 30 克，猪胰脏 1 个（或加腰子草 9 克）。

【做法】先将猪胰脏切片，再与山药加水炖烂服用，隔一天服一次。

## 小儿遗尿

【材料】山药 30 克，太子参 15 克（或加龙眼干 12 克）。

【做法】将上述药材一同研成细末，每次服用 5 克，开水冲服，一日 3 次。

## 小儿疳积

【材料】山药 12 克，山楂 8 克，白糖 21 克。

【做法】将上述三味材料用水煎服，连服一周。可以健脾益气，消积导滞。

## 早泄

【材料】山药 30 克，麻雀蛋 2 个，红糖 30 克。

【做法】将上述材料一同放入锅中，加适量水煎汤，吃蛋饮汤，一日 1~2 次。

## 肺结核

【材料】山药 30 克，粳米 30 克，百合 30 克，冰糖适量。

【做法】先将山药切成小块，与百合、粳米一同煮粥，再加冰糖调味服用。

## 更年期综合征

【材料】山药 18 克，海带 30 克，山楂 12 克。

【做法】将三种材料放入锅中加适量的水共煎汤服，早晚各 1 次。

---

**药材小常识**

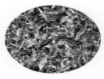

腰子草

益肾壮阳，养血补虚，理气除湿。主治虚劳，眼目昏花，阳痿，遗精，睾丸肿痛，白浊，白带。

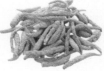

太子参

补肺，健脾。多用于治疗肺虚咳嗽，脾虚食少，心悸自汗，精神疲乏等疾病。

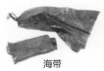

海带

软坚散结、化痰，利水泄热。治瘰疬结核，疝瘕，水肿，脚气。

**蔬果厨房**

# 凉拌山药丝

**材料：**

山药 80 克，黑、白芝麻适量，白醋 1 汤匙，酱油 2 小匙，麻油半汤匙。

**做法：**

山药去皮，切成细丝。将白醋、酱油、麻油混匀后，淋在山药上，撒上芝麻即可。

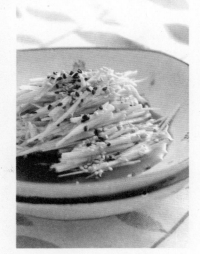

## 生津润肺 · 滋补强壮

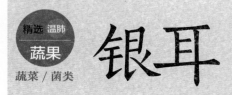

精选 温肺
蔬果
蔬菜 / 菌类

银耳，也叫白木耳、雪耳，有"菌中之冠"的美称。它既是名贵的营养滋补佳品，又是扶正强壮的补药。历代皇家贵族都将银耳视为"延年益寿之品""长生不老良药"。

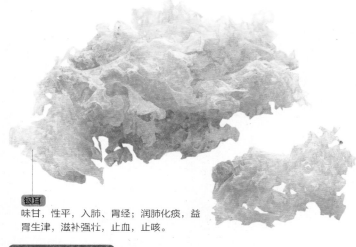

银耳
味甘，性平，入肺、胃经；润肺化痰，益胃生津，滋补强壮，止血，止咳。

**别名**
白木耳、雪耳、白耳子、银耳子。

**适宜人群**
阴虚火旺、免疫力低下、体质虚弱、肺热咳嗽、妇女月经不调、胃炎、便秘及癌症患者。

**食用部分**
干燥的子实体。

**药用部分**
全体。

## 各部位的药用功效

银耳 治肺热咳嗽，肺燥咳嗽，咽干口渴，低热出汗，大便燥结，胃阴虚，病后体虚，痰中带血，高血压，血管硬化，虚劳咳嗽，咯血，衄血，水肿，干咳，痰咳，痰中带血。

**用量用法：** 银耳 3~9 克，加适量水煎服，或炖冰糖、肉类服用。

**医生提示**
- 银耳不适合单独食用。
- 大便泄泻者勿用。
- 痰湿者不宜服。
- 风寒咳嗽者忌用。

## 营养专家

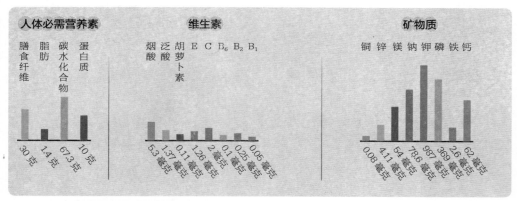

# 中药对症食疗方

## 高血压，动脉硬化
【材料】银耳 6 克、生首乌 15 克、黑芝麻 24 克。
【做法】先将银耳、生首乌加适量水煎煮，再去渣，然后加炒后研末的黑芝麻，用煎汤冲服。

## 干咳无痰
【材料】银耳 24 克、白茅根 24 克、枇杷叶 12 克、白糖（或蜂蜜）30 克。
【做法】将枇杷叶刷去毛，与银耳、白茅根用水煎去渣，加白糖（或蜂蜜），早晚各服 1 次。

## 胃溃疡
【材料】银耳 9 克、冰糖 24 克（或加黑木耳 9 克）。
【做法】将银耳、木耳用水煎熟，加冰糖服用，一日 1 剂，要经常服。

## 白内障
【材料】银耳 24 克、白菜叶 45 克、茶叶 3 克（或加枸杞 9 克）。
【做法】将上述材料加水煎服，一日 2 次。

## 咽干，声嘶，干咳
【材料】银耳适量、青壳鸭蛋 1 个。
【做法】将二者一同煮食。

## 眼底动脉硬化
【材料】银耳 15 克、黑木耳 15 克、冰糖适量（或只用银耳，或只用黑木耳）。
【做法】将木耳用清水浸泡一夜，洗净，放在饭锅上蒸 1 小时，加入冰糖，睡前服用。

## 多汗症
【材料】银耳 50 克、冰糖 30 克（或加龙眼肉 15 克，大枣 6 枚）。
【做法】将上述材料加水煎，喝汤吃银耳、龙眼肉及大枣。

## 面色晦暗
【材料】水发银耳 1 朵、番茄 1 个。
【做法】将银耳撕碎，放入砂锅中熬至浓稠酥软，再将番茄洗净去皮捣烂，放入银耳羹中煮开，加冰糖适量调味食用。

---

**药材小常识**

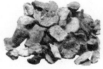
首乌

首乌为滋补性中药，补肝肾，益精血，壮筋骨。

黑芝麻

补肝肾，益精血，润肠燥。用于头晕眼花、耳鸣耳聋、须发早白、病后脱发。

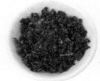
茶叶

清头目，除烦渴，化痰，消食，利尿，解毒。治头痛，目昏。

**蔬果厨房**

# 银耳雪梨汤

**材料：**
银耳 10 克，雪梨 1 个，冰糖 15 克。

**做法：**
将干银耳用水泡发 30 分钟，随后清洗、去杂质；雪梨洗净、去核，用刀切成小块，盛于碗中，备用。砂锅洗净置于锅上，加适量水，先将银耳煮开，再加入雪梨，小火慢熬至汤稠。起锅前，加冰糖溶化即可。

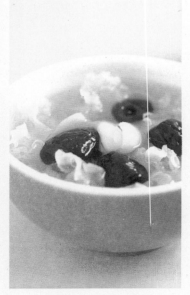

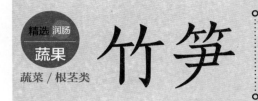

精选 润肠
**蔬果**

蔬菜 / 根茎类

# 竹笋

竹笋具有低脂肪、高营养、多膳食纤维的特征。经常食用或与肉同食能预防高血压、脂肪肝、冠心病、动脉硬化、老年性疾病、便秘、糖尿病、肺热咳嗽、痰稠黄等症，含有抗癌的微量元素。

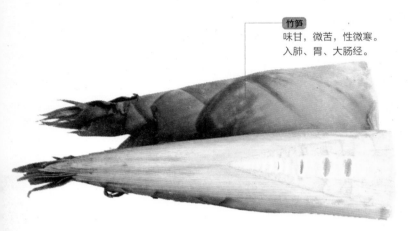

**竹笋**
味甘，微苦，性微寒。入肺、胃、大肠经。

**别名**
笋、闽笋。

**适宜人群**
一般人群均可食用。

**食用部分**
嫩芽笋。

**药用部分**
鲜笋，笋叶。

---

## 各部位的药用功效

**竹笋** 治热痰咳嗽，胸膈不利，心胃有热，烦热口渴，消渴，大小便不畅，胃肠胀满，酒毒，麻痘不出，久泻，久痢；患有肥胖症，冠心病，高血压，糖尿病，动脉硬化者可经常食用。

**用量用法：** 竹笋一般用量 30~120 克，煮食或炒食。

**笋叶** 治口鼻发热，牙龈出血，脱肛，小儿头疮，耳疮，疥癣。

**用量用法：** 用淡竹叶煎浓汁含漱。

**外用：** 用淡笋叶煎浓汁热洗。或用苦笋叶烧存性，调猪胆涂搽。

**竹茹** 调治伤寒劳复，卵巢囊肿，妇女损胎，月经不净，小儿热痛，跌打内伤。

**用量用法：** 用竹茹 1 升，加水 3 升，煮沸几次后，服汁。

## 营养专家

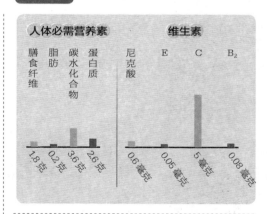

**人体必需营养素**

| 膳食纤维 | 脂肪 | 碳水化合物 | 蛋白质 |
|---|---|---|---|
| 1.8 克 | 0.2 克 | 3.6 克 | 2.6 克 |

**维生素**

| 尼克酸 | E | C | B₂ |
|---|---|---|---|
| 0.6 毫克 | 0.05 毫克 | 5 毫克 | 0.08 毫克 |

### 医生提示

- 尿路结石者少吃；脾胃气虚弱、消化性溃疡、胃出血、肝硬化或慢性腹泻者不宜食用；皮肤过敏瘙痒者勿食用。

- 本品性偏寒，患有结石或肾炎者，最好不要食用。

# 中药对症食疗方

## 大肠有热，大便燥结

【材料】鲜竹笋 45 克，粳米 60 克，猪油，食盐适量。

【做法】将竹笋去壳洗净，切片，加水适量，和粳米一同煮成粥，再加猪油、食盐调味后即可服用。

## 补气，清热，利尿

【材料】鲜竹笋 45 克，薏仁 24 克，粳米 60 克。

【做法】先将竹笋去外皮洗净，切细，加入薏仁、粳米、清水适量，共煮成粥服用。

## 暖胃益气，补精填髓

【材料】竹笋适量，鸡肉适量，食用油、调味料适量。

【做法】先将竹笋切片，鸡肉切块，加油、调味料共煮食或炒食。体胖者可食用。

## 肥胖症，脂肪肝，糖尿病

【材料】竹笋适量，猪肉适量，食用油、调味料各少许。

【做法】先将竹笋切块，猪肉切片，加食用油调味料共煮或炒食。适用于痰积，咳嗽，便秘，积食，水肿等症。

## 促进麻疹早透出

【材料】鲜竹笋 1 个，鲫鱼 1 条，食盐适量。

【做法】竹笋去壳，切片或块，炖鲫鱼，出锅前加食盐调味，饮汤服用。具有清热、生津、解毒的功效。

## 冠心病

【材料】竹笋 45 克，丝瓜 60 克，酱油适量，醋适量。

【做法】将上两味洗净，去皮，切片，加酱油，醋，调拌后食用，一日 1~2 次。

## 水肿

【材料】陈竹笋被虫咬者 45 克（虫蛀之笋，又名虫笋）。

【做法】将其洗净，切片，用水煎温服，一日 2 次。

## 久泻，消渴症

【材料】鲜竹笋 1 个，粳米 75 克。

【做法】将竹笋去外皮切成片或刨丝，加入粳米一同煮成粥，分 2 次食用。

第三章 白色蔬果篇

---

## 药材小常识

猪脂

补虚，润燥，解毒。治脏腑枯涩，大便不利，燥咳，皮肤皲裂。

淫羊藿

补肾壮阳，驱风除湿，止咳平喘，益气强心。可治男子不育，阳痿，尿频遗精、女子不孕。

海底椰

清燥热，止咳。还具有滋阴补肾，润肺养颜，强壮身体的功效。

## 蔬果厨房

# 胡萝卜竹笋汤

材料：

竹笋 120 克，胡萝卜 250 克，海带 25 克，盐适量。

做法：

所有材料洗净、切小块，入锅。加适量清水熬煮成汤，再加盐调味即可食用。

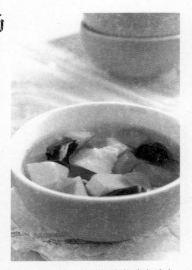

# 清热除烦 · 止渴通乳

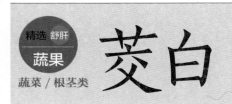

精选 舒肝
**蔬果**

蔬菜 / 根茎类

# 茭白

❀ 茭白原产于中国，俄罗斯、日本也有种植，亚细亚热带及亚热带栽培普遍。茭白可食用部分是地下嫩茎，由于其质地鲜嫩，味道甘实，被视为蔬菜中的佳品，与荤共炒，其味更鲜。因此，茭白与莼菜、鲈鱼并称为"江南三大名菜"。

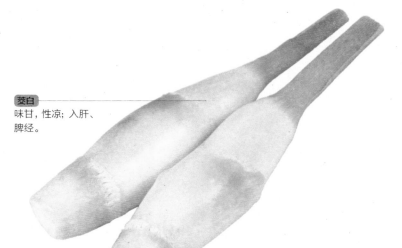

**茭白**
味甘，性凉；入肝、脾经。

**别名**
茭笋、茭瓜。

**适宜人群**
高血压、黄疸、肝炎、酒精中毒的患者以及产后乳汁缺少的妇女。

**食用部分**
嫩茎。

**药用部分**
地下茎、根、叶、果实。

## 各部位的药用功效

**菰根** 能清热消渴，治烫伤，小儿风疮，蛇咬伤。
**用量用法：** 鲜品 60~90 克，煎汤服用。烧存性研末调敷于患处。

**菰米** 止渴，解烦热，润肠胃。
**用量用法：** 干品，9~15 克，煎汤服用。

**地下茎** 大部分可用于利五脏，去烦热，除目黄，解酒毒，利二便及通经发乳。
**用量用法：** 做蔬菜食用，可炒菜、做汤、炖菜等。

**根** 可治胃痼热，止渴，利尿。
**用量用法：** 水煎内服，或者捣烂或烧存性研末调成糊状敷于患处。

**叶** 利五脏。
**用量用法：** 煎汤，生食，或炒食。

## 营养专家

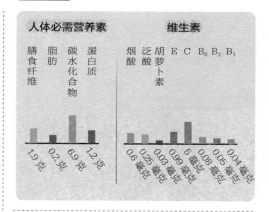

人体必需营养素

| 膳食纤维 | 脂肪 | 碳水化合物 | 蛋白质 |
|---|---|---|---|
| 1.9 克 | 0.2 克 | 6.9 克 | 1.2 克 |

维生素

| 烟酸 | 泛酸 | 胡萝卜素 | E | C | B₆ | B₂ | B₁ |
|---|---|---|---|---|---|---|---|

0.6 毫克　0.25 毫克　0.03 毫克　0.99 毫克　5 毫克　0.08 毫克　0.05 毫克　0.04 毫克

### 医生提示

- 适宜高血压、黄疸患者或产后乳汁缺少的妇女，及饮酒过量、酒精中毒的患者食用。
- 不适宜阳痿、遗精者、脾虚胃寒、肾脏疾病、尿路结石或尿中草酸盐类结晶较多者、腹泻者食用。
- 忌与蜂蜜同食。

# 中药对症食疗方

## 催乳
【材料】茭白 30 克，通草 9 克，猪蹄 1 只，食盐少许。
【做法】将前三味食材一同炖煮至熟，加食盐调味即可。

## 大便秘结，心胸烦热，高血压
【材料】鲜茭白根 60 克，旱芹 30 克。
【做法】二食材加水煎服。

## 解酒毒
【材料】鲫鱼 300 克，茭白 150 克，食盐少许。
【做法】将鲫鱼洗净，切块，茭白切片，加水适量同煮至鱼烂熟，放少许食盐调味即成。取汤饮服。

## 清热除烦，止渴，利尿
【材料】茭白 150 克，白菜 150 克，芝麻油、食盐、酱油适量。
【做法】二者共切碎，加水适量煮汤（不宜过熟），略加芝麻油、食盐、酱油等调味，饮汤吃菜。

## 小便不利
【材料】茭白 60 克，车前草适量。
【做法】煮熟，去车前草，食茭白。

## 血虚，黄疸
【材料】茭白 240 克，猪肝 150 克。
【做法】炒熟常食。

## 小便色黄
【材料】茭白 150 克，鸡蛋 2 枚，食用油适量，食盐少许。
【做法】茭白洗净切丝，鸡蛋打入碗中，加食盐少许搅匀。待油锅烧热，放入茭白丝炒匀，放食盐和水少许，继续翻炒至熟盛出。锅内留底油倒入鸡蛋液翻炒至蛋液即将凝固成形时，倒入茭白丝，使蛋液裹住茭白丝，翻炒至蛋液熟透。

## 产后乳汁不下
【材料】鲜茭白 60 克，黄芪 18 克，猪蹄 1 只，食盐少许。
【做法】加水煮烂，加食盐调味，吃肉喝汤，一次吃完，连续食 3 天。

第三章　白色蔬果篇

---

## 药材小常识

鲫鱼

健脾和胃，利水消肿，通血脉。主脾胃虚弱，纳少反胃，产后乳汁不行。

黄芪

补气固表，利尿排毒，排脓，敛疮生肌。用于气虚乏力，食少便溏，中气下陷，久泻脱肛。

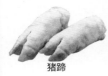
猪蹄

补虚弱，填肾精，健腰膝。

## 蔬果饮品

# 柠檬茭白瓜汁

**材料：**
柠檬半个、茭白 1 个、香瓜 60 克、猕猴桃 1 个。

**做法：**
柠檬连皮切三块；茭白洗净；香瓜去皮和种子，切块；猕猴桃削皮后切块。将柠檬、猕猴桃、茭白、香瓜依序放入榨汁机榨汁，再加冰块即可。

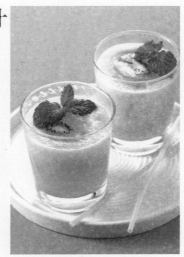

发散风寒 · 温中通阳

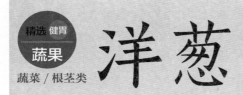

精选 健胃
蔬果

蔬菜 / 根茎类

# 洋葱

❀ 洋葱具有发散风寒的作用，是因为洋葱鳞茎和叶子含有一种称为硫化丙烯的油脂性挥发物，具有辛辣味，这种物质能抗寒、抵御流感病毒，有较强的杀菌作用。

## 别名
球葱、圆葱、玉葱、葱头。

## 适宜人群
高血压、高脂血症、动脉硬化、糖尿病、癌症、急慢性肠炎、痢疾患者以及消化不良者。

## 食用部分
鳞片叶，鳞芽。

## 药用部分
整体。

**鳞茎**
性温，味辛；入心、脾、胃经。

## 营养专家

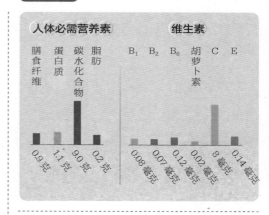

人体必需营养素　　　维生素

| 膳食纤维 | 蛋白质 | 碳水化合物 | 脂肪 | B₁ | B₂ | B₆ | 胡萝卜素 | C | E |
| --- | --- | --- | --- | --- | --- | --- | --- | --- | --- |
| 0.9克 | 1.1克 | 9.0克 | 0.2克 | 0.08毫克 | 0.07毫克 | 0.12毫克 | 0.02毫克 | 8毫克 | 0.14毫克 |

## 医生提示

◦ 多食容易引发眼病，导致视力模糊，不可过量食用。

◦ 患热病后不宜食用。

◦ 适合高血压、高脂血症、动脉硬化、糖尿病、癌症、急慢性肠炎或消化不良者食用。

◦ 洋葱含香辣味，对眼睛有刺激作用，患眼疾、眼部充血时，不宜切洋葱。

## 各部位的药用功效

**洋葱** 杀虫除湿，温中消食，化肉消谷，提神健体，降血压，消血脂。治腹中冷痛，宿食不消，高脂血症，糖尿病。

**用量用法：** 生食凉拌，或者炒食、煮汤、炖肉等。

# 中药对症食疗方

## 感冒咳嗽

【材料】洋葱 30 克，葱白 30 克，姜片 9 克。

【做法】以上材料加水煎服，一日 1 次。

## 祛痘除印

【材料】洋葱 1/2 个，橄榄油适量。

【做法】洋葱洗净、切块，放入榨汁机中榨汁。取一大匙洋葱汁混合一大匙橄榄油，搅匀后敷于患处，20 分钟后洗净。

## 创伤，溃疡

【材料】生洋葱 30 克。

【做法】将新鲜的洋葱捣成泥剂敷在伤口处即可。

## 滴虫性阴道炎

【材料】洋葱 60 克，食用油适量。

【做法】将洋葱放入锅里，用油煎熟食用即可。

## 高血压

【材料】猪瘦肉 60 克，洋葱 150 克，食用油、调味品适量。

【做法】将洋葱洗净切片，猪瘦肉洗净切片，用调味品腌渍。起油锅，下洋葱炒香，下猪瘦肉炒熟调味，随量食用。

## 保护心脏

【材料】洋葱 90 克。

【做法】将洋葱切成块，加适量水放榨汁机里榨汁，一次服下，经常服用。

## 降低血糖

【材料】洋葱 1 个，醋适量。

【做法】将洋葱剥去外皮，切成薄片，放到微波炉加热，再将洋葱放到容器里，加入 5 大汤匙醋，然后放入冰箱，第二天早晨即可食用。

## 防癌抗癌

【材料】洋葱 2 个，红葡萄酒 500 毫升。

【做法】将洋葱洗净，去外皮装入玻璃瓶内，加入红葡萄酒，将玻璃瓶盖好密封，在阴凉地方放置约 2~8 日。一日饮用 1 杯（约 50 毫升）。



### 药材小常识

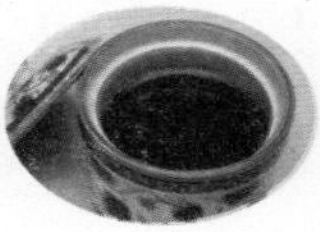

醋

散淤，止血，解毒，杀虫。治产后血晕，痃癖癥瘕，黄疸，黄汗。

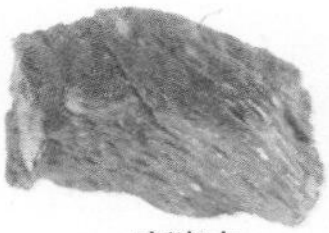

瘦猪肉

补肾养血，滋阴润燥。主治热病伤津、消渴羸瘦、肾虚体弱、产后血虚、燥咳、便秘。

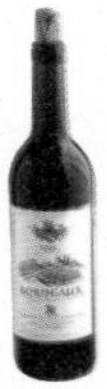

红葡萄酒

驻颜，暖腰肾。用于催乳，痘出不快。

### 蔬果厨房

## 火腿葱蛋沙拉

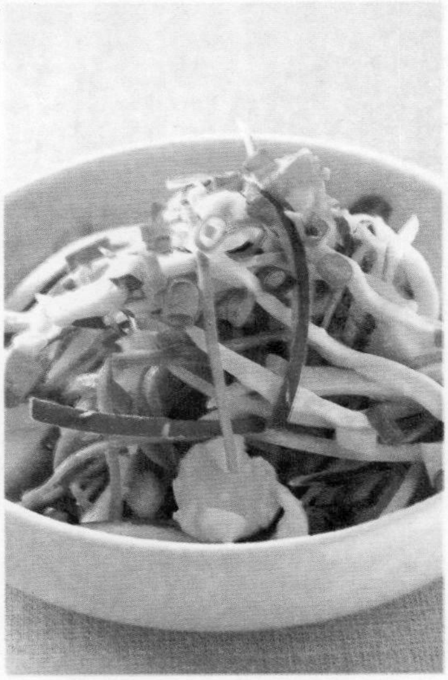

**材料：**

鸡蛋 2 个，火腿 2 片，洋葱 50 克，葱 1 根，沙拉酱 1 匙，盐、黑胡椒粉各 1/4 小匙。

**做法：**

热锅加水，鸡蛋煮至熟透后捞起，切丁；火腿切条状；洋葱洗净切丝；葱切细葱花。盛入容器中，沥掉水分，加沙拉酱及其他调味料拌匀即可。

# 生津止渴 · 清热除烦

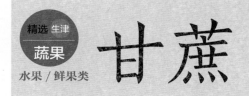

精选 生津
**蔬果**
水果 / 鲜果类

# 甘蔗

❀ 甘蔗生食为甘寒之品，取浆汁饮效果比较好，能消渴除烦，泻火热。风热病，饮甘蔗汁最好。甘蔗富含糖分，食后容易被人体吸收，补充能量，增加营养，是清补而不寒凉的食品。

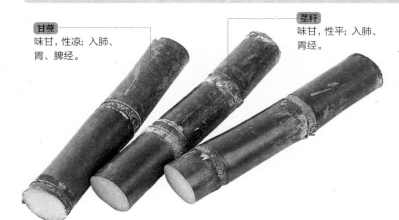

**甘蔗**
味甘，性凉；入肺、胃、脾经。

**茎秆**
味甘，性平；入肺、胃经。

### 别名
竹蔗、糖蔗。

### 适宜人群
一般人群均可食用。

### 食用部分
茎秆（甘蔗汁）。

### 药用部分
茎秆，根，甘蔗皮。

## 各部位的药用功效

**汁** 治发热口渴，虚热咳嗽，肺热咳嗽，痰喘，咽喉肿痛，反胃，呕吐，支气管炎，大便燥结，小便不利，妊娠水肿，妊娠呕吐，胃炎，津液不足，酒精中毒，尿路感染，咯血，尿血。

**用量用法：** 取甘蔗适量，去皮，加水榨汁，滤渣后及时饮用。

**茎秆** 烧炭研末，调成糊状外敷于患处，或水煎内服。

**用量用法：** 30~60 克，水煎服。

**皮** 治皮肤瘙痒，小儿口疮，秃疮。

**用量用法：** 内服，煎汤 30~ 90 克服用，或榨汁饮用。

## 营养专家

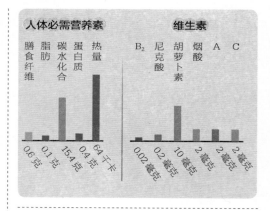

**人体必需营养素**

| 膳食纤维 | 脂肪 | 碳水化合 | 蛋白质 | 热量 |
|---|---|---|---|---|
| 0.6 克 | 0.1 克 | 15.4 克 | 0.4 克 | 64 千卡 |

**维生素**

| $B_2$ | 尼克酸 | 胡萝卜素 | 烟酸 | A | C |
|---|---|---|---|---|---|
| 0.02 毫克 | 0.2 毫克 | 10 毫克 | 2 毫克 | 2 毫克 | 2 毫克 |

### 医生提示

➲ 脾胃虚寒或胃肠虚证引起寒痛者，少食用。

➲ 腹中寒滑泻或糖尿病患者，勿食甘蔗汁。

➲ 食用蔗糖过多，会引起蛀牙及营养不良问题。

# 中药对症食疗方

## 慢性咽喉炎
【材料】甘蔗 150 克，鲜茅草根 30 克，鲜马薯 30 克。
【做法】水 8 碗，煮至 3 碗，代茶饮。

## 肺燥咳嗽
【材料】甘蔗汁 50 毫升，梨汁 50 毫升。
【做法】两味汁混合均匀服用，一日 2 次。

## 怀孕呕吐
【材料】生甘蔗汁 1 杯，生姜汁 20 毫升。
【做法】两味混合调匀，1 次饮服，每次 1 杯，连服 5~7 天，炖热温服。

## 高血压
【材料】甘蔗根 15 克，鼠曲草 15 克，香蕉皮 30 克。
【做法】水煎服。

## 膀胱湿热，小便赤痛
【材料】甘蔗 300 克，鲜白茅根 30 克，鲜车前草 30 克。
【做法】水 10 碗，煎至 3 碗，代茶饮。

## 胃热干呕，口舌生疮
【材料】甘蔗 150 克，蚶壳草 30 克。
【做法】水 6 碗，煮 2 碗，早晚各服 1 次。

## 癌肿患者饮食不化
【材料】甘蔗汁 90 克，鲜萝卜 90 克。
【做法】萝卜洗净，切碎，加水适量，煮至萝卜熟烂，去渣，加甘蔗汁随量服用。

## 皮肤瘙痒湿烂
【材料】紫甘蔗皮适量，香油适量。
【做法】蔗皮炽干研成细末，将细末调香油涂患处。

---

**药材小常识**

蚶壳草
解热、消暑，治高血压、腹痛及小儿疾病。

鼠曲草
祛痰，止咳，平喘，祛风湿。用于咳嗽、痰喘、风湿痹痛。

香油
头风白屑，头痒发落、鼻炎、头晕胸闷等症。

**蔬果饮品**

# 甘蔗番茄汁

**材料：**
甘蔗 200 克、番茄 1 个。

**做法：**
甘蔗去皮，放入榨汁机中榨汁；番茄洗净，切块，放入榨汁机榨汁；将甘蔗汁与番茄汁搅匀即可。

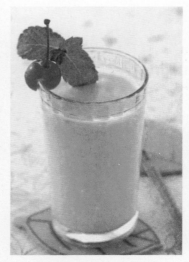

# 补脾益气 · 润燥化痰

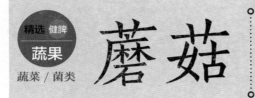

精选 健脾
**蔬果**

蔬菜 / 菌类

# 蘑菇

☆ 蘑菇含有多糖成分，有提高机体免疫功能及抗肿瘤的作用。蘑菇对金黄色葡萄球菌、伤寒杆菌、大肠杆菌均有抑制作用，并能降低血糖。

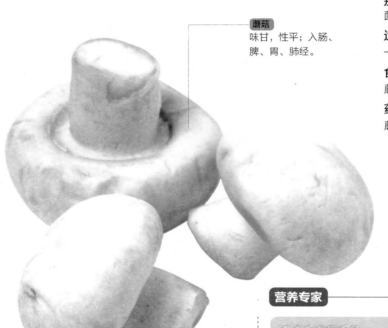

**蘑菇**
味甘，性平；入肠、脾、胃、肺经。

**别名**
菌子。

**适宜人群**
一般人都可食用。

**食用部分**
蘑菇干燥的子实体。

**药用部分**
蘑菇子实体全体。

## 营养专家

### 人体必需营养素

| 膳食纤维 | 脂肪 | 碳水化合物 | 蛋白质 |
|---|---|---|---|
| 2.1克 | 0.1克 | 4.1克 | 2.7克 |

### 维生素

| 尼克酸 | 核黄素 | 硫胺素 | 胡萝卜素 | E | C |
|---|---|---|---|---|---|
| 4.0毫克 | 0.19毫克 | 0.15毫克 | 10毫克 | 0.56毫克 | 0.56毫克 |

## 各部位的药用功效

**蘑菇** 治脾虚气弱，食欲不振，哺乳期乳汁分泌减少，高血压，高脂血症、糖尿病、佝偻病，还可提高人体免疫力。

**用量用法:** 蘑菇干品6~9克，鲜品120~135克，水煎服。

### 医生提示

- ↪ 大便不实者慎用。
- ↪ 湿盛气滞者慎用。
- ↪ 风湿性疾病患者慎用。
- ↪ 有毒蘑菇和栽培品种必须加以确认区别，以免误食中毒。

# 中药对症食疗方

## 肩周炎

【材料】蘑菇 150 克，猪瘦肉 150 克，米酒 30 毫升，黄酒 30 毫升，花椒适量。

【做法】先将花椒熬水冲入黄酒内，再把猪肉切片，和蘑菇、黄酒拌匀，蒸熟后食用，米酒为引，分 2 次服用。

## 胃癌

【材料】蘑菇 24 克，豆腐 1 块，油、盐各少许。

【做法】将蘑菇洗净，豆腐切成小块，二者加水一同煮，煮熟再放入油、盐等调料，每次吃半小碗，一日 2 次。

## 肺癌

【材料】蘑菇 24 克，野葡萄根 45 克，蜂蜜适量。

【做法】前两味加水煎煮再去渣，加入蜂蜜调味服用，一日 1 剂，要经常服用。

## 子宫癌

【材料】鲜蘑菇 45 克（或配香菇同食）。

【做法】将蘑菇洗净，煮熟服用，一日 1 次，疗程不限。

## 黄疸

【材料】槐树蘑菇 15 克。

【做法】将其加水煎服，一日 2 次。

## 小儿泄泻

【材料】蘑菇 12 克，红糖 6 克，白糖 6 克。

【做法】先将蘑菇加水煎煮，再放入红糖、白糖调服。内服即可。

## 妊娠水肿

【材料】鲜蘑菇 45 克，黄豆芽 150 克，冬瓜 150 克，食盐、葱适量。

【做法】先将黄豆芽去根，洗净，加水煮沸，接着放入蘑菇片、冬瓜，然后放入食盐、葱，煮熟即可，当佐餐食用。

## 糖尿病

【材料】蘑菇 45 克，黑木耳 9 克，生姜 9 克，食盐 3 克。

【做法】以上材料加水煎煮，饮汤吃蘑菇及木耳。

---

**药材小常识**

泽兰

活血，行水。常用于治疗经闭，癥症，水肿，产后淤滞腹痛，身面浮肿，跌打损伤，痈肿等病症。

三棱

破血，行气，消积，止痛。主治癥证积聚，气血凝滞，心腹疼痛，经闭等症状。

三七

止血，散淤，消肿。多用于治疗吐血，咳血，衄血，便血，崩漏，以及产后血晕，恶露不下。

**蔬果厨房**

# 蘑菇菠菜汤

**材料：**

菠菜 50 克，蘑菇 100 克，盐 1 小匙，冷开水适量。

**做法：**

菠菜洗净、切小段，蘑菇洗净、去蒂切片。材料放入锅中，加适量冷开水煮滚，煮好后加盐调味即可。

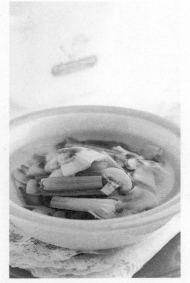

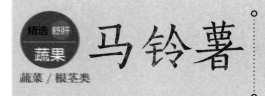

精选 舒肝
蔬果

# 马铃薯

蔬菜／根茎类

马铃薯原产于安第斯山脉，在 1589 年由荷兰人经过雅加达将其带入东亚地区。马铃薯是一种营养非常全面的蔬菜，在欧洲它被称为"大地的苹果"。

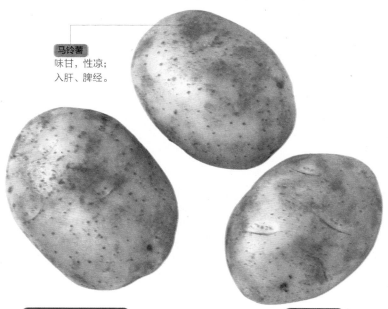

**马铃薯**
味甘，性凉；
入肝、脾经。

### 别名
土豆、洋芋、山药蛋。

### 适宜人群
脾胃气虚、营养不良、胃及十二指肠溃疡、癌症、高血压、动脉硬化、习惯性便秘患者。

### 食用部分
块茎。

### 药用部分
汁，块茎。

## 各部位的药用功效

**马铃薯** 治习惯性便秘，胃溃疡，十二指肠溃疡，脾胃虚弱，消化不良，脘腹痛，急性胃肠炎，腮腺炎，胁痛，胃痛，心悸，伤寒，妊娠泄泻，扁桃体炎，烫伤，婴儿湿疹，脚裂，白癜风。

**用量用法：** 炒食、煮食或煎汤。

**外用：** 捣敷，或榨汁涂。

**薯汁** 治消化性溃疡、烫伤、胁痛。

**用量用法：** 取新鲜马铃薯 120 克，去皮榨汁，去渣取汁 60 克，直接饮用。

## 营养专家

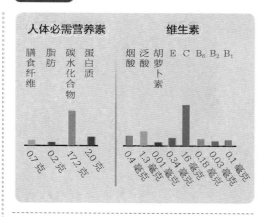

人体必需营养素

| 膳食纤维 | 脂肪 | 碳水化合物 | 蛋白质 |
|---|---|---|---|
| 0.7克 | 0.2克 | 17.2克 | 2.0克 |

维生素

| 烟酸 | 泛酸 | 胡萝卜素 | E | C | B₆ | B₂ | B₁ |
|---|---|---|---|---|---|---|---|
| 0.4毫克 | 1.3毫克 | 0.01毫克 | 0.34毫克 | 16毫克 | 0.18毫克 | 0.03毫克 | 0.1毫克 |

### 医生提示

- 马铃薯发芽部分或还未成熟的部分有毒，不宜食用，以免引起中毒，甚至死亡。
- 消化不良者不宜多食马铃薯。
- 服用发绿的马铃薯，会发生严重胃肠炎甚至死亡。

# 中药对症食疗方

## 习惯性便秘

【材料】马铃薯适量，白糖适量。

【做法】将马铃薯洗净，捣烂取汁，加白糖，每次服 30~50 毫升。早午饭前各服 1 次，连服 2 周。

## 皮肤湿疹

【材料】马铃薯 1 个。

【做法】先将马铃薯洗净，捣成泥状，敷在患处，用纱布包扎，一日换药 4~5 次，3 天后湿疹可消退。

## 烫伤

【材料】鲜马铃薯 1 个。

【做法】马铃薯洗净，去皮，然后切碎挤汁，外涂在患处。有消炎、止痛的功效。

## 白癜风

【材料】鲜马铃薯 45 克，丝瓜 1 条。

【做法】将马铃薯和丝瓜洗净，切碎，绞汁涂在患处，一日 2~3 次。

## 腮腺炎

【材料】鲜马铃薯 1 个，食用醋少许。

【做法】先将马铃薯洗净，切碎，用醋调和涂在患处，一日数次。

## 头发脱落

【材料】鲜马铃薯 45 克，鲜茶叶 6 克。

【做法】将二者一同捣烂敷在患处，一日 2 次。

## 胃痛

【材料】马铃薯适量，姜汁少许，白糖适量。

【做法】将马铃薯洗净，切片，用开水烫一下，立即取出，滴入姜汁拌适量的白糖，每天配稀饭吃，经常服用会有效果。对胃溃疡引起的疼痛也有效。

## 妊娠泄泻

【材料】马铃薯 1 个。

【做法】马铃薯洗净切片，焙干再研成细末，每次服 3 克，用温开水冲服，一日 2 次。

第三章 白色蔬果篇

---

**药材小常识**

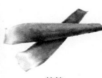

芦荟

清热、润肺、杀虫。可以治疗热结便秘、虚热咳嗽、支气管炎等疾病。

肉桂

补元阳、暖脾胃、除积冷、通血脉。主要用于治疗肢冷脉微、腹痛腹泻、腰膝冷痛、经闭、阴疽。

谷芽

健脾开胃、和中消食。多用来治疗宿食不化、腹泻等脾胃虚弱病症。

**蔬果饮品**

## 马铃薯胡萝卜汁

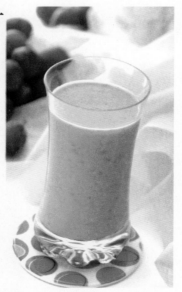

**材料：**

马铃薯 40 克、胡萝卜 10 克、糙米饭 30 克、白糖 10 克。

**做法：**

马铃薯去皮，切丝，用开水余烫后捞起，以冰水浸泡片刻，沥干。胡萝卜洗净，切成块。将马铃薯、胡萝卜、糙米饭与白糖倒入榨汁机中，加 350 毫升冷开水搅打成汁即可。

第三章 白色蔬果：滋阴润肺 提高免疫力 163

# 解毒杀菌 · 行滞暖胃

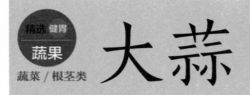

精选 健胃
**蔬果**
蔬菜 / 根茎类

# 大蒜

🌾 大蒜挥发油中所含的大蒜辣素等具有明显的抗炎灭菌作用，尤其对上呼吸道和消化道感染、霉菌性角膜炎、隐孢子菌感染有显著的功效。

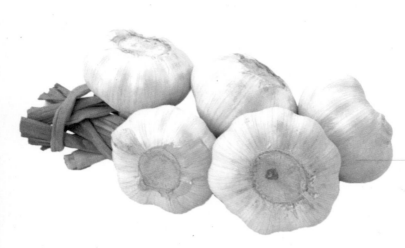

**别名**
胡蒜、葫、独蒜、独头蒜。

**适宜人群**
肺结核、癌症、高血压、动脉硬化患者。

**食用部分**
腋芽即蒜瓣。

**药用部分**
鳞茎。

**鳞茎**
性温，味辛，入脾经、肺经、胃经；温中行滞，解毒，杀虫，行滞气，暖脾胃，消症积，解毒。

## 各部位的药用功效

**鳞茎** 治饮食积滞，脘腹冷痛，水肿胀满，泄泻，痢疾，疟疾，百日咳，痈疽肿毒，白秃癣疮，蛇虫咬伤。

**用量用法：** 煎汤，4.5~9 克；生食、煨食或捣泥为丸。

**外用：** 捣敷、作栓剂或切片灸，3~5 枚。

**汁** 抗菌消炎，驱虫健胃，适用于百日咳痉咳期。

**用量用法：** 将大蒜去皮捣烂，加开水 500 毫升，澄清加白糖适量。每次服 45~90 克，一日 2~3 次。

**梗** 治疮肿湿毒、坐板疮、熏痔疮、冻疮。

**外用：** 烧存性研末撒，煎水洗或烧烟熏。

## 营养专家

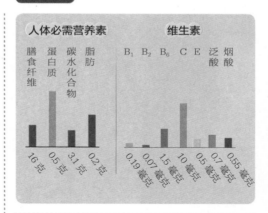

人体必需营养素 — 膳食纤维 16 克、蛋白质 0.5 克、碳水化合物 3.1 克、脂肪 0.2 克

维生素 — B₁ 0.19 毫克、B₂ 0.07 毫克、B₆ 1.5 毫克、C 10 毫克、E 0.5 毫克、泛酸 0.7 毫克、烟酸 0.55 毫克

### 医生提示

- 阴虚火旺者，或目疾、口齿、喉、舌诸患者病发后均忌食。
- 皮肤过敏者慎用。
- 肝病患者不适合吃大蒜。
- 非细菌性腹泻者不宜生吃大蒜。

# 中药对症食疗方

## 急性肠炎腹泻
【材料】大蒜数瓣、米醋适量。
【做法】蒜瓣捣烂如泥，加米醋1杯，徐徐服用，一日2次。

## 阳痿
【材料】去皮大蒜60克、羊肉180克、食盐适量。
【做法】将羊肉切块，与大蒜加水用文火炖熟，加食盐调味食用。

## 初期颈淋巴结核
【材料】去皮大蒜90克，鸭蛋2枚。
【做法】二者加适量水同煮，鸭蛋熟后去壳再煮片刻，饮汤吃蛋，一日2~3次。

## 哮喘
【材料】紫皮大蒜60克、红糖90克。
【做法】将蒜捣成泥状后，加入红糖，加适量水将二者熬成膏，一日早晚各服1汤匙。

## 感冒
【材料】大蒜15克、生姜15克，红糖适量。
【做法】将大蒜、生姜切成片，加水1碗，煮至半碗时放入适量红糖，睡前服用1次。

## 支气管炎
【材料】大蒜180克、醋200毫升、红糖75克。
【做法】大蒜去皮捣碎，泡入糖醋中1周可用，一日服3次，每次1汤匙。

## 腹泻
【材料】大蒜2个。
【做法】大蒜带皮钾或烧烤，待皮焦黑、肉软熟时即可服用。如服一次无效或效果欠佳则可多服几次。

## 百日咳
【材料】大蒜30克、白糖300克。
【做法】将大蒜去皮，捣烂如泥，加白糖300克和开水500毫升，搅拌澄清。取澄清液服，一日3次，每次2匙；3~6岁儿童，每次1匙；3岁以下，每次半匙。

---

**药材小常识**

羊肉

益气补虚，温中暖肾。治虚劳羸瘦，腰膝酸软，产后虚冷，腹疼，寒疝，中虚反胃。

鸭蛋

滋阴清肺，适用于病后体虚、燥热咳嗽、咽干喉痛、泄泻等。

白糖

用于肺燥咳嗽；津液不足，口干渴；脾虚腹痛，或饮酒过度，胃气不和。

**蔬果厨房**

## 蒜头炒苋菜

**材料：**
大蒜2个，苋菜300克，食用油、食盐适量，味精少许。

**做法：**
将苋菜洗干净，大蒜去皮切成薄片，油锅烧热，放入蒜片煸香，放入苋菜翻炒，再加入盐炒至苋菜入味，再放入味精拌匀即可。

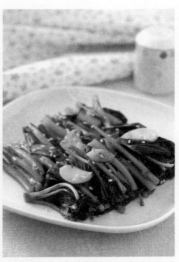

# 白色·润肺滋阴 蔬果一览

## 火龙果

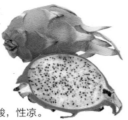

「性 味」味甘，微酸，性凉。

「归 经」入肺、胃经。

「功 效」消暑止渴，减肥美肤，清肺退火，促进大肠及胃的消化，利尿。

「挑选妙招」火龙果越重，代表汁多、果肉丰满，所以购买时选择越重的越好。表面红色的地方越红越好，绿色的部分也要越绿的越新鲜，若是绿色部分变得枯黄，就表示已经不新鲜了。

120页

## 梨

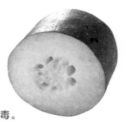

「性 味」味甘、微酸，性寒，无毒。

「归 经」入肺、胃、心经。

「功 效」润肺清心，消痰止咳，解毒疮，促进消化，增强体力。

「挑选妙招」选购梨时，首先要看皮色，皮细薄，没有虫蛀、破皮、疤痕和变色的，质量比较好；其次看形状，应选择形状饱满，大小适中，没有畸形和损伤的梨；第三，要看肉质，肉质细嫩、脆，果核较小，口感比较好；第四，品果味，香味浓郁，入口酸甜的才是佳品。

114页

## 茭白

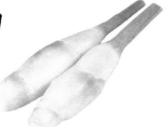

「性 味」性寒，味甘。

「归 经」入肝、脾、肺经。

「功 效」解热毒，除烦渴，利二便，健壮身体。

「挑选妙招」选购时，以新鲜幼嫩、外形肥满而带有光泽、体型匀称、肉色洁白且无灰心、带甜味者为佳。

154页

## 冬瓜

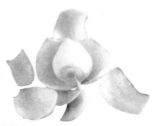

「性 味」味甘，性微寒，无毒。

「归 经」入肺、大小肠、膀胱经。

「功 效」清热解毒，利水消炎，除烦止渴，祛湿解暑，减肥降脂。

「挑选妙招」挑选冬瓜时，应选择皮色青绿，带白霜，形状端正，表皮无斑点和外伤，且皮不软、不腐烂的。挑选时可用指甲掐一下，表皮硬，肉质紧密，种子已成熟变成黄褐色的冬瓜口感比较好。

142页

## 山药

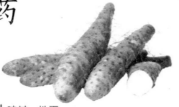

「性 味」味甘，性平。

「归 经」入肺、脾、肾经。

「功 效」补胃健脾，滋肾涩精，生津益肺，助五脏，强壮筋骨；补阴，宜生用；健胃止泻，宜炒黄用。

「挑选妙招」山药一般要选择茎干笔直、粗壮，拿到手中有一定分量的。如果是切好的山药，则要选择切开处呈白色的。

148页

## 百合

「性 味」味甘、微苦，性微寒。

「归 经」入心、肺、胆、小肠、大肠五经。

「功 效」养阴清热，滋补精血，美容，抗癌，安神，用于咳嗽、失眠多梦。

「挑选妙招」夏天供应的鲜百合脆嫩甘甜，煮熟后软嫩可口。选购新鲜的百合应挑选个大、颜色白、瓣匀、肉质厚、底部凹处泥土少的。

140页

# 菜花

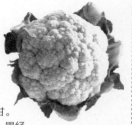

「**性 味**」性凉，味甘。

「**归 经**」入肾、脾、胃经。

「**功 效**」补肾填精，健脑壮骨，补脾和胃，用于高血压、便秘。

「**挑选妙招**」选购菜花时，应选择呈白色或淡乳白色，干净、坚实、紧密，而且叶子部分保留，紧裹花蕾的菜花，同时叶子应新鲜、饱满、呈绿色。

146 页

# 蘑菇

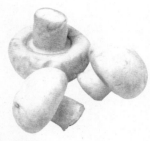

「**性 味**」味甘，性平。

「**归 经**」入肠、脾、胃、肺经。

「**功 效**」补脾益气，润燥化痰，平肝提神，开胃，解毒，透发麻疹。

「**挑选妙招**」购买蘑菇时，要选择纯白色、淡黄色或黄褐色，新鲜亮泽的，要有一定的水分，菌盖和茎上无斑点、无缺损、无褶皱、根部切割整齐、无杂质的。

160 页

# 椰子

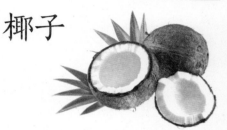

「**性 味**」味甘，性平，无毒。

「**归 经**」入肺经。

「**功 效**」补虚强壮，益气祛风，消疳杀虫，利尿，美颜。

「**挑选妙招**」挑选椰子主要靠摇晃听其声音，如果水声清晰，则品质较好。若喜欢吃椰子肉，则应选择手感较重，摇起来较沉的椰子。

118 页

# 白萝卜

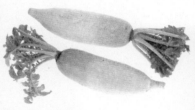

「**性 味**」味辛、甘，性温，无毒。

「**归 经**」入肺、胃、脾经。

「**功 效**」消积滞，化痰清热，下气宽中，解毒，用于动脉硬化、胃溃疡、便秘。

「**挑选妙招**」萝卜的盛产季节为秋季。选购时要选择根茎白皙细致，表皮光滑，而且整体皆有弹力，带有绿叶的萝卜。此外，挑选时要在手里掂一下，分量较重，感觉沉甸甸的比较好，以防买到空心萝卜。

138 页

# 银耳

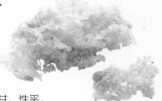

「**性 味**」味甘，性平。

「**归 经**」入肺、胃经。

「**功 效**」延年益寿，益胃和血，滋阴润肺，用于肺燥干咳、妇女月经不调。

「**挑选妙招**」银耳以颜色黄白，新鲜有光泽，瓣大，清香，有韧性，胀性好，无斑点杂色，无碎渣的品质最佳。质量较差的银耳色泽不纯或带有灰色，没有韧性，耳基未除尽，胀性差。

150 页

# 荸荠

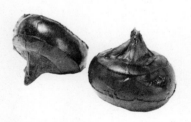

「**性 味**」味甘，性微寒、滑，无毒。

「**归 经**」入肺、胃经。

「**功 效**」消渴痹热，温中益气，用于咽喉肿痛、口腔炎、高血压、痔疮出血。

「**挑选妙招**」荸荠的盛产季节在冬春两季。选购时，应选择个体大，外皮呈深紫色，而且芽粗短的。

126 页

第三章 ---- 白色蔬果篇

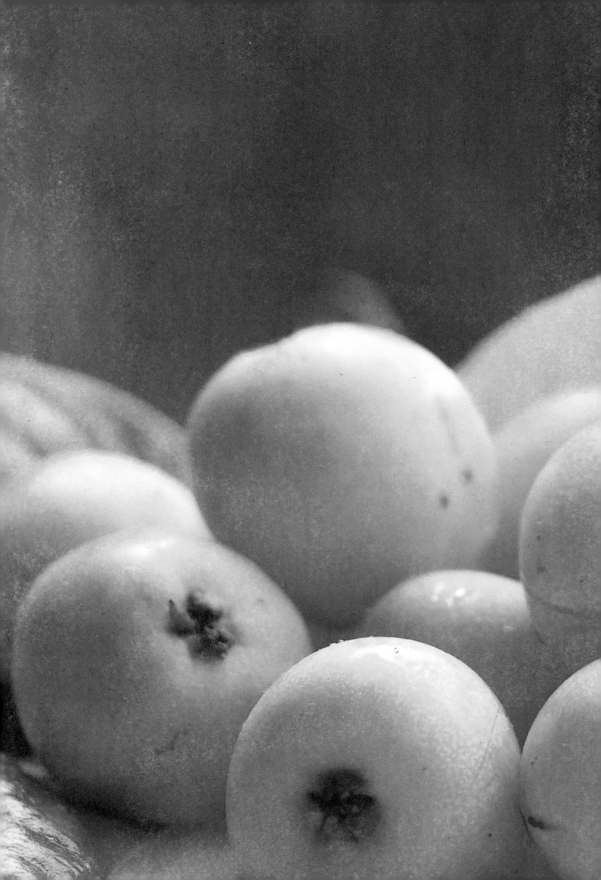

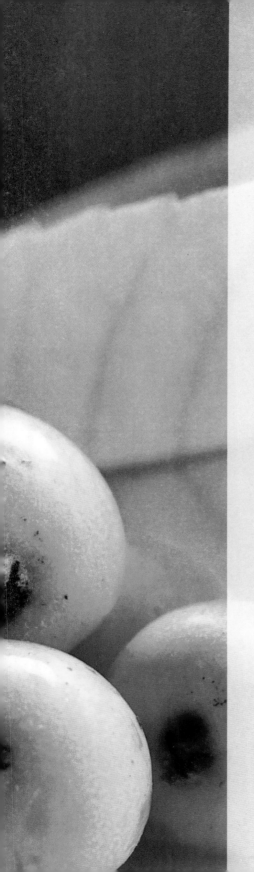

# 第四章 黄色蔬果：养胃益脾 延缓衰老

中医认为黄色入脾。黄色食物被摄入后，其营养物质易集中在脾胃区域，可以养脾胃。黄色的食物总是很亮丽，看见黄色的橘子、橙子，金黄的南瓜、小麦，总给人一种收获的感觉。

在餐桌上，黄色蔬果容易被忽略，往往被当作配菜来食用。现代医学研究证明，黄色蔬果可以促进体内垃圾排除，其中的维生素A、维生素D、胡萝卜素的含量丰富，对身体有4大好处：

1. 减少胃炎、脾虚疾患
2. 维持心血管健康
3. 富含胡萝卜素，保护视力
4. 调节人体内分泌

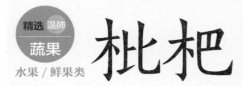

精选 温肺
蔬果
水果 / 鲜果类

枇杷

☀ 枇杷鲜果肉中所含有苦的杏仁苷是抗癌物质。枇杷中的有机酸，能刺激消化腺的分泌、增进食欲、助消化、止渴、解暑。枇杷含有的 B 族维生素很丰富，有保护视力及滋润皮肤的作用。

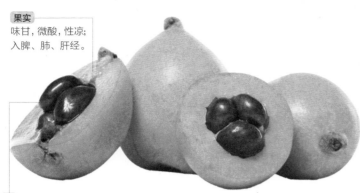

**果实**
味甘, 微酸, 性凉;
入脾、肺、肝经。

**核**
味苦辛, 性平; 入
肾经。

**别名**
腊兄、金丸、卢橘、粗客。

**适宜人群**
咳嗽、胸闷多痰、劳伤吐血者及坏血病患者尤其适合食用。

**食用部分**
果实。

**药用部分**
叶, 根, 花, 果核。

## 各部位的药用功效

**果实** 治感冒咳嗽, 肺热咳嗽, 肺燥咳嗽, 虚热、肺不张, 胃热口渴, 中暑, 消除疲劳, 呕吐, 胃肠病, 食欲不振, 衄血。

**用量用法:** 24~45 克, 生食, 或煎汤。

**叶** 治肺热咳嗽, 气逆喘息, 慢性气管炎, 呃逆, 呕吐, 中暑, 跌打损伤, 脚气, 咳血, 衄血。

**用量用法:** 干品 9~12 克, 鲜品 15~30 克, 水煎服。

**根** 治肺虚久咳, 咳血, 关节痛, 肝炎, 肺结核咳嗽。

**用量用法:** 3~24 克, 鲜品可用 90 克。

**外用:** 适量捣敷。

**枇杷树二层皮** 治呕吐, 呃逆, 久咳, 久泻, 瘫疡肿毒。

**用量用法:** 3~9 克, 水煎服。

**外用:** 研末 3~9 克, 调敷。

## 营养专家

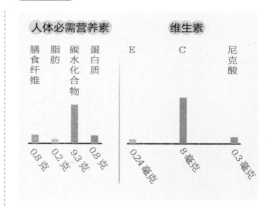

| 人体必需营养素 | | | | 维生素 | | |
|---|---|---|---|---|---|---|
| 膳食纤维 | 脂肪 | 碳水化合物 | 蛋白质 | E | C | 尼克酸 |
| 0.8 克 | 0.2 克 | 9.3 克 | 0.8 克 | 0.24 毫克 | 8 毫克 | 0.3 毫克 |

**医生提示**

- 小儿脾虚弱者忌食。
- 便溏或腹泻者, 不宜食用。
- 枇杷多食能助湿生痰, 脾虚泄泻者忌食。
- 枇杷内服不宜过量, 过量食用易中毒, 甚至死亡。

# 中药对症食疗方

## 喘咳不止
【材料】枇杷核 15 克，蜂蜜 24 克。
【做法】枇杷核捣烂，加水煎，去渣，加蜂蜜调服。

## 气管炎
【材料】嫩枇杷叶 24 克，款冬花 7.5 克，甘草 4.5 克（或加紫菀 6 克）。
【做法】嫩枇杷叶去毛，与其他药材一同水煎，早晚各服 1 次。

## 伤风感冒，发热，鼻塞，呕吐
【材料】枇杷叶 6 克，灯心草 12 克，山薄荷 12 克，紫苏叶 6 克。
【做法】将上述材料用水煎，分 3 次服，每次喝 1 碗。

## 风热感冒，咳嗽痰稠
【材料】鲜枇杷叶 15 克，鸭公青 15 克，酢浆草 30 克，野菊花 12 克。
【做法】鲜枇杷叶刷去毛，与其他材料一同用水煎，分 2 次服，连服 3~5 剂。

## 肺结核咳嗽
【材料】鲜枇杷根 45 克或加桑白皮、杏仁各 9 克。
【做法】洗净，切碎，水煎服，早晚各 1 次。

## 声音沙哑
【材料】鲜枇杷叶 24 克，淡竹叶 12 克（或加岗梅叶 15 克）。
【做法】鲜枇杷叶去毛，加其他药材共水煎 2 次，早晚各服 1 次。

## 跌打伤
【材料】枇杷根 45 克，牛膝 24 克，酒少许。
【做法】水煎，去渣，加酒服。

## 咳嗽
【材料】枇杷核 12 克，生姜 3 片。
【做法】枇杷核捣烂，加生姜水煎服，早晚各 1 次。

---

## 药材小常识

补肝肾，强筋骨，逐淤通经，引血下行。用于腰膝酸痛，筋骨无力，经闭。

牛膝

补脾益气，清热解毒，祛痰止咳，缓急止痛。用于脾胃虚弱，倦怠乏力，心悸气短，咳嗽痰多。

甘草

清心火，利小便。用于心烦失眠，尿少涩痛，口舌生疮。

灯心草

## 蔬果饮品

# 枇杷苹果汁

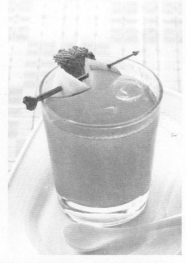

材料：
胡萝卜 100 克、枇杷 3 个、苹果 1 个、冰块少许、柠檬 1 个。

做法：
胡萝卜、苹果切小块；枇杷剥皮，除种子；柠檬切片。将胡萝卜、枇杷、苹果、柠檬按次序放入榨汁机榨汁。倒入杯中，加冰块即可。

消炎利尿 · 消暑解渴

精选 养心
蔬果
水果 / 瓜类

# 哈密瓜

哈密瓜被人们称为"瓜中之王"，其形态各异，味道多样，有的带奶油味，有的含柠檬香，但都甘甜如蜜，香味袭人，因而备受人们喜爱。哈密瓜的主要营养成分是糖，包括果糖、葡萄糖和蔗糖。

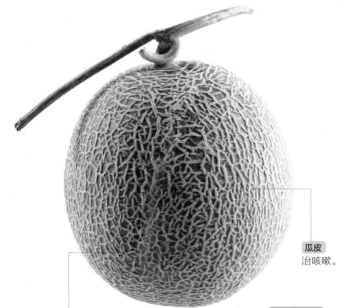

**别名**
甜瓜、甘瓜、库洪。

**适宜人群**
贫血、便秘、胃病和咳嗽痰喘患者。

**食用部分**
果实。

**药用部分**
瓜皮。

瓜皮
治咳嗽。

果实
味甘，性凉、寒；入心、胃经

## 各部位的药用功效

**鲜瓜皮** 有清热，消肿，通便，利尿解渴，消暑烦的作用。用于发热，水肿，便秘等症。

**用量用法**：30~60 克，水煎。

**果实** 治中暑，便秘，胃肠炎，衄血，牙龈出血，发烧口渴，小便不利，口鼻生疮。

**用量用法**：鲜食、榨汁或煮食，适量。

## 营养专家

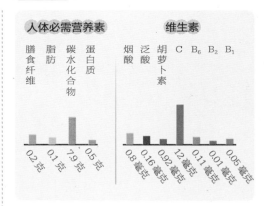

人体必需营养素 / 维生素
膳食纤维 0.2克，脂肪 0.1克，碳水化合物 7.9克，蛋白质 0.5克；烟酸 0.8毫克，泛酸 0.16毫克，胡萝卜素 0.92毫克，C 12毫克，B6 0.11毫克，B2 0.01毫克，B1 0.05毫克

## 医生提示

◎ 体虚、泄泻便溏、水肿、肾脏功能衰竭、吐血、咳血、喉咙痒或痰少寒咳者，不可食用。

◎ 哈密瓜性凉，不宜多吃，以免引起腹泻。

# 中药对症食疗方

## 降火
【材料】哈密瓜1个，苹果1个，牛奶100毫升，蜜糖1汤匙。
【做法】哈密瓜洗净去皮及子，苹果洗净去外皮及核，与牛奶和蜜糖一同放入果汁机打匀饮用。

## 小便不畅
【材料】哈密瓜1个，猪瘦肉30克半，食盐适量。
【做法】将哈密瓜和猪瘦肉洗净，切片，一同煮汤，加食盐调味食用，一日2~3次；或生食哈密瓜1个。

## 便秘，胃肠炎
【材料】鲜哈密瓜1个。
【做法】生食。

## 衄血，牙齿出血
【材料】哈密瓜1个。
【做法】洗净，去外皮，绞汁含服。

## 中暑
【材料】哈密瓜1个，甘草盐少许。
【做法】将哈密瓜洗净，蘸甘草盐食用。

## 暑热中暑，小便不利
【材料】哈密瓜1个，西瓜150克。
【做法】将二者去皮，绞汁饮用，一日2~3次；或生食哈密瓜1个。

## 养阴润燥
【材料】哈密瓜1个，响螺肉150克，鸡爪4对，猪瘦肉90克，生姜3片，食盐适量。
【做法】将上述材料分别洗净，哈密瓜去皮、子、切块；响螺肉用食盐洗净，切片；鸡爪去甲、用刀背敲裂；猪瘦肉切片。所有材料与生姜一同放入锅内，加入清水2500毫升（约10碗量）煮食，调入适量食盐即可。

## 脱发
【材料】圆白菜60克，哈密瓜90克，菠菜60克，柠檬30克，苹果60克，凉开水30毫升。
【做法】将苹果去皮、去子；哈密瓜去皮、去子；圆白菜、菠菜洗净后与苹果和哈密瓜加凉开水一起打成汁，最后在上述汁液内滴进柠檬汁。

---

**药材小常识**

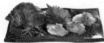
响螺肉

明目，有开胃消滞，滋补养颜。

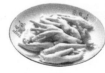
鸡爪

软化血管、祛脂降压、养颜护肤。

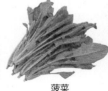
菠菜

补血止血，利五脏，通肠胃，调中气，活血脉，止渴润肠，敛阴润燥，滋阴平肝，助消化。

**蔬果饮品**

# 哈密瓜柳橙汁

材料：
哈密瓜40克、柳橙1个、鲜奶90毫升、蜂蜜8毫升、碎冰适量。

做法：
哈密瓜洗净，去皮，去子，切小块；柳橙洗净，对半切开。将碎冰除外的其他材料放入榨汁机内以高速搅打30秒，再倒入杯中，加入碎冰即可。

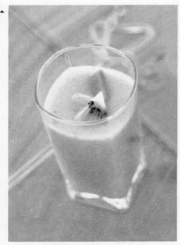

清胃解渴 · 补脾止泻

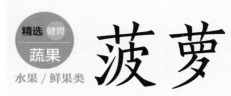

精选 健胃
蔬果
水果 / 鲜果类

# 菠萝

❀ 饭后吃菠萝能开胃顺气、去油腻，助消化。菠萝中含有的凤梨蛋白酶、生物苷，能使血凝块消退，防治血凝块形成。对于由血凝块引起的冠状动脉和脑动脉血栓塞引起的心脏病有缓解作用，是心脏病患者的佳品。

**别名**
番梨、露兜子、凤梨。

**适宜人群**
消化不良、身热烦躁、肾炎、高血压、支气管炎患者。

**食用部分**
果肉。

**药用部分**
果皮，茎，叶。

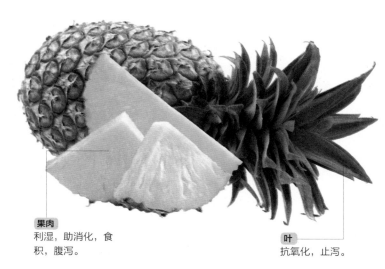

**果肉**
利湿，助消化，食积，腹泻。

**叶**
抗氧化，止泻。

## 各部位的药用功效

**花** 治头痛。
**用量用法：** 30~60 克，水煎服。

**果蕊** 治胃病。
**用量用法：** 30~60 克，水煎服。

**茎蕊** 治胃痉挛。
**用量用法：** 30~60 克，水煎服。

**尾蕊** 治肾石。
**用量用法：** 30~60 克，水煎服。

**果肉** 防胃肠癌，解暑，解酒，助消化，降血压。
**用量用法：** 鲜食或煮食。

**果皮** 利尿，止泻，治痢疾。
**用量用法：** 30~60 克，水煎服。

## 营养专家

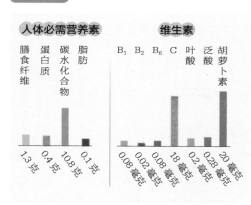

人体必需营养素

| 膳食纤维 | 蛋白质 | 碳水化合物 | 脂肪 |
|---|---|---|---|
| 1.3克 | 0.4克 | 10.8克 | 0.1克 |

维生素

| $B_1$ | $B_2$ | $B_6$ | C | 叶酸 | 泛酸 | 胡萝卜素 |
|---|---|---|---|---|---|---|
| 0.08毫克 | 0.02毫克 | 0.08毫克 | 18毫克 | 0.2毫克 | 0.28毫克 | 20毫克 |

### 医生提示

- ⊝ 胃寒者煎汤饮用。
- ⊝ 菠萝含蛋白酶及生物碱，有些人食用后，口腔中会有麻感。
- ⊝ 鲜菠萝食用前宜先用盐水浸洗后再食用。
- ⊝ 过敏体质者食后会有腹痛、腹泻或发痒的症状，所以不宜食用。
- ⊝ 患湿疹或疮疖者，忌食。

# 中药对症食疗方

## 肠炎腹泻

【材料】菠萝叶 30 克。

【做法】洗净，用水煎服。

## 水肿

【材料】菠萝果肉 180 克。

【做法】切片吃，一日 2 次。

## 低血压眩晕

【材料】菠萝果肉 180 克，鸡肉 60 克。

【做法】将菠萝切片，加入鸡肉（食用油、食盐、胡椒粉少许），炒熟吃。两天 1 次。

## 气管炎咳嗽

【材料】菠萝果肉 90 克，蜂蜜 30 毫升。

【做法】将菠萝切块，加适量的水，用文火与蜂蜜煎汁，饮汤吃菠萝，早晚各 1 次。

## 肾炎

【材料】菠萝果 60 克，白茅根 30 克。

【做法】菠萝切成块，白茅根洗净，加水 5 碗煮至 2 碗，分 2 次饮用。

## 中暑、热病口渴

【材料】菠萝 1 个。

【做法】洗净，削去皮，捣烂，绞汁，每次服半杯，注意要用冷开水冲服。

## 酒精中毒

【材料】菠萝果肉适量。

【做法】切块用水煎，喝汤吃菠萝。

## 支气管炎咳嗽

【材料】菠萝果肉 90 克，枇杷叶 24 克，蜂蜜 30 毫升。

【做法】枇杷叶去毛洗净，与菠萝和蜂蜜加水煎汤饮用。

---

## 药材小常识

蜂蜜

适用于治疗慢性便秘。还可用于慢性肝炎、溃疡病等治疗。

白茅根

凉血止血，清热利尿。用于血热吐血，衄血，尿血，热病烦渴。

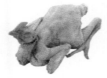

鸡肉

温中，益气，补精、添髓。治虚劳羸瘦，中虚胃呆食少，泄泻，痢疾，消渴，水肿。

## 蔬果厨房

# 菠萝酒

材料：

菠萝 1 个 (300 克左右 )，冰糖 210 克，酒 2 瓶。

做法：

采用成熟而软的菠萝，切块。加入酒及冰糖浸泡后储存于阴凉处，1 个月即可启封使用，长期保存其品质不变。

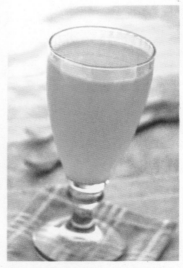

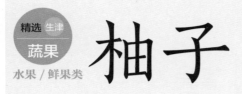

精选 生津
**蔬果**
水果 / 鲜果类

# 柚子

柚子味道清香、酸甜，略带苦味，是医学界公认的最具食疗效果的水果。柚子的果肉中含有丰富的维生素C以及类胰岛素等成分，具有降低胆固醇、降血糖、降血脂、减肥、养颜等功效。

**果皮**
味辛，甘，苦，性温；入脾、肺、肾经。

**果实**
味甘，酸，寒；入脾、胃、肺经。

**别名**
文旦、香抛、霜柚、臭橙。

**适宜人群**
痰多、慢性支气管炎、咳嗽、心脑肾病患者。

**食用部分**
果肉。

**药用部分**
柚皮，果核，根，茎，花，种子。

## 各部位的药用功效

**果实** 治饮食积滞，消化不良，醒酒；降低血脂，血糖；治心血管病，动脉硬化，抗衰老，肥胖症，慢性咳嗽，痰多气喘，胃疾病，夜盲症，干眼症。

**用量用法：** 生食。

**果皮** 治气郁胸闷，脘腹冷痛，泻痢，疝气，喘咳，美容，杀虫。

**用量用法：** 4.5~9 克，或入散剂。

**核** 治疝气。

**用量用法：** 3~9 克。

**外用：** 开水浸泡涂擦。

**花** 治胃脘胸膈胀痛。

**用量用法：** 1.5~6 克，水煎服。

**根** 治胃脘胀痛，疝气疼痛，风寒咳嗽。

**用量用法：** 7.5~15 克。

**叶** 治头风痛，寒湿痹痛，食滞腹痛，扁桃体炎，乳腺炎，中耳炎。

**用量用法：** 12~24 克，水煎服。

**外用：** 捣敷或煎水洗。

## 营养专家

### 人体必需营养素

| 膳食纤维 | 脂肪 | 碳水化合物 | 蛋白质 |
|---|---|---|---|
| 0.4克 | 0.2克 | 9.1克 | 0.8克 |

### 维生素

| 烟酸 | 泛酸 | E | C | B_6 | B_2 | B_1 |
|---|---|---|---|---|---|---|
| 0.3毫克 | 0.5毫克 | 3.4毫克 | 23毫克 | 0.09毫克 | 0.1毫克 | 0.07毫克 |

### 医生提示

- 血糖低者不宜生食。
- 新鲜果汁含类胰岛素成分，小孩少吃。
- 习惯性腹泻、腹痛或贫血等症者，不可多食。
- 柚皮会引起气虚，孕妇忌用。

# 中药对症食疗方

## 咳嗽痰多
【材料】柚果肉 75 克，蜂蜜 30 毫升，米酒 15 毫升。
【做法】共隔水炖烂服。

## 汗斑
【材料】未成熟小柚子皮，雄黄适量。
【做法】柚皮切开，取切面蘸雄黄末，擦患处。

## 跌打肿痛
【材料】鲜柚皮 120 克，生姜 30 克。
【做法】切碎，共捣烂，外敷患处。

## 消化不良
【材料】柚果肉 45 克。
【做法】一天吃 2 次。孕妇口淡流涎亦可用。

## 支气管哮喘
【材料】柚子 1 个，土公鸡 1 只，食盐适量。
【做法】柚子去皮，土公鸡去毛和杂肠脏，洗净，将柚子肉放入公鸡肚内，加清水隔水炖熟，加食盐调味，饮汤吃肉，半个月服 1 次，连服 3 次。

## 急性乳腺炎
【材料】柚果肉 200 克，青皮 50 克，蒲公英 30 克。
【做法】将三味食材一同放入锅中，加水煎服。

## 关节痛
【材料】鲜柚皮 90 克，生姜 24 克。
【做法】柚皮切碎，与生姜一起捣烂，敷患处。

## 宿食停滞不消化
【材料】柚子皮 9 克，山楂肉 7.5 克，鸡内金 7.5 克，砂仁 4.5 克。
【做法】将上述材料用水煎服。

---

## 药材小常识

鸡内金

健胃消食，涩精止遗。用于食积不消，呕吐泻痢，小儿疳积，遗尿，遗精。

砂仁

化湿开胃，温脾止泻，理气安胎。用于湿浊中阻，脘痞不饥，脾胃虚寒，呕吐。

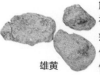

雄黄

解毒杀虫，燥湿祛痰，截疟。用于痈肿疔疮，蛇虫咬伤，虫积腹痛，惊痫，疟疾。

## 蔬果饮品

# 柚子酒

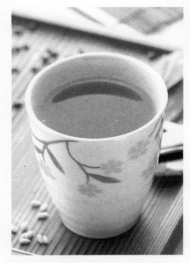

材料：
柚子 4 个，白糖 150 克，米酒 3 瓶。

做法：
将柚子纵切成 8 瓣，加入白糖，用米酒浸泡 3 个月后取出饮用，每次饮 20~30 毫升，一日 2 次。

效用：
此酒可消除疲劳，预防中风。

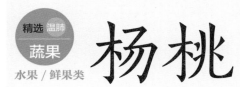

精选 温肺
**蔬果**
水果 / 鲜果类

# 杨桃

杨桃有甜、酸两种。甜杨桃，味酸，甜，性寒。有清热，生津，利尿解毒作用。对热毒偏盛、津伤口渴、风热咳嗽、咽喉肿痛、风火牙痛、口舌生疮、饮酒过度、疟疾引起肝脾肿等症均有调治效果。

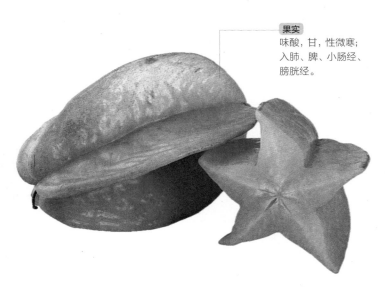

**果实**
味酸，甘，性微寒；入肺、脾、小肠经、膀胱经。

## 别名
五棱子、五敛、羊桃、阳桃、三棱子、风鼓、鬼桃。

## 适宜人群
风热咳嗽、咽喉疼痛者，小便热涩者，泌尿系统结石患者，患有心血管疾病或肥胖的人。

## 食用部分
果肉。

## 药用部分
果肉，花，枝，叶，根。

---

### 各部位的药用功效

**果实** 治咽喉肿痛，风热咳嗽，口腔溃烂，沙哑，胸闷欲呕，消化不良，脾肿大，骨节风痛，石淋，小便涩赤，坏血病。

**用量用法：** 鲜果生食，或绞汁饮。

**内服：** 煎汤 24~45 克。

**根** 慢性头痛，关节疼痛，鼻衄，遗精。

**用量用法：** 鲜根 30~60 克，水煎服。干品减半。

**花** 调治鸦片毒，疟疾，白带；解寒热。

**用量用法：** 干花 9~15 克，水煎服。

**枝叶** 治疮疖肿毒，风热感冒，小便不利，跌打肿痛，产后浮肿，急性胃肠炎。

**用量用法：** 外用，捣敷。

### 营养专家

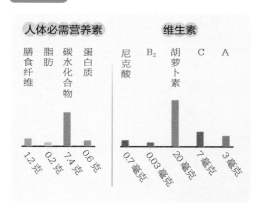

人体必需营养素

| 膳食纤维 | 脂肪 | 碳水化合物 | 蛋白质 |
|---|---|---|---|
| 1.2 克 | 0.2 克 | 7.4 克 | 0.6 克 |

维生素

| 尼克酸 | B₂ | 胡萝卜素 | C | A |
|---|---|---|---|---|
| 0.7 毫克 | 0.03 毫克 | 20 毫克 | 7 毫克 | 3 毫克 |

---

医生提示

- 杨桃易损脾胃，脾胃虚寒或肾脏病等患者，宜少吃或不吃。
- 杨桃含有某种神经毒素，而且含钾量高，洗肾及肾衰竭者吃后易导致不断地打嗝。
- 尿酸或痛风者，忌食。

# 中药对症食疗方

## 解酒

【材料】杨桃 1 个。

【做法】将杨桃切片，晒成半干，用食盐或米醋糖渍后加水煎服。

## 皮肤红肿成块，瘙痒症

【材料】鲜酸杨桃 300 克。

【做法】将鲜酸杨桃捣烂，加水煮浓汁，外洗患处，一日 2~3 次。另外内服糖渍杨桃 15 克。

## 小便赤涩痛

【材料】鲜杨桃 3 个，冷开水 1 杯。

【做法】将鲜杨桃洗净，捣烂，加冷开水调匀服用，一日 2 次。胃肠不好的患者，饭后服；如患有尿酸、痛风等症，则不宜服用。

## 风热咳嗽

【材料】鲜杨桃 90 克，冰糖适量。

【做法】将杨桃洗净切片，绞汁加冰糖炖服。或一日食鲜杨桃 1~2 个，一日 2~3 次。

## 慢性头痛

【材料】鲜杨桃根 75 克，豆腐 90 克。

【做法】将二者一同炖服，一日 1 次。

## 咽喉痛

【材料】鲜杨桃 1~2 个。

【做法】一日吃 2~3 次。

## 疖肿

【材料】鲜杨桃叶适量。

【做法】将鲜杨桃叶捣烂，外敷患处。有止血止痛，散热去毒的作用。

## 泌尿道结石

【材料】鲜杨桃 4 个，蜂蜜 40 毫升。

【做法】将鲜杨桃炖烂食用，早晚各 1 次。

---

**药材小常识**

益气和中，生津润燥，清热解毒。治赤眼，消渴，休息痢，解硫黄、烧酒毒。

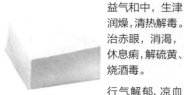

豆腐

行气解郁，凉血破淤。常用来治疗胸腹胁肋诸痛，失心癫狂，吐血，衄血，尿血，血淋、妇女倒经，黄疸等疾病。

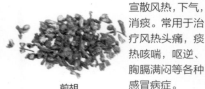

乙金

宣散风热，下气，消痰。常用于治疗风热头痛，痰热咳喘，呕逆、胸膈满闷等各种感冒病症。

前胡

**蔬果饮品**

# 杨桃牛奶香蕉蜜

材料：

杨桃 1 个，牛奶 200 毫升，香蕉 1 根，柠檬半个，冰糖少许。

做法：

将杨桃洗净，切块；香蕉去皮切段；柠檬切片。将杨桃、香蕉、柠檬、牛奶放入果汁机中，搅打均匀。最后在果汁中加入少许冰糖调味即可。

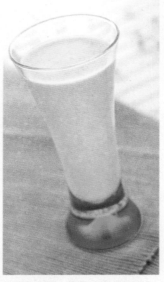

疏风清热 · 滋阴强壮

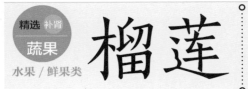

精选 补肾
蔬果

水果 / 鲜果类

榴莲

东印度和马来西亚是榴莲的原产地，后传入菲律宾，头一次食用榴莲时，那种异常的气味使许多人"闻而却步"，但是，也有许多人吃了第一口，就会被榴莲那种特殊的香味和质感所吸引。

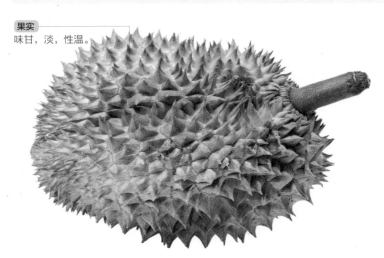

果实
味甘，淡，性温。

**别名**
老虎果。

**适宜人群**
一般人都可食用。

**食用部分**
果肉。

**药用部分**
果壳，根，叶。

## 各部位的药用功效

**果实** 治虚寒证，产后虚寒，心腹冷痛，暴痢。
**用量用法：** 适量地食用。

**果壳** 外用皮肤病，皮肤瘙痒，疥癣。
**用量用法：** 煎汁熏洗或捣烂外敷于患处。

**根、叶** 治感冒，腹泻，解热，用于风热等症。
**用量用法：** 9～15 克。

**种子** 富含蛋白质，强身健体。
**用量用法：** 可烤食，做法如栗子，去壳食用。

**榴莲全株** 有滋阴强壮，疏风清热，利胆退黄，杀虫止痒的功效，用于精血亏虚，须发早白，衰老，风热，黄疸，皮肤瘙痒，疥癣等症。

**用量用法：** 取 6 克左右，水煎服用。

**外用：** 捣烂外敷于患处，或入浴熏洗。

## 营养专家

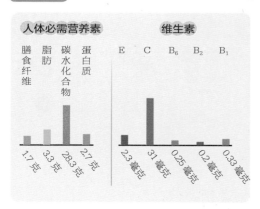

| 人体必需营养素 | | | | 维生素 | | | | |
|---|---|---|---|---|---|---|---|---|
| 膳食纤维 | 脂肪 | 碳水化合物 | 蛋白质 | E | C | B₆ | B₂ | B₁ |
| 1.7 克 | 3.3 克 | 28.3 克 | 2.7 克 | 2.3 毫克 | 31 毫克 | 0.25 毫克 | 0.2 毫克 | 0.33 毫克 |

### 医生提示

- 肾脏病或心脏疾病患者，不可多食。
- 皮肤病患者不宜吃。
- 癌症或疾病初愈患者慎食，以免导致病情恶化。
- 因榴莲性热，味浓，不易消化，多吃易上火，引起口干舌燥症状，最好配上有清凉解热的山竹辅食最好。

# 中药对症食疗方

## 促进血液循环

【材料】榴莲 250 克，水饺皮适量，油适量。

【做法】用水饺皮将榴莲果肉包成水饺一样，放入热油中炸至金黄色，即可捞起食用。

## 腹泻

【材料】榴莲根 9 克，地锦草 12 克，鲜蛇皮 30 克，井边草 24 克，五根草 12 克，忍冬叶 15 克。

【做法】将上述药材水煎，分 3 次服用，连服 3~6 天。

## 腹部寒凉

【材料】榴莲壳、猪骨头、食盐各适量。

【做法】将榴莲果壳和猪骨头一起煮汤，放入食盐调味即可服用。

## 胃寒

【材料】榴莲皮肉适量，鸡一只。

【做法】将榴莲皮肉与鸡煮汤服用。此汤对妇女还有滋补作用。

## 补肾

【材料】榴莲核 15 克，瘦肉 60 克，桂圆肉适量。

【做法】将榴莲核、瘦肉与桂圆肉加水一同煲汤饮用。

## 降火解滞

【材料】榴莲壳适量。

【做法】将榴莲壳放入水中，并加入少量食盐，煲成汤服用。

## 补充体力

【材料】榴莲核 1~2 个，猪骨头 300 克，食盐适量。

【做法】把洗干净的榴莲核和敲碎的猪骨头放入瓦煲里，加水 2500 毫升，武火煲沸后，改为文火煲约 2 小时，最后调入食盐即可。此为 3~4 人量，每星期食用 2~3 次。

## 产后补虚

【材料】榴莲果肉适量。

【做法】酌量食用。

---

**药材小常识**

清热解毒，凉血止血。用于腹泻，肠炎，咳血，尿血，便血，崩漏，疮疖、痈肿。

地锦草

清热利湿，活血消肿。主治腹泻，水肿，肝炎，胆囊炎，喉痹，泌尿系统感染。

井边草

**蔬果饮品**

# 榴莲鲜奶

材料：

榴莲肉 70 克，鲜奶 200 毫升，冰块 1 杯，蜂蜜 1 小匙。

做法：

将榴莲肉放入果汁机内，再倒入鲜奶，打匀成汁。最后加入蜂蜜调匀，夏季可加入冰块饮用。

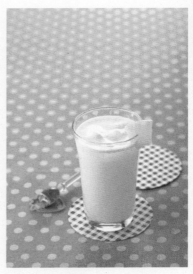

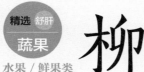

**精选 舒肝**
**蔬果**
水果 / 鲜果类

# 柳橙

❋　柳橙含那可汀成分，有与可待因相似的镇咳作用，而且无中枢抑制现象，没有成瘾性。柳橙富含维生素C、钙及磷等元素，专入肝经，善疏肝理气，通乳散结，对乳汁不通、乳房结块肿痛、肝郁气滞、胁肋疼痛等症均有辅助疗效。

**果皮**
味苦，辛，性微温，
入肝经。

**果肉**
味甘，微酸，性平；
入胃、肺、肝经。

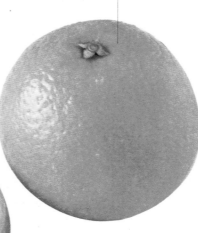

**别名**
金球、香橙、黄橙。

**适宜人群**
胸膈满闷、恶心欲吐、饮酒过多及宿醉未醒的人。

**食用部分**
果汁，果肉。

**药用部分**
果皮，果核，叶，幼果。

## 各部位的药用功效

**果肉** 治胃气不和，呕吐恶心，食欲不振，酒醉不醒，鱼蟹中毒，咳嗽，妇女乳房红肿硬结痛，肝气不舒，胁肋疼痛，腹部胀满。

**用量用法：** 适量食用，或榨汁。

**果皮** 治咳嗽，食欲不振，胃气不和。

**用量用法：** 鲜品适量，绞汁。或干品研细末，每次用 6 克，煎汤 10~20 克。

## 营养专家

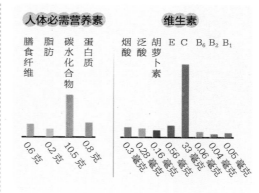

**人体必需营养素**

| 膳食纤维 | 脂肪 | 碳水化合物 | 蛋白质 |
|---|---|---|---|
| 0.6克 | 0.2克 | 10.5克 | 0.8克 |

**维生素**

| 烟酸 | 泛酸 | 胡萝卜素 | E | C | $B_6$ | $B_2$ | $B_1$ |
|---|---|---|---|---|---|---|---|
| 0.3毫克 | 0.28毫克 | 0.16毫克 | 0.56毫克 | 33毫克 | 0.06毫克 | 0.04毫克 | 0.05毫克 |

### 医生提示

➦ 脾胃虚寒者少食。
➦ 腹泻者忌吃。
➦ 肺寒喘者慎用。
➦ 忌与槟榔同食。
➦ 糖尿病患者忌食。

# 中药对症食疗方

## 饮酒过度

【材料】柳橙2个。

【做法】绞汁服用。

## 消化不良

【材料】柳橙适量。

【做法】捣汁饮服。

## 防治血管硬化，消除疲劳

【材料】柳橙1个，橘子1个，柠檬汁1小匙。

【做法】柳橙及橘子剥皮去种子，用果汁机榨成汁，再加入柠檬汁拌匀饮用。

## 支气管炎

【材料】鲜柳橙1个，冰糖15克。

【做法】柳橙切成4瓣，加入冰糖，隔水炖30分钟后连皮吃，早晚各1次。

## 急性咽喉炎

【材料】鲜柳橙。

【做法】榨汁1杯，慢慢服用，一日2~3次。

## 干渴

【材料】柳橙汁60毫升，鲜黄瓜压汁60毫升。

【做法】柳橙汁和黄瓜汁混匀饮服。

## 久咳声哑

【材料】柳橙汁1杯。

【做法】慢慢咽服，一日2~3次。

## 缺乏维生素C

【材料】鲜柳橙果3个。

【做法】去皮，早晚各吃1次柳橙果肉。

---

**药材小常识**

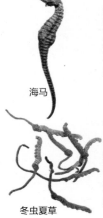

海马

补肾壮阳、调气活血。可治阳痿、遗尿、虚喘、难产、症积、疔疮肿毒等症状。

冬虫夏草

补虚损、益精气、止咳化痰。可治痰多喘嗽、咳血、自汗盗汗、阳痿遗精、腰膝酸痛、病后久虚不复。

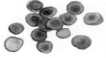

鹿茸

温肾壮阳，强筋健胃，生精益血，还能促进生长发育和改善造血功能。

**蔬果饮品**

## 柠檬柳橙香瓜汁

材料：

柠檬1个、柳橙1个、香瓜1个、冰块少许。

做法：

将柠檬洗净，切块；柳橙去皮、去子，切块；香瓜洗净，切块。将柠檬、柳橙、香瓜按顺序放入榨汁机榨汁。向果汁中加入少许冰块，再依个人口味调味即可。

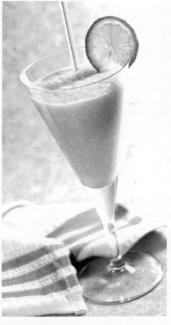

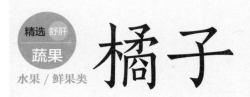

精选 舒肝
蔬果
水果 / 鲜果类

# 橘子

❀ 橘子色彩鲜艳、酸甜可口，是秋冬季常见的美味佳果。可防治心脏病，有强化肝脏的解毒能力。经常食用橘子，对心、肝有保健作用。柑橘皮，中药名称为陈皮。含有柠檬萜、脂肪酸、橙皮苷、挥发油等，是芳香健胃药。

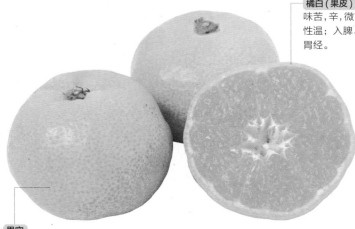

橘白 ( 果皮 )
味苦, 辛, 微甘,
性温；入脾、
胃经。

**别名**
橘柑。

**适宜人群**
一般人群均可食用。

**食用部分**
果实。

**药用部分**
全橘皮，橘叶，橘白，橘红，橘根，橘络，橘饼，橘核。

果实
味甘, 酸, 性平; 入肺、胃经。

## 各部位的药用功效

**果实** 治消渴，呃逆，胸膈结气，肺气肿，慢性咳嗽，老人咳嗽痰多，酒醉，心血管疾病，高血压，消化不良，食欲不振，便秘，胸肋痛。

**用量用法：** 生食，也可蜜煎。

**外用：** 捣汁外敷。

**青橘皮** 治肝气停滞胁肋胀痛，乳房胀痛，疝气痛，食积胀痛，气积胀痛，气滞血淤，积聚痞块症。

**用量用法：** 3~6 克，陈皮 3~6 克，水煎服。

**叶** 治胸胁胀痛，乳腺炎，乳房结块。

**用量用法：** 4.5~12 克，鲜品可用 45~90 克，用煎水服，或捣汁服。

**外用：** 捣烂外敷。

**橘红** 治风寒咳嗽，痰多气逆，恶心，呕心，胸脘痞胀。

**用量用法：** 3~9 克，水煎服。

## 营养专家

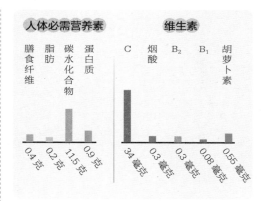

人体必需营养素

| 膳食纤维 | 脂肪 | 碳水化合物 | 蛋白质 |
|---|---|---|---|
| 0.4 克 | 0.2 克 | 11.5 克 | 0.9 克 |

维生素

| C | 烟酸 | B₂ | B₁ | 胡萝卜素 |
|---|---|---|---|---|
| 34 毫克 | 0.3 毫克 | 0.3 毫克 | 0.08 毫克 | 0.55 毫克 |

## 医生提示

⇨ 脾胃虚弱者、月经期妇女或产妇，不可食用。

⇨ 风寒感冒咳嗽者不宜食用。

⇨ 阴虚燥咳或久嗽气虚者，禁用橘红。

⇨ 体虚者慎服橘核。

⇨ 青橘皮（青皮）容易破气，破气则伤气，所以气虚者不宜用。

⇨ 过食柑橘，可导致机体功能紊乱。

# 中药对症食疗方

## 肺气肿
【材料】鲜柑橘1个，红枣5颗。
【做法】先将柑橘剥开，带皮隔水炖30分钟后，食柑橘果肉及红枣。

## 解酒
【材料】鲜柑橘2个。
【做法】鲜柑橘去皮，放入果汁机内，加1杯凉开水，榨汁服。

## 老人咳嗽痰多
【材料】鲜柑橘1个，生姜2片，冰糖15克。
【做法】将柑橘剥开，连皮加生姜及冰糖隔水炖1小时后食用，连皮吃更好。

## 脂肪肝
【材料】陈皮6克，红花6克，大枣5粒。
【做法】大枣去核，与红花、陈皮共放入锅内，加水煎煮，过滤取药液代茶服用，适于冬季代茶饮。

## 胃脘胀痛
【材料】橘花3克，神曲3克，红茶3克。
【做法】用开水冲泡饮服，一日1剂。

## 睾丸肿痛
【材料】柑核(种子)24克，小茴香7.5克。
【做法】水煎2次，早晚各服1次。

## 产后乳汁不通，红肿热痛
【材料】柑核(种子)12克，米酒30毫升。
【做法】将柑核捣烂，加米酒及水煎服，早晚各服1次。

## 失音，咽痛
【材料】柑皮180克。
【做法】洗净，水煎代茶服。

---

## 药材小常识

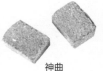
神曲

健脾和胃，消食调中。治饮食停滞，胸痞腹胀，呕吐泻痢。

红茶

提神消疲，生津清热，利尿，消炎杀菌，解毒，养胃。

红枣

补中益气，养血安神。用于脾虚食少，乏力便溏，妇人脏燥。

## 蔬果饮品

# 芒果橘子奶

材料：
芒果150克、橘子1个、鲜奶250毫升。

做法：
将芒果洗干净，去外皮，切成块备用；将橘子去掉外皮，去子，去内膜。将所有材料一起倒入果汁机内搅打2分钟即可。

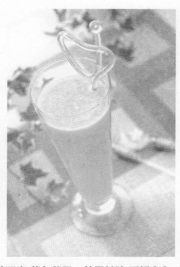

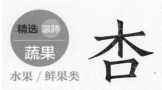

精选 温肺
蔬果

# 杏

水果 / 鲜果类

※　杏是我国北方常见的水果之一，其果实早熟、色泽鲜艳、果肉多汁、口味酸甜，深受人们的喜爱。杏是一种营养价值较高的水果，它含有多种有机成分和人体所必需的维生素及无机盐类。

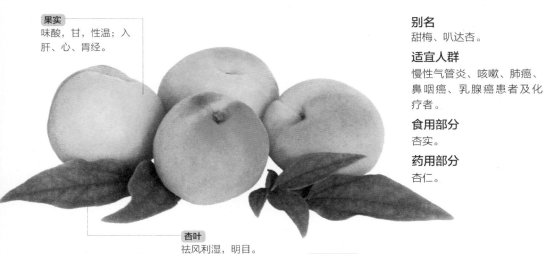

**果实**
味酸，甘，性温；入肝、心、胃经。

**杏叶**
祛风利湿，明目。

**别名**
甜梅、叭达杏。

**适宜人群**
慢性气管炎、咳嗽、肺癌、鼻咽癌、乳腺癌患者及化疗者。

**食用部分**
杏实。

**药用部分**
杏仁。

## 各部位的药用功效

**果实** 治肺热咳嗽，津伤口渴。

**用量用法：** 生食或晒成果脯，适量。

**内服：** 3~9 克，水煎服。

**仁** 治各种咳嗽气喘症，哮喘，肺疾病，风热感冒，声哑，腹胀便秘，偏头痛，肠燥便秘。

**用量用法：** 6~9 克，水煎服。

**花** 治手脚逆冷，妇女不孕，肢体痹痛，寒热痹。

**用量用法：** 取干杏花 3~9 克，研末或煎汤内服。

**枝条** 治跌打损伤。

**用量用法：** 锉细，加酒熬煮，去渣，每次服用 25 毫升。

**树皮及根** 主治杏仁中毒。

**用量用法：** 取杏树皮 60 克，取纤维部分，加水 200 毫升，煎煮 20 分钟，去渣取汁，温服。

## 营养专家

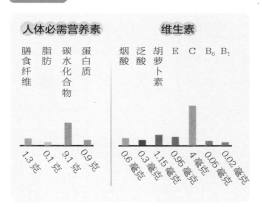

人体必需营养素

| 膳食纤维 | 脂肪 | 碳水化合物 | 蛋白质 |
|---|---|---|---|
| 1.3 克 | 0.1 克 | 9.1 克 | 0.9 克 |

维生素

| 烟酸 | 泛酸 | 胡萝卜素 | E | C | $B_6$ | $B_1$ |
|---|---|---|---|---|---|---|
| 0.6 毫克 | 0.3 毫克 | 1.15 毫克 | 0.95 毫克 | 4 毫克 | 0.05 毫克 | 0.02 毫克 |

### 医生提示

- 杏鲜品不宜多食，以免伤脾胃并损齿。
- 食杏后，不宜喝浓茶。
- 阴虚咳嗽或便溏者，忌用杏仁。
- 产妇或幼儿，特别是糖尿病患者，不宜吃杏或杏制品。

# 中药对症食疗方

## 声音嘶哑

【材料】杏仁 3 克。

【做法】将杏仁加水煎煮代茶饮用，有祛痰润肺作用。

## 咽干渴

【材料】鲜杏果 3 个。

【做法】早晚各吃 1 次。若无鲜杏果，也可用杏干。

## 风热感冒

【材料】杏仁 8 克，牛蒡子 8 克，桑叶 8 克，桔梗 8 克，菊花 8 克。

【做法】将上述材料加 2 碗水煎成 1 碗，第 2 次煎把一碗半水煎成 8 分，早晚各服 1 次，连服数天。

## 哮喘

【材料】杏仁 12 克，麻黄 12 克，甘草 5 克，豆腐 200 克。

【做法】在上述材料中加适量水，一同煮 60 分钟，去渣，早晚各服 1 次，喝汤吃豆腐。

## 小儿脐烂

【材料】杏仁适量。

【做法】杏仁去皮，研成末敷在患处。

## 胃阴虚，口干

【材料】杏子蜜饯 8 个。

【做法】沸开水浸泡服。

## 老人便秘

【材料】甜杏仁 12 克，大米 24 克，白糖 24 克。

【做法】甜杏仁去皮，加水少许，加大米、白糖共磨成糊状煮熟吃，早晚各 1 次。

## 肺燥咳嗽

【材料】杏仁 10 克，大鸭梨 1 个，冰糖适量。

【做法】先将杏仁洗净，去皮尖打碎；鸭梨洗净、去皮、去核、切块，与杏仁同煮，熟后加入冰糖即成，不拘时饮之。

---

**药材小常识**

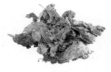
桑叶

泻肺平喘，利水消肿。用于肺热喘咳，水肿胀满尿少，面目肌肤浮肿。

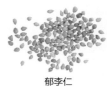
郁李仁

润燥滑肠、下气、利水。多用于津枯肠燥、食积气滞、腹胀便秘、水肿、脚气、小便不利等症。

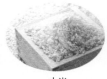
大米

补中养胃、益精强志、聪耳明目、和五脏、通四脉、除烦止渴、止泻。

**蔬果饮品**

# 葡萄菠萝杏汁

材料：

葡萄 1 小串，1/3 个菠萝，2 个杏。

做法：

将葡萄和杏洗净，去掉杏中的核，但葡萄中的子可留下，将菠萝去皮。将所有水果都切成合适大小的块，榨汁并立即饮用。

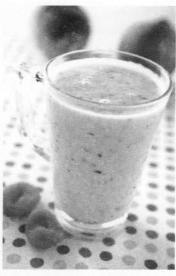

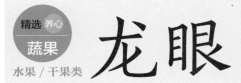

精选 养心
蔬果

水果 / 干果类

# 龙眼

龙眼，俗称"桂圆"，是我国南亚热带著名特产，历史上有"南桂圆北人参"的说法。龙眼果实营养丰富，被视为珍贵的补品，历来备受人们喜爱。李时珍曾有"资益以龙眼为良"的评价。

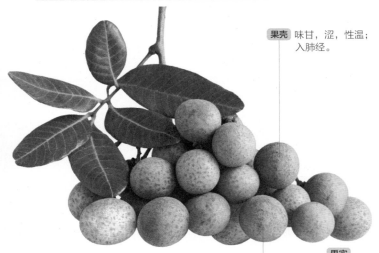

果壳 味甘，涩，性温；入肺经。

果实 味甘，性温；入心、脾经。

## 别名
桂圆、益智、骊珠、元肉。

## 适宜人群
记忆力低下、头晕失眠者、体质虚弱的老年人及妇女。

## 食用部分
果实。

## 药用部分
果壳，核，根，树皮，花，叶。

## 各部位的药用功效

**果实** 治气血不足，血虚，心悸怔忡，健忘失眠，贫血，心虚头晕，神经衰弱，妇女更年期心烦出汗，胃炎，胃下垂，脾虚泄泻，产后抽搐无力，闭经，产后浮肿，阳痿，遗精，烧烫伤。

**用量用法：** 9~15 克，水煎服或浸酒。

**核** 治疝气，创伤出血，瘰疬，腋臭，疥癣，湿疮。

**用量用法：** 3~9 克，水煎服或研末。

**果壳** 治心虚头晕，聪耳明目，散邪祛风。

**用量用法：** 3~9 克，水煎服。

**外用：** 研末撒或捣敷。

**根** 治月经不调、白带、乳糜尿、肾虚腰痛、遗精、糖尿病、胃溃疡、风湿关节痛、小便白浊、丝虫病、下消。

**用量用法：** 30~45 克，水煎服。

## 营养专家

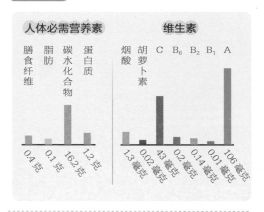

| 人体必需营养素 | | | | 维生素 | | | | | |
|---|---|---|---|---|---|---|---|---|---|
| 膳食纤维 | 脂肪 | 碳水化合物 | 蛋白质 | 烟酸 | 胡萝卜素 | C | B_6 | B_2 | B_1 | A |
| 0.4克 | 0.1克 | 16.2克 | 1.2克 | 1.3毫克 | 0.02毫克 | 43毫克 | 0.2毫克 | 0.14毫克 | 0.01毫克 | 1.06毫克 |

### 医生提示

- 痰湿阴滞者慎用。
- 阴虚引起大便干燥者不宜食用。
- 孕妇、虚火旺盛、风寒感冒或消化不良者，不宜食用。
- 鲜龙眼肉多食易生湿热及引起口干，入药治病多用干龙眼。

# 中药对症食疗方

## 御寒，增强体力
【材料】龙眼肉9克，人参6克。
【做法】在龙眼肉及人参中加入半碗水炖至8成，饮服。

## 妇女经闭
【材料】龙眼24克，红枣5枚。
【做法】加水适量，共炖食。

## 血虚偏头痛
【材料】龙眼肉24克，鸡蛋1个，白糖适量。
【做法】共煮汤食用。

## 生产后身体虚弱无力
【材料】龙眼肉30克，当归6克，鸡肉150克。
【做法】加水适量共炖食。

## 体癣，头癣
【材料】龙眼核仁适量，米醋少许。
【做法】共研成糊状，外敷患处。

## 胃口不佳，脾虚泄泻
【材料】龙眼肉12克，白术6克。
【做法】加水煎，早晚各服1次。

## 脾虚泄泻
【材料】龙眼15粒，莲子12克，生姜3片。
【做法】将龙眼去外壳，莲子去心，加水适量，加姜片炖至烂，早晚各1次，连续服食一周。

## 贫血
【材料】龙眼肉30克，大枣10枚。
【做法】将两者洗净去核，放入锅中，加水120毫升，共煎至沸，转用文火再煎15分钟即可。饮汤吃龙眼肉及大枣。

---

### 药材小常识

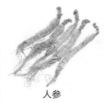
人参

大补元气、固脾生津、安神。治劳伤虚损、食少、大便滑泻、虚咳喘促、尿频等症状。

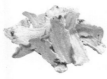
当归

补血活血、润肠通便。用于血虚萎黄、晕眩心悸、月经不顺、经闭痛经、虚寒腹痛、肠燥便秘等。

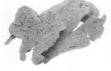
白术

补脾益胃、燥湿和中。可治脾胃气弱、倦怠少气、虚胀腹泻、水肿、黄疸等症状。

### 蔬果饮品

## 龙眼芦荟冰糖露

材料：
龙眼80克、芦荟100克、冰糖适量、开水300毫升。

做法：
将龙眼洗净，剥去外壳，去核取肉；芦荟洗净，去皮切块。龙眼入小碗中，加沸水，加盖闷约5分钟，让它软化，放冷。将准备好的材料放入果汁机中，加开水，快速搅拌，再加入适量冰糖即可。

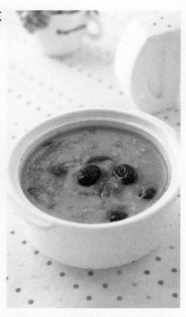

第四章 黄色蔬果篇

解郁和脾 · 止呕生津

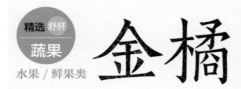

精选 舒肝
**蔬果**
水果 / 鲜果类

# 金橘

☀ 金橘富含维生素 C 和金橘苷，有强化毛细血管，防治血管脆性和破裂，增强人体抗寒等作用。经常食用金橘，可防感冒。金橘对高血压、血管硬化、冠心病、风寒感冒、咳嗽等均有疗效。

**果实**
味辛，甘，微酸，性温；入脾、胃经。

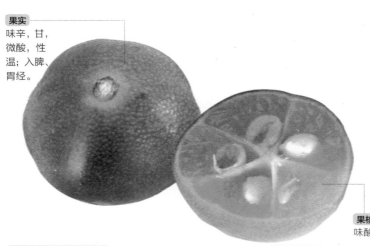

**果核**
味酸、性平；入肝、肺经。

**别名**
金柑。

**适宜人群**
一般人群均可食用。

**食用部分**
果实，果露。

**药用部分**
核，根，叶。

## 各部位的药用功效

**果实** 治高血压病，血管硬化，冠心病，痰喘，百日咳，消化不良，食欲不振，腹部胀满，胸闷郁结，风寒感冒咳嗽。

**用量用法：** 取金橘适量，切碎，水煎，全部食用。

**果皮** 治食欲不振，急性肝炎，胃痛，疝气，脱肛，子宫下垂，慢性气管炎，胆囊炎。

**用量用法：** 取新鲜的果皮 30~90 克直接食用，或干品 15~24 克，研碎，水送服。

**核** 治喉痹，眼疾，瘰疬。

**用量用法：** 30~90 克，水煎服。

**根** 治疝气，胃痛，产后腹痛，痰滞气逆，冷咳，百日咳，胃痛吐食，子宫下垂，瘰疬，风湿，神经痛。

**用量用法：** 30~90 克，水煎服。

**叶** 治噎膈，瘰疬。

**用量用法：** 内服鲜品 12~24 克，干品 3~9 克。捣汁或嚼服或泡茶饮。

## 营养专家

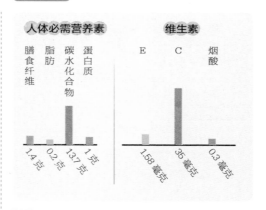

人体必需营养素

| 膳食纤维 | 脂肪 | 碳水化合物 | 蛋白质 |
|---|---|---|---|
| 1.4 克 | 0.2 克 | 13.7 克 | 1 克 |

维生素

| E | C | 烟酸 |
|---|---|---|
| 1.58 毫克 | 35 毫克 | 0.3 毫克 |

### 医生提示

- 金橘含有丰富的维生素 C，其食疗功效多，食用禁忌少。但因其果肉酸，最好不要过量生食。
- 寒冬吃金橘有防治感冒及其并发症的作用。
- 适宜胸闷郁结，食欲不振，或伤食过饱，醉酒口渴之人食用。
- 糖尿病患者忌食用金橘。

# 中药对症食疗方

## 疝痛
【材料】金橘干 10 个。
【做法】金橘捣碎，放入加有半斤酒及水的锅中同煮，早晚各服 1 次。

## 胃腹胀痛，消化不良
【材料】鲜金橘 3 个。
【做法】洗净，生食，早晚各 1 次。

## 肝气犯胃引起胃、十二指肠溃疡
【材料】金橘根 30 克，猪肚 120 克，食盐少许。
【做法】将金橘根、猪肚用清水洗净，切块，加水 4 碗煲成 1 碗半，加食盐少许调味，喝汤，一日 1 剂。有疏肝理气，和胃止痛作用。

## 胃口不佳，食欲不振
【材料】鲜金橘适量（晒成半干备用），白糖适量。
【做法】先将白糖加水煮溶化成糖浆，再将半干的金橘浸入糖浆中渍制为糖金橘，每次 30 克，嚼食。

## 百日咳初期
【材料】金橘叶 6 克，荷叶 15 克，刀豆子 6 克，雪梨 1 个。
【做法】雪梨洗净、去皮、去核、切片，与所有材料一起加水煎服，一日数次。

## 百日咳
【材料】鲜金橘 12 克（干品者 8 克），紫菀 5 克，麻黄 3 克，冰糖适量。
【做法】水煎，酌量加冰糖，温服，连服数日。

## 胃痛
【材料】金橘干 10 个。
【做法】水煎 3 次，饭前服 1 次，连服 7~10 天。

## 风寒感冒咳嗽
【材料】鲜金橘 10 个，冰糖 30 克。
【做法】隔水炖 30 分钟后食用，一日 2 次。或吃鲜金橘 5 粒，一天 3 次。

---

## 药材小常识

紫菀

润肺下气，消痰止咳。主治痰多喘咳，新久咳嗽，劳嗽咳血。

麻黄

发汗散寒，宣肺平喘，利水消肿。用于风寒感冒，胸闷喘咳，风水浮肿，支气管哮喘。

刀豆

温中，下气，止呃。用于虚寒呃逆，呕吐。

## 蔬果饮品

# 金橘酒

材料：
金橘 300 克、白糖 150 克、米酒 3 瓶。

做法：
将金橘洗净，切碎，加入白糖浸泡于米酒中，置于阴凉处，2 个月后即可启封饮用。每次在睡前饮用，一日 1 次饮用 1 杯。浸泡过的金橘也可以食用，不要扔掉。

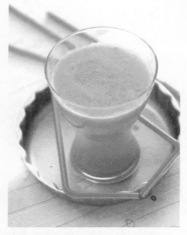

第四章 黄色蔬果篇

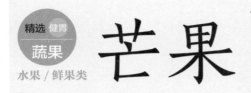

益胃生津 · 止渴降逆

精选 健胃

蔬果

水果 / 鲜果类

# 芒果

❀ 芒果富含维生素 A、维生素 C，可用于治疗慢性胃炎、消化不良、呕吐等症。芒果还有预防流感和抗肿瘤的作用。芒果苷对慢性气管炎有祛痰止咳之效。

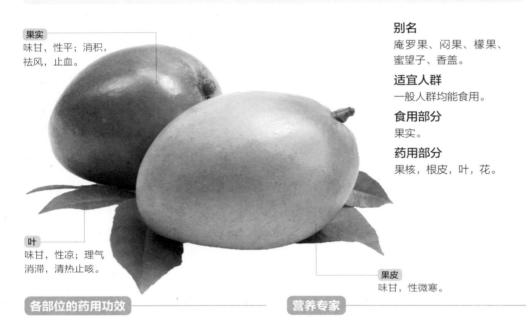

**果实**
味甘，性平；消积，祛风，止血。

**叶**
味甘，性凉；理气消滞，清热止咳。

**果皮**
味甘，性微寒。

**别名**
庵罗果、闷果、檬果、蜜望子、香盖。

**适宜人群**
一般人群均能食用。

**食用部分**
果实。

**药用部分**
果核，根皮，叶，花。

## 各部位的药用功效

**果实** 治便秘，痔疮，高血压，高脂血症，牙龈出血，再生障碍性贫血，口渴，食欲不振，消化不良，肺热咳嗽，咽喉肿痛，口舌生疮，腹泻，还可抗衰老，抗癌。

**用量用法：** 内服，适量食用。

**核** 滋阴，补肾；健胃消食，化痰行气；用于肾虚；主饮食积滞，食欲不振，咳嗽，疝气，睾丸炎。

**用量用法：** 内服：煎汤，60~120 克；或研末。

**皮** 治睾丸肿大。

**用量用法：** 皮适量，水煎服。

**叶** 常用于咳嗽，气喘，多痰。

**用量用法：** 内服 9~15 克，水煎服。

## 营养专家

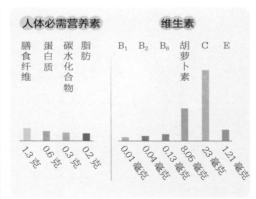

人体必需营养素

| 膳食纤维 | 蛋白质 | 碳水化合物 | 脂肪 |
|---|---|---|---|
| 1.3 克 | 0.6 克 | 0.3 克 | 0.2 克 |

维生素

| $B_1$ | $B_2$ | $B_6$ | 胡萝卜素 | C | E |
|---|---|---|---|---|---|
| 0.01 毫克 | 0.04 毫克 | 0.13 毫克 | 8.05 毫克 | 23 毫克 | 1.21 毫克 |

### 医生提示

- 肾炎患者慎食芒果。
- 过量食用可能导致肾炎。
- 芒果不可与大蒜、辛辣物同食，以免发生黄疸。
- 本品因为有涩便作用，大便秘结者不宜食用，需与蜂蜜合用。

# 中药对症食疗方

## 胃阴虚
【材料】鲜芒果 1~2 个，蜂蜜适量。
【做法】洗净切片，加水煎服。

## 习惯性流鼻血
【材料】芒果茎二层皮 24 克，猪瘦肉适量。
【做法】共炖服，早晚各 1 次。

## 牙龈出血
【材料】鲜芒果 1~2 个。
【做法】直接食用芒果肉及果皮，一日 1 次。

## 咳嗽痰多
【材料】鲜芒果 1 个。
【做法】去核，吃果肉及皮，一日 3 次。

## 睾丸炎
【材料】芒果核 12 克，龙眼核 12 克，黄芪 12 克，红枣 5 个。
【做法】将芒果核及龙眼核打烂，装入过滤袋中，封口，再将黄芪、红枣、加水共煎服。

## 经闭
【材料】芒果片 15 克，红花 6 克，当归 6 克，桃仁 6 克，熟地 24 克，赤芍 6 克。
【做法】先水煎，分 2 次服。

## 湿疹，皮炎
【材料】芒果皮 120 克。
【做法】水煎浓汁外洗患处，一日 3 次。

## 浅层肌肉水肿
【材料】芒果皮 15 克，核仁 24 克。
【做法】水煎服，一日 1 次。

---

**药材小常识**

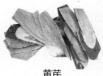
黄芪

补气益卫固表，利水消肿，托毒，生肌。治自汗、盗汗、血痹。

红花

活血通经、散淤止痛。用于经闭、痛经、恶露不行、癥瘕痞块、跌打损伤。

当归

补血活血，调经止痛，润肠通便。用于血虚萎黄、眩晕心悸、月经不调、经闭。

**蔬果厨房**

# 芒果柠檬汁

**材料：**
芒果 1 个、西芹 100 克、柠檬 1/2、冰块少许。

**做法：**
芒果洗净，去皮、核；西芹洗净，茎叶切分开；柠檬连皮切成三块。将柠檬放入榨汁机榨汁，再将西芹的叶子、茎和芒果先后放入榨汁机榨汁。将蔬果汁倒入杯中，加入少许冰块即可饮用。

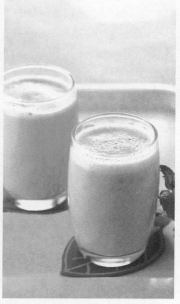

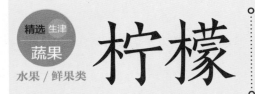

精选 生津
蔬果
水果 / 鲜果类

柠檬

柠檬的果实汁多肉脆，具有芳香的气味，它含有丰富的柠檬酸，因此被誉为"柠檬酸仓库"。又因其味极酸，受到孕妇的喜爱，所以又称益母果。柠檬的强烈酸味源自于其所含的维生素 C 与柠檬酸，具有美白肌肤的功效。

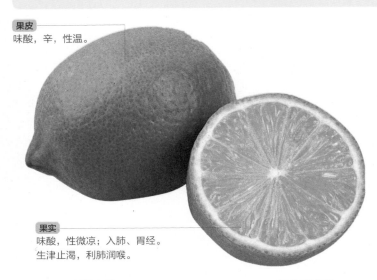

果皮
味酸，辛，性温。

果实
味酸，性微凉；入肺、胃经。
生津止渴，利肺润喉。

**别名**
柠果、黎檬、洋柠檬、益母果。

**适宜人群**
肾结石、高血压、心肌梗死患者，消化不良、维生素 C 缺乏者，胎动不安的孕妇。

**食用部分**
果汁，果肉。

**药用部分**
果皮，核，叶，花，根。

## 各部位的药用功效

**果实** 治肺热痰火，咳喘，腹胀，腹泻，食欲不振，胸闷心烦，跌打损伤，咽喉炎，高血压，心肌梗死；还可防暑解渴。

**用量用法**：新鲜果实，做水果，去皮食用。

**叶** 治慢性支气管炎，气滞腹胀，咳喘痰多。

**用量用法**：9~12 克，用水煎服。

**根** 治胃痛，疝气痛，咳嗽，跌打损伤。

**用量用法**：12~24 克，用水煎服。

**果皮** 治脾胃气滞，食欲不振，脘腹胀痛。

**用量用法**：9~12 克，用水煎服。

**花** 治高血压引起的头晕。

**用量用法**：取 6~12 克，水煎内服。

## 营养专家

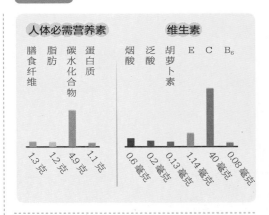

| 人体必需营养素 | | | | 维生素 | | | | | |
|---|---|---|---|---|---|---|---|---|---|
| 膳食纤维 | 脂肪 | 碳水化合物 | 蛋白质 | 烟酸 | 泛酸 | 胡萝卜素 | E | C | B₆ |
| 1.3克 | 1.2克 | 4.9克 | 1.1克 | 0.6毫克 | 0.2毫克 | 0.13毫克 | 1.14毫克 | 40毫克 | 0.08毫克 |

### 医生提示

- 胃寒气滞、腹胀、虚寒喘或痰多等症者，请勿食用。
- 伤风感冒发烧或咳嗽者，尽量少吃。
- 胃溃疡、十二指肠溃疡或胃酸过多者忌用。
- 龋齿或糖尿病患者忌食。
- 高血压患者可以常食柠檬。

# 中药对症食疗方

## 咳嗽痰多

【材料】鲜柠檬1个，冰糖适量。

【做法】将二者隔水炖烂服用，早晚各服1次。

## 饮酒过量

【材料】柠檬45克，甘蔗180克。

【做法】甘蔗去皮，切碎，柠檬捣烂绞汁，慢服。

## 脘腹气滞痞胀

【材料】柠檬9克，厚朴9克，香附9克。

【做法】将上述材料用水煎服。

## 高血压引起的头晕

【材料】柠檬花12克，旋覆花9克。

【做法】将二者水煎，分2次服用，最好饭后服。

## 高血压，高脂血症

【材料】柠檬1个，白糖适量。

【做法】将柠檬去皮，加适量开水和白糖一同榨汁服用。

## 过度劳累乏力

【材料】柠檬果核30克（干品），米酒30毫升。

【做法】将柠檬果核研成细末，睡前米酒送服，每次服用3克。

## 高血压心肌梗死

【材料】柠檬1个，荸荠10个。

【做法】将二者水煎，可食可饮。经常食用效果显著，对心肌梗死患者有改善症状的益处。

## 外寒内热所致慢性支气管炎

【材料】柠檬叶12克，猪肺120克，食盐少许。

【做法】将猪肺洗净切块，加入柠檬叶煲汤，再加食盐调味，饮汤吃猪肺，一日1次。

---

**药材小常识**

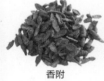

香附

行气解郁，调经止痛。用于肝郁气滞，胸、胁、脘腹胀痛，消化不良。

旋覆花

降气，消痰，行水，止呕。用于风寒咳嗽，痰饮蓄结，胸膈痞满，喘咳痰多。

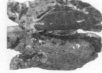

猪肺

治肺虚咳嗽，咯血。

**蔬果饮品**

# 柠檬酒

材料：

新鲜的柠檬300克左右，冰糖300克，酒3瓶。

做法：

将柠檬洗净，切成两半，一半带皮切成4片浸制，一半去皮绞成果汁浸造。浸制后储存1个月即可饮用，长期储存会使酸味降低，并使香味淡薄。

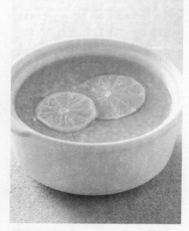

第四章 黄色蔬果篇

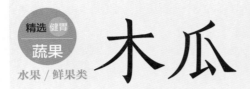

精选 健胃
蔬果

水果 / 鲜果类

# 木瓜

❀ 木瓜素有"百益果王"之称，木瓜蛋白酶能帮助蛋白消化，可用于消化不良、胃炎等症。木瓜对多种病原菌均有抑制作用，木瓜蛋白酶、番木瓜碱有去除寄生虫的作用。

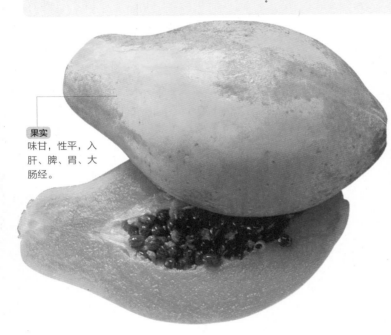

**果实**
味甘，性平，入肝、脾、胃、大肠经。

**别名**
乳瓜、木梨、文冠果。

**适宜人群**
慢性萎缩性胃炎、风湿筋骨痛、跌打扭挫伤、消化不良、肥胖患者及缺奶的产妇。

**食用部分**
果实。

**药用部分**
鲜木瓜、成熟种仁。

## 各部位的药用功效

**果实** 能平肝舒筋，和中祛湿，健脾益胃，通便利尿，清暑解渴，解毒消肿，解酒毒，降血压，助消化。

**用量用法：** 内服 9~15 克，水煎服或鲜品生食。

**外用：** 鲜品捣敷。

**叶** 解毒，接骨，主疮疡肿毒、骨折、小儿热痢。

**用量用法：** 6~12 克，水煎服或泡茶服。

**外用：** 取汁外涂或研末撒。

**枝** 主湿痹邪气，霍乱大吐下，转筋不止。

**用量用法：** 内服 9~15 克，水煎服。

**子** 治烦躁、气急。

**用量用法：** 一日生嚼 7 粒，用温水送下。

## 营养专家

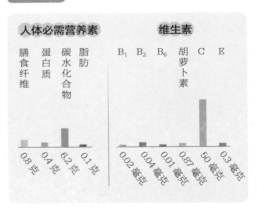

人体必需营养素

| 膳食纤维 | 蛋白质 | 碳水化合物 | 脂肪 |
|---|---|---|---|
| 0.8 克 | 0.4 克 | 6.2 克 | 0.1 克 |

维生素

| $B_1$ | $B_2$ | $B_6$ | 胡萝卜素 | C | E |
|---|---|---|---|---|---|
| 0.02 毫克 | 0.04 毫克 | 0.01 毫克 | 0.87 毫克 | 50 毫克 | 0.3 毫克 |

### 医生提示

- 木瓜过食会产生胀气、腹泻等副作用。
- 未成熟木瓜果汁，适合消化不良者。
- 因木瓜种子含有堕胎成分，故孕妇忌服。

# 中药对症食疗方

## 胃痛、胃炎

【材料】半青熟木瓜 90 克，冰糖适量。

【做法】将木瓜洗净，切片，加冰糖炖食。

## 睡中抽筋

【材料】木瓜 30 克，补骨脂 30 克，米酒 1 瓶。

【做法】用米酒将木瓜、补骨脂浸泡 10 天，每晚饮 1 小杯。

## 心脏病、呼吸不畅

【材料】木瓜成熟种仁 3 克。

【做法】将种仁晒干，研成细末，每次服用 1 克，用开水送下，一日 2 次。

## 蛔虫，绦虫

【材料】未成熟木瓜干粉适量。

【做法】每次服 9 克，早晨空腹服。

## 腰痛

【材料】未成熟木瓜果实 1 个，白酒适量。

【做法】蒂旁切开小段，去种子，将白酒放入木瓜内，照原样封盖好，加热煨熟后，取酒内服及外擦。

## 湿疹

【材料】未熟鲜木瓜 1 个，米醋 30 毫升，食盐 24 克。

【做法】先将木瓜捣烂，再加入米醋及食盐拌匀后，榨取汁液，外涂皮肤患处。

## 足癣

【材料】木瓜 30~60 克，甘草 30 克。

【做法】两药加水煎，去渣，待温后浸洗脚 5~10 分钟，一日 1 次。

## 骨折

【材料】用木瓜鲜雄花、根、叶各 45 克，螃蟹 5 只。

【做法】将上述材料捣烂，外敷患处。

---

**药材小常识**

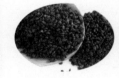

补骨脂

温肾助阳，纳气，止泻。用于阳痿遗精、腰膝冷痛、肾虚作喘、五更泄泻、白癜风、斑秃。

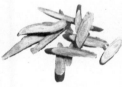

甘草

补脾益气，清热解毒，祛痰止咳，缓急止痛，调和诸药。用于脾胃虚弱，倦怠乏力，心悸气短，咳嗽痰多。

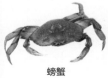

螃蟹

补肾，利尿，舒筋。用于肾病，水肿，小便不利，瘟病，小腿肌肉转筋。

**蔬果厨房**

# 木瓜酒

材料：

未熟透的木瓜 1~3 个（约 1000 克），冰糖 300 克，酒 3 瓶。

做法：

木瓜用热水洗干净，置于太阳下晒 3 天，即可使用。浸泡时先将木瓜切开，连皮带种子一起浸泡，浸泡后置于阴凉处 1 个月左右即可启封食用，本药酒于浸制时不宜加其他药材。

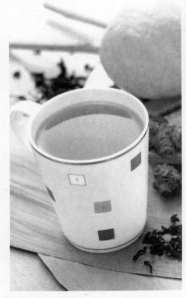

生津止渴 · 清热润燥

精选 生津
**蔬果**

水果 / 鲜果类

# 百香果

✿ 果实富含 B 族维生素，榨出的果汁有消暑清凉的作用。果实甘、酸、凉。能清热，润燥，安神，生津止渴。适当食用，对咽干、声哑、燥咳、便秘、失眠等症均有帮助。

**果实**
味甘，微酸，性平微凉；开胃整肠，清热润燥，生津解渴。

**别名**
计时果、西番莲。

**适宜人群**
一般人群均可食用。

**食用部分**
果实。

**药用部分**
全株，根，叶。

## 各部位的药用功效

**果实** 治咳嗽，咽痛，嘶哑，便秘，痢疾，失眠，经痛。

**用量用法：** 做食品食用，适量。

**全株** 治肺热咳嗽，声哑，咽痛，热咳，高血压，小便白浊，淋巴结核，结膜炎，阴道炎，骨膜炎，关节炎，瘫疮。

**用量用法：** 15~30 克，水煎。

**根** 治骨膜炎，关节炎。

**用量用法：** 15~60 克，水煎服。

## 营养专家

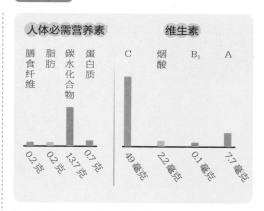

人体必需营养素

| 膳食纤维 | 脂肪 | 碳水化合物 | 蛋白质 |
|---|---|---|---|
| 0.2克 | 0.2克 | 13.7克 | 0.7克 |

维生素

| C | 烟酸 | B₁ | A |
|---|---|---|---|
| 49毫克 | 2.2毫克 | 0.1毫克 | 7.7毫克 |

### 医生提示

- 胃寒者勿多吃。
- 煎汤用量 15~30 克，单吃，不宜久服。
- 勿与人参合用。
- 对百香果过敏者忌食。

# 中药对症食疗方

## 肺燥咳嗽
【材料】百香果 15 克，百合 24 克，枇杷叶 12 克，饴糖适量。
【做法】枇杷叶去毛，所有药材加水煎 2 次，去渣，加饴糖溶化，分 2 次服。

## 喉咙有痰
【材料】百香果 15 克，枇杷叶 9 克，桑叶 15 克，冰糖适量。
【做法】枇杷叶去毛，共水煎 2 次，2 次煎汤混合后，加冰糖调匀，分 2 次服。

## 水肿
【材料】百香果根 60 克，山药 90 克，白茅根 24 克，玉米须 15 克，地骨皮 15 克。
【做法】水 8 碗煎至 3 碗，分 3 次温服。

## 糖尿病
【材料】百香果根 60 克，枸杞根 15 克，消渴草 15 克，白茅根 24 克，玉米须 15 克，山药 90 克。
【做法】水煎 3 碗，分 3 次温服。

## 高血压病
【材料】百香果根 30 克，夏枯草 15 克，老公根 30 克，草决明 15 克，狗贴耳 30 克（后下煎沸）。
【做法】水 6 碗煎至 2 碗，早晚各服 1 次。

## 肺热咳嗽
【材料】百香果根 30 克，枇杷叶 9 克，桑叶 15 克，狗贴耳 30 克（后下煎沸）。
【做法】枇杷叶去毛，共水煎，早晚各服 1 次。

## 失眠
【材料】百香果实 12 克，仙鹤草 24 克。
【做法】煨水服。

## 精神失常
【材料】百香果根 24 克，朱砂 1 克，猪心 1 个。
【做法】猪心内加朱砂，共炖服。

---

**药材小常识**

地骨皮

凉血除蒸，清肺降火。用于阴虚潮热、骨蒸盗汗、肺热咳嗽、咯血、衄血。

夏枯草

清火，明目，散结，消肿。用于目赤肿痛，目珠夜痛，头痛眩晕，瘰疬。

仙鹤草

收敛止血，截疟，止痢，解毒。用于咳血，吐血，崩漏下血，疟疾，血痢，脱力劳伤。

**蔬果饮品**

# 百香果汁

**材料：**
百香果 3 个，冷开水约 200 毫升，蜂蜜少许，柠檬汁少许，碎冰少许。

**做法：**
将百香果洗净切开，以汤匙将果肉挖出，放入果汁机中；加入蜂蜜、冷开水、柠檬汁打匀过滤后倒入杯中，加入碎冰即可饮用。

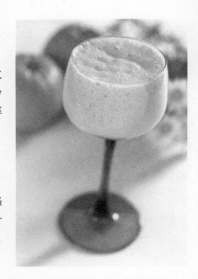

**精选** 健脾
**蔬果**
蔬菜 / 瓜类

# 南瓜

黄色的南瓜果肉含有丰富的 β-胡萝卜素，它能强健肌肤，提高身体的抵抗力，具有缓解眼睛疲劳的功效；还能去除活性氧，有抗氧化的作用，提升免疫功能，强化对抗癌细胞的大型噬菌体，具有防癌作用。

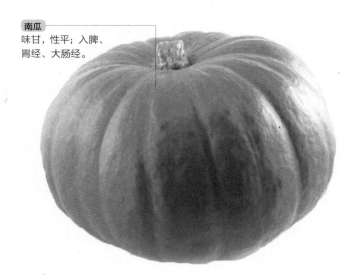

**南瓜**
味甘，性平；入脾、胃经、大肠经。

**别名**
麦瓜、番瓜、倭瓜、金瓜。

**适宜人群**
肥胖者、糖尿病患者以及中老年人。

**食用部分**
果肉，南瓜子。

**药用部分**
皮，子，蒂，花，叶，根藤。

## 各部位的药用功效

**蒂** 治乳腺结节，口疮，乳头疮，小儿呕吐，疔疮，呃逆，慢性气管炎。

**用量用法：** 12~24 克，水煎服或研末。

**外用：** 研末调敷。

**瓤** 治酒糟鼻、新生儿脐炎、疔肿疮毒、创伤、烫伤。

**用量用法：** 内服捣汁适量。

**外用：** 捣敷。

**南瓜** 治哮喘、眩晕、贫血、疝气、轻度烧伤、肛门瘙痒、妊娠腹痛、滋补强壮、脾胃虚弱、胃痛、咳嗽、痢疾、发热、糖尿病、下肢溃疡、阴囊湿疹，驱蛔虫、蛲虫、绦虫。

**用量用法：** 适量，蒸煮或捣汁。

**外用：** 捣敷。

## 营养专家

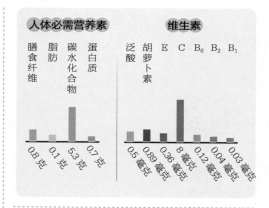

**人体必需营养素**

| 膳食纤维 | 脂肪 | 碳水化合物 | 蛋白质 |
|---|---|---|---|
| 0.8 克 | 0.1 克 | 5.3 克 | 0.7 克 |

**维生素**

| 泛酸 | 胡萝卜素 | E | C | B₆ | B₂ | B₁ |
|---|---|---|---|---|---|---|
| 0.5 毫克 | 0.89 毫克 | 8 毫克 | 0.36 毫克 | 0.12 毫克 | 0.04 毫克 | 0.03 毫克 |

### 医生提示

- 胃热患者少食南瓜和南瓜子。
- 痞闷胀满者不宜食，否则会导致胃满腹胀，多食会引起壅气生湿。
- 南瓜有促进胰岛素分泌作用，糖尿病者宜经常食用。
- 南瓜肉厚色黄，不能生食。

# 中药对症食疗方

## 酒糟鼻

【材料】老南瓜瓤 30 克，食盐 9 克。

【做法】将南瓜瓤捣烂，加食盐调匀外涂患处，一日 2 次。

## 呃逆

【材料】南瓜蒂 3~5 个。

【做法】将其加适量水煎服，饮汤，一日 3 次，连服 4 天。或加生姜汁 30 毫升调匀，分 2 次服。

## 慢性气管炎

【材料】南瓜蒂适量 ( 或黄荆子 12 克，胡颓子叶 9 克 )。

【做法】加适量的水煎汤服，早晚各服 1 次。

## 老年慢性支气管炎

【材料】鲜南瓜 360 克，红枣 20 枚，红糖适量。

【做法】先将南瓜切块，红枣去核，加入 400 毫升的水，用大火煮开，再加入红糖，以小火煮 10 分钟，分 1~2 次食瓜、枣，饮汤。该方有补中益气、定喘的功效。

## 浮肿，腹水，小便不利

【材料】南瓜蒂适量。

【做法】烧存性研细末，每次服 3 克，温开水送服，一日 3 次。

## 习惯性流产

【材料】老南瓜蒂 24 克，杜仲 12 克，紫苏梗 9 克，艾叶 6 克，鸡蛋 1 个。

【做法】将前三味加水煮 30 分钟，再放入鸡蛋煮熟，吃蛋喝汤，连服 5 天。

## 小儿呕吐

【材料】南瓜蒂 3~6 个。

【做法】加适量的水煎汤，一日 3 次，有清利湿热作用。

## 口疮，乳头生疮

【材料】南瓜蒂 1~3 个，香油少许。

【做法】将南瓜蒂烧存性，加香油调敷患处。

---

**药材小常识**

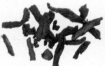

肉苁蓉

补肾、益精、润燥、滑肠。可治男子阳痿、女子不孕、带下、血崩、腰膝冷痛、血枯便秘等病症。

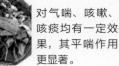

胡颓子叶

对气喘、咳嗽、咳痰均有一定效果，其平喘作用更显著。

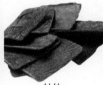

杜仲

补肝肾、强筋骨、安胎。可治腰脊酸疼、足膝萎弱、小便余沥、阴下湿痒、胎漏欲堕、胎动不安、高血压等。

**蔬果饮品**

# 南瓜柳橙牛奶

材料：

南瓜 100 克、柳橙半个、牛奶 200 毫升。

做法：

将南瓜洗干净，去掉外皮切块，入锅中蒸熟；柳橙去掉外皮，切成大小适合的块。最后将南瓜、柳橙、牛奶倒入果汁机内搅匀、打碎即可。

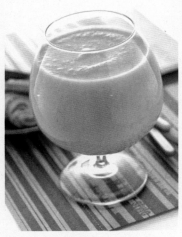

安神明目 · 利湿宽胸

精选 舒肝

**蔬果**

蔬菜 / 茎叶类

# 金针菜

据现代科学分析，金针菜含有大量营养物质，其中蛋白质、糖类、钙、铁和硫胺素的含量在蔬菜中名列前茅，其维生素 A 的含量是胡萝卜的 2 倍。

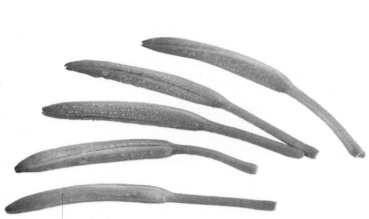

**金针菜（花蕾）**
味甘，性凉；入心、肝、脾经。

### 别名
黄花菜、黄花草、七星菜、安神菜。

### 适宜人群
孕妇、中老年人、过度劳累者尤其适合食用。

### 食用部分
金针菜（花蕾）。

### 药用部分
金针花，金针根，萱草嫩苗。

## 各部位的药用功效

**花** 治流鼻血，发热口渴，黄疸，痔疮疼痛，产后缺奶。

**用量用法：** 12~24 克，水煎服，也可煮汤，炒食。

**外用：** 捣敷，或研末调蜜涂敷。

**根** 治肝炎，全身水肿，痰湿，身体黄，小便赤涩，风湿关节痛，乳腺肿痛，扭伤腰痛，小便不利，血吸虫病，月经不调，风热咳嗽，乳汁不足，黄疸，淋浊，带下，衄血，便血，崩漏，瘰疬。

**用量用法：** 6~15 克，加水煎服。

**外用：** 捣敷。

**嫩苗** 治胸膈烦热，黄疸，小便短赤，跌打淤痛，捣烂外敷。

**用量用法：** 鲜品 12~24 克，水煎服。

**外用：** 捣敷。

## 营养专家

### 人体必需营养素

| 膳食纤维 | 脂肪 | 碳水化合物 | 蛋白质 |
|---|---|---|---|
| 7.7 克 | 1.4 克 | 34.9 克 | 19.4 克 |

### 维生素

| 烟酸 | 泛酸 | 胡萝卜素 | E | C | B₆ | B₂ | B₁ |
|---|---|---|---|---|---|---|---|
| 3.1 毫克 | 0.4 毫克 | 1.84 毫克 | 4.92 毫克 | 10 毫克 | 0.09 毫克 | 0.21 毫克 | 0.05 毫克 |

### 医生提示

- 金针根生食有毒，过量食用会损坏视力，手足发冷并带有麻木者，不宜食用。
- 金针根不可和花蕾及叶混用。
- 不宜久服，以免中毒。

# 中药对症食疗方

## 黄疸

【材料】金针根 15 克，鸟不宿（虎刺）45 克，紫花地丁 24 克，铁扫帚（千里光）15 克，猪瘦肉 90 克，白糖为引。

【做法】将上述材料加水一同炖食，白糖为引，饮汤吃肉。

## 神经衰弱性失眠

【材料】金针花 24 克，合欢花 8 克，蜂蜜适量。

【做法】将上述两味药洗净，加入适量的水煎 30 分钟，然后去渣，加蜂蜜再煎 3 分钟即可，在睡前饮服。

## 痔疮出血

【材料】金针菜 24 克，红糖适量。

【做法】将金针菜加水煎煮，加红糖，早饭前 1 小时服用，连服 4 天。

## 失眠

【材料】金针菜 30 克，冰糖适量。

【做法】加入清水煮 30 分钟，去渣，再加冰糖煮 3 分钟，入睡前 1 小时饮服。

## 月经不调

【材料】金针根 9 克，茜草根 12 克，鸡蛋 1 个。

【做法】先将前两味洗净，加水煎去渣，用汤煮鸡蛋服用。

## 慢性支气管炎

【材料】金针菜 24 克，款冬花 15 克，茯神 9 克，贝母 6 克，半夏 3 克。

【做法】将上述药材加水煎煮，当茶频频服用。

## 声音嘶哑

【材料】金针花 24 克，蜂蜜 24 克。

【做法】将金针花洗净，加水 400 毫升煮烂，加蜜调匀，慢慢嚼食，一日 3 次。

## 扭挫伤腰

【材料】金针根 24 克，米酒 50 毫升。

【做法】将金针根加水煎煮，然后去渣，加温热米酒调匀，分 2 次服用。

---

**药材小常识**

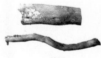

茯神

宁心安神。适用于心悸怔忡、失眠健忘等症。

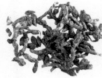

款冬花

润肺下气，化痰止咳。主治新久咳嗽，气喘，劳嗽咳血。

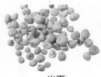

半夏

有燥湿化痰、降逆止呕、消痞散结等疗效。主治咳喘痰多、胸膈胀满、头晕、不眠。

**蔬果厨房**

## 金针菜鸡蛋汤

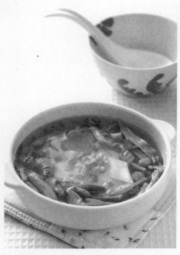

材料：

鸡蛋 100 克，金针菜 20 克，猪肉（瘦）80 克，调料适量。

做法：

先将金针菜用冷水洗净；将猪瘦肉切成片；在锅中加水 1000 克，煮沸，投入猪瘦肉煮沸，再加入金针菜；然后倒入已打散的鸡蛋，加入调料再煮沸。

精选 健胃
**蔬果**
蔬菜 / 根茎类

# 姜

✿　姜的原产地位于东南亚，虽然姜所含的营养成分不多，但其独特的辛辣味及香味却有较高的药用价值。姜辣素刺激消化道黏膜，能增进食欲、促进消化。

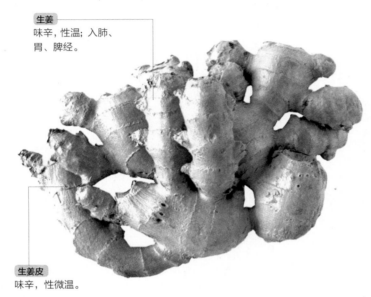

生姜
味辛, 性温; 入肺、胃、脾经。

生姜皮
味辛, 性微温。

**别名**
生姜、黄姜、均姜。

**适宜人群**
伤风感冒、寒性痛经、晕车晕船者。

**食用部分**
姜的根茎。

**药用部分**
根茎, 生姜汁, 生姜皮, 姜叶, 姜炭。

## 各部位的药用功效

**生姜** 治感冒风寒, 虚寒性咳嗽, 胃痛, 咳嗽痰白, 腹泻, 呕吐。

**用量用法:** 3~9 克, 水煎服, 或捣汁冲。

**外用:** 捣敷, 或炒热熨, 或绞汁涂擦。

**叶** 治症积, 跌打淤血。

**用量用法:** 研末, 每次服 2 克, 或捣汁。

**姜炭** 治虚寒性吐血, 便血, 崩漏, 阴虚泄泻。

**用量用法:** 3~6 克, 水煎服。

**外用:** 研末调敷。

**皮** 治水肿, 外擦治皮肤癣。

**用量用法:** 3~9 克, 水煎服。

## 营养专家

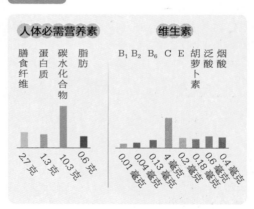

人体必需营养素

| 膳食纤维 | 蛋白质 | 碳水化合物 | 脂肪 |
|---|---|---|---|
| 2.7 克 | 1.3 克 | 10.3 克 | 0.6 克 |

维生素

| $B_1$ | $B_2$ | $B_6$ | C | E | 胡萝卜素 | 泛酸 | 烟酸 |
|---|---|---|---|---|---|---|---|
| 0.01 毫克 | 0.04 毫克 | 0.13 毫克 | 4 毫克 | 0.2 毫克 | 0.18 毫克 | 0.6 毫克 | 0.4 毫克 |

医生提示

◆ 痔疮患者不宜用, 高血压患者勿多食。

◆ 肺热燥咳、胃热呕吐者, 忌用。

◆ 本品生食用于发散, 熟食用于温中。

◆ 阴虚内热者忌服。

# 中药对症食疗方

## 肺源性心脏病

【材料】生姜9克、鱼腥草30克、香菜24克。

【做法】将以上三者加水煎煮，早晚各服1次。

## 呃逆

【材料】生姜汁5毫升、白萝卜汁30毫升。

【做法】二者一同调匀服用，一日2次。

## 腹泻

【材料】干姜9克、香椿树皮30克、蜜草6克。

【做法】以上三者一同研成细末，每次服用3克，一日3次。

## 咳嗽痰多

【材料】生姜6克、紫苏叶6克、橘皮6克、红糖适量。

【做法】前三味加水煎后去渣，再用红糖调匀服，早晚各服1次。

## 慢性气管炎

【材料】生姜5~8片、白萝卜210克、红糖30克。

【做法】将以上三者加水煎服。

## 哮喘

【材料】生姜12克、鸡蛋1个。

【做法】生姜切碎，同鸡蛋搅匀，炒熟食用。

## 慢性腰痛

【材料】生姜90克、香椿叶90克。

【做法】二者一同捣烂，外敷在腰部。

## 食鱼虾蟹中毒

【材料】生姜100克。

【做法】将生姜洗净，切成细丝，榨汁服用。一日3次。

---

**药材小常识**

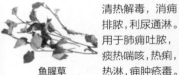

鱼腥草

清热解毒，消痈排脓，利尿通淋。用于肺痈吐脓，痰热喘咳，热痢，热淋，痈肿疮毒。

蜜草

适合肠胃风热毒气，结成痔，肿热痛，作脓血，破后久不愈，多变漏疮者。

鸡蛋

补肺养血、滋阴润燥。用于气血不足、热病烦渴、胎动不安等。

**蔬果饮品**

# 姜梨蜜饮

材料:

梨子1个、蜂蜜1大匙、姜1块、冷开水240毫升。

做法:

将梨子洗净，削皮，去子，切小块；姜洗净，削皮，切块。将准备好的材料倒入果汁机内搅打2分钟，最后在电磁炉上加热后加蜂蜜调匀即可。

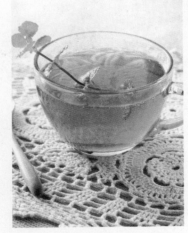

第四章 黄色蔬果篇

# 黄色·健脾消积 蔬果一览

## 菠萝

「性味」味甘、微酸，性平。

「归经」入脾、胃、肝、肾、肠经。

「功效」健脾解渴，消肿祛湿，醒酒益气，预防骨质疏松症、减缓衰老。

「挑选妙招」挑选时，应选外观好、具重量感的菠萝，而且能散发出浓浓香味，手指压果实如稍微下陷，则表示已经成熟。

174页

## 木瓜

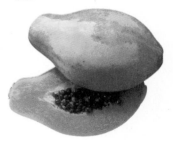

「性味」味酸，性温，无毒。

「归经」入肝、脾、胃、大肠经。

「功效」消食驱虫，清热祛风，用于肾炎、便秘、助消化，杀虫，通乳。

「挑选妙招」选购木瓜，应挑选果实为长椭圆形，颜色绿中带黄，果皮光滑洁净，果蒂新鲜，气味香甜，有重量感的。

196页

## 金橘

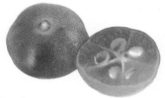

「性味」性温，味辛甘酸。

「归经」入脾、胃经。

「功效」疏肝理气，解郁结，和脾胃，止呕。

「挑选妙招」购买时要挑选皮薄，颜色橘黄，中心有点向里凹，最起码是平的，不能往外突，捏起来有些柔软，但不松垮的。

190页

## 柳橙

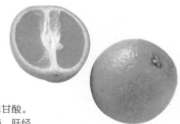

「性味」性平，味甘酸。

「归经」入胃、肺、肝经。

「功效」生津止渴，开胃下气，降血脂，用于便溏、腹泻、高血压。

「挑选妙招」柳橙并不是越光滑越好，进口柳橙往往表皮破孔较多，比较粗糙，而经过"美容"的柳橙非常光滑，几乎没有破孔。

182页

## 枇杷

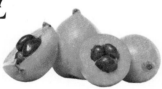

「性味」甘酸，凉。

「归经」入脾、肺、兼入肝。

「功效」润肺，止渴，下气。治肺痿、咳嗽吐血，衄血，燥渴，呕逆。

「挑选妙招」果实外形要匀称，一些畸形的枇杷可能发育不良，口感不太好。表皮茸毛应完整，如果茸毛脱落则说明枇杷不够新鲜。

170页

## 杏

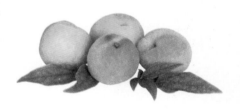

「性味」味甘酸，性微温、冷利，有小毒。性温，无毒。

「归经」入肺、心经。

「功效」止渴生津，清热去毒，止咳、通便、抗癌。

「挑选妙招」选购杏时，对于不同品种的杏，要挑选个大、色泽漂亮、有香味、表皮光滑的。

186页

# 龙眼

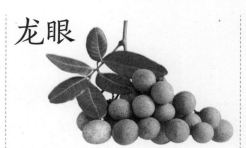

**「性味」** 味甘，性平，无毒。

**「归经」** 入心、脾经。

**「功效」** 壮阳益气，补益心脾，养血安神，润肤美容，增强记忆。

**「挑选妙招」** 选购龙眼，应挑选外壳粗糙、颜色黯淡的，若外壳发亮、发黄，则表示不新鲜。

188 页

# 橘子

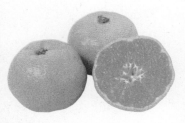

**「性味」** 性平，味甘酸。

**「归经」** 入肺、胃经。

**「功效」** 润肺生津，理气和胃，解酒，通便。

**「挑选妙招」** 挑橘子时不要挑太大者，用手轻轻按一下，能感觉到皮的厚薄，一定要挑皮薄者。另外要看一下颜色，有些颜色太浅，很可能比较酸，还要看是否饱满，皮不饱满就是放的时间比较长。

184 页

# 榴莲

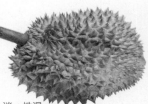

**「性味」** 味甘，淡，性温。

**「归经」** 入肝、肾、肺三经。

**「功效」** 滋阴强壮，疏风清热，用于精血亏虚，黄疸，皮肤瘙痒，疥癣等症。

**「挑选妙招」** 选个头大的。同西瓜一样，个头大的通常吸收较多的养分，所以通常比较香甜；还要数数凸出来的瓣数，当然越多越好，凸得越出越有肉。

180 页

# 南瓜

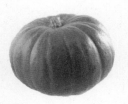

**「性味」** 性温，味甘。

**「归经」** 入脾、胃、大肠经。

**「功效」** 补中益气，解毒杀虫，降糖止渴，用于预防癌症、动脉硬化、高血压。

**「挑选妙招」** 南瓜的盛产季节为初秋。选购时，同样大小体积的南瓜，要挑选较为重实，且呈现深绿色者。如果要购买已剖开的南瓜，则要选择果肉呈深黄色、肉厚、切口新鲜、水嫩不干燥者。

200 页

# 芒果

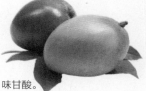

**「性味」** 性凉，味甘酸。

**「归经」** 入肺、肝、脾、胃经。

**「功效」** 益胃止呕，解渴利尿，抗癌，清肠胃，美化肌肤。

**「挑选妙招」** 选购芒果时，一般以果实较大、果色鲜黄均匀，表皮无黑斑、无伤疤的为佳。具体来说，首先闻味道，好的芒果味道比较浓郁；其次掂重量，较重的芒果水分较多，口感较好；第三，轻轻地按压果肉，成熟的芒果有弹性，如果太软就表示过于熟。

192 页

# 柠檬

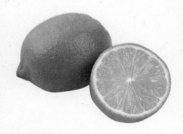

**「性味」** 味酸甘，性平。

**「归经」** 入肺、胃经。

**「功效」** 消痰止咳，生津，健脾，消除疲劳、美肤、安神。

**「挑选妙招」** 选购时，应挑选色泽鲜艳、没有疤痕的，而且皮比较薄，捏起来比较厚实的柠檬。

194 页

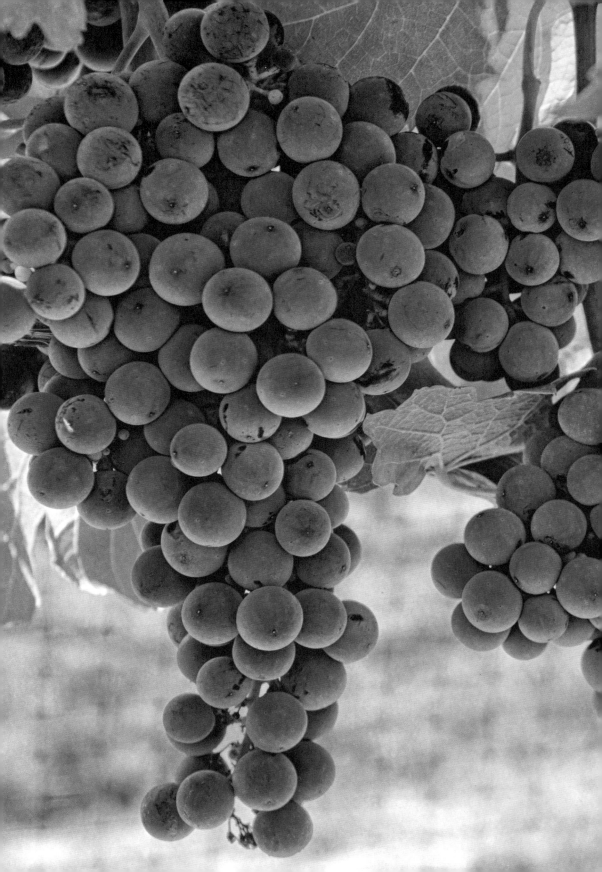

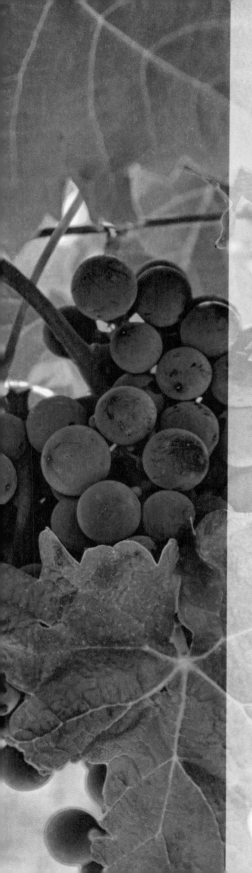

# 第五章 黑色蔬果：养颜补肾延年益寿

中医五行中黑色属水，入肾，因此黑色的食物大多是补肾的佳品。黑色食物包括黑色、蓝紫色的食物，给人高贵神秘的感觉，食物品种相对较少，但含有特殊的植物营养素，具有很高的营养价值和药用价值。黑色蔬果富含多种微量元素、维生素、亚油酸、氨基酸等，常吃对身体健康有4大好处：

1.降低心血管疾病的发生几率

2.养血护肤，预防衰老

3.防治泌尿系统疾病

4.防治记忆力衰退

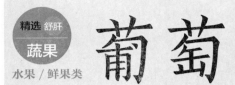

精选 舒肝
蔬果
水果 / 鲜果类

# 葡萄

☀ 　葡萄的原产地位于里海、高加索地区，自古埃及时代起，就已广为种植，而且还被酿制成酒，可以说是世界上最古老的水果之一。葡萄的主要营养成分是糖，几乎都是葡萄糖与果糖。

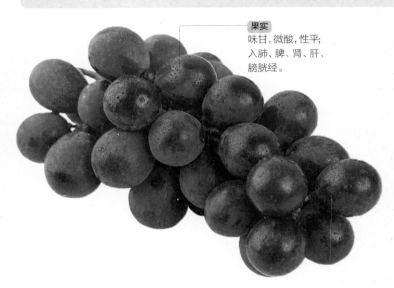

**果实**
味甘,微酸,性平;
入肺、脾、肾、肝、膀胱经。

## 别名
蒲桃、草龙珠、山葫芦、李桃。

## 适宜人群
肺虚咳嗽、肾炎、高血压、贫血、水肿、神经衰弱患者，过度疲劳、体倦乏力者及儿童、孕妇。

## 食用部分
果肉。

## 药用部分
树皮，根，藤叶。

---

### 各部位的药用功效

**果实** 治肺虚咳嗽，心悸盗汗，气血两虚，血小板减少症，烦热口渴，食欲不振，全身浮肿，小便不畅，筋骨伤痛，关节痛，肿毒，风热眼。

**用量用法：** 做水果食用，适量。

**叶** 治风湿痹痛，水肿，腹泻，风热目赤，疔疮痈肿。

**用量用法：** 9~15 克，水煎服或捣汁。

**外用：** 捣敷。

**根** 治风湿痹痛，水肿，小便不利，跌打损伤，疔疮痈肿。

**用量用法：** 12~30 克，煎汤或炖肉服。

**树根** 煎浓汁服,治面瘫,四肢麻木,半身麻木。

**用量用法：** 15~30 克煎汤，或炖肉。

**外用：** 捣敷或煎水熏洗。

### 营养专家

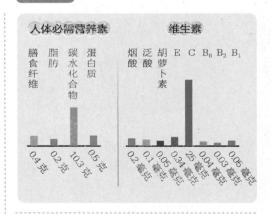

人体必需营养素　　　　　　维生素

膳食纤维　脂肪　碳水化合物　蛋白质　　烟酸　泛酸　胡萝卜素　E　C　B₆　B₂　B₁

0.4克　0.2克　10.3克　0.5克　　0.2毫克　0.1毫克　0.05毫克　0.34毫克　25毫克　0.04毫克　0.03毫克　0.05毫克

---

### 医生提示

◌ 多食使人烦闷，会有腹泻等反应。

◌ 胃肠虚弱、便秘或糖尿病者，不宜多食。

◌ 本品食后最好漱口或刷牙，以防有机酸腐蚀牙齿。

# 中药对症食疗方

## 肝肾两虚，腰椎酸软

【材料】葡萄9克，高丽参6克，米酒150毫升。

【做法】将葡萄与高丽参用米酒浸泡5~7天，每次服用30毫升，早晚各1次。

## 孕妇胎动不安

【材料】葡萄干24克，红枣12克。

【做法】水煎服。或葡萄干45克，杜仲9克，用水煎后去掉杜仲，分早晚各服1次。

## 坐骨神经痛

【材料】葡萄根30克，千斤菝30克，臭加菣30克，黄金桂30克，土烟头30克，山橄榄根15克，双面刺15克，猪排骨适量。

【做法】加入适量的水与酒（一半水一半酒）炖煮，早晚各服1次。

## 腰肌劳损

【材料】葡萄根（或小本山葡萄根）24克，全毛狗脊24克，杜仲9克，牛膝9克，伸筋草24克，米酒适量。

【做法】将上述材料（除米酒外）一同水煎，然后去渣，再加米酒，分2~3次服。

## 慢性胃炎

【材料】纯正葡萄酒15毫升。

【做法】每次饮用15毫升。或饭前嚼食葡萄干20粒，连服30天。

## 风湿性关节炎

【材料】葡萄根45克，猪蹄1个。

【做法】加入适量的水与酒（一半水一半酒）将二者一同炖煮，早晚各服1次。

## 筋骨关节痛

【材料】白葡萄根45克，猪蹄1个。

【做法】将二者加入适量的水炖，饮汤吃肉。

## 高脂血症

【材料】葡萄叶9克，山楂9克，首乌9克。

【做法】将三者加适量的水煎，早晚各服1次。

---

**药材小常识**

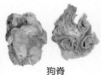

狗脊

补肝肾，强腰脊，祛风湿。用于腰脊酸软，下肢无力，风湿痹痛。

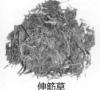

伸筋草

祛风除湿，舒筋活络。用于关节酸痛，屈伸不利。

**蔬果饮品**

# 草莓葡萄汁

材料：

草莓50克、葡萄40克、酸奶200毫升、蜂蜜少许。

做法：

将草莓洗干净，切成可放入果汁机大小的块，备用；将葡萄洗干净，备用。将所有材料放入果汁机内搅打成汁即可。

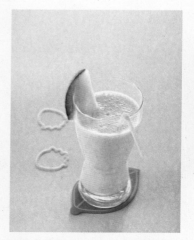

第五章　黑色蔬果篇

# 滋阴补血 · 生津润燥

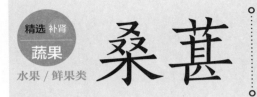

精选 补肾
**蔬果**

水果 / 鲜果类

**桑葚**

☀ 2000 多年前，桑葚已是中国皇帝御用的补品，不论是传统医学还是现代医学，都视其为防病保健之佳品。桑葚中的脂肪酸具有分解脂肪、降低血脂、防治血管硬化的作用。

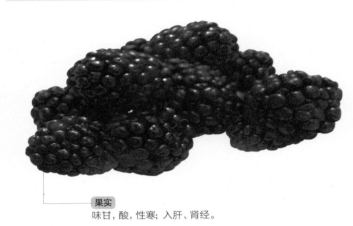

果实
味甘，酸，性寒；入肝、肾经。

**别名**
桑果、桑枣、桑实、桑子。

**适宜人群**
女性、中老年人及过度用眼者。

**食用部分**
果穗（桑葚）。

**药用部分**
桑叶，根皮，桑枝。

## 各部位的药用功效

**根** 治筋骨疼痛，牙痛，目赤，惊痫，风湿痛，跌打，高血压病。

**用量用法：** 12~30 克，水煎服。

**外用：** 煎水洗。

**桑葚酒** 果实治阴亏血虚之眩晕、眼花、耳鸣、失眠、须发早白及津伤口渴、肠燥便秘。

**用量用法：** 一日生食鲜品 9 ~ 15 克。

### 医生提示

➲ 脾胃虚寒、大便溏泻或消化不良等症者，不宜食桑葚。

➲ 肾虚元热者不宜用桑葚。

➲ 肺寒喘咳者忌用桑白皮。

## 营养专家

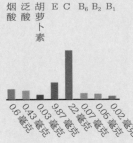

人体必需营养素

| 膳食纤维 | 脂肪 | 碳水化合物 | 蛋白质 |
|---|---|---|---|
| 3.3克 | 0.4克 | 13.8克 | 1.6克 |

维生素

| 烟酸 | 泛酸 | 胡萝卜素 | E | C | $B_6$ | $B_2$ | $B_1$ |
|---|---|---|---|---|---|---|---|
| 0.6毫克 | 0.43毫克 | 0.03毫克 | 9.87毫克 | 22毫克 | 0.07毫克 | 0.05毫克 | 0.02毫克 |

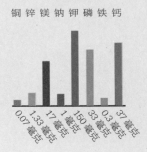

矿物质

| 铜 | 锌 | 镁 | 钠 | 钾 | 磷 | 铁 | 钙 |
|---|---|---|---|---|---|---|---|
| 0.07毫克 | 1.33毫克 | 17毫克 | 1毫克 | 150毫克 | 33毫克 | 0.3毫克 | 37毫克 |

# 中药对症食疗方

## 妇女闭经
【材料】桑葚21克，鸡血藤15克，红花5克，黄酒适量。
【做法】加黄酒水煎服，早晚各1次温服。

## 急性支气管炎
【材料】桑白皮12克，枇杷叶12克，天门冬8克，紫苏叶6克，陈皮6克。
【做法】水煎，分2次服。

## 风湿性关节痛
【材料】鲜黑桑葚45克。
【做法】水煎服。

## 贫血
【材料】鲜桑葚60克，龙眼肉30克。
【做法】水煎，分2次服。

## 神经衰弱
【材料】桑葚24克，夜交藤15克，女贞子15克。
【做法】水2碗煎1碗，第2次煎用水1碗半煎3克，早晚各服1次。

## 肺结核
【材料】鲜桑葚60克，地骨皮15克，冰糖15克。
【做法】水煎服，一日早晚各1次。

## 自汗，盗汗
【材料】桑葚15克，五味子12克。
【做法】水煎，分2次服。可滋阴养血，敛肺涩精。

## 病后体虚
【材料】桑葚15克。
【做法】水煎代茶饮服，可以滋补肾阴，清心降火。

## 慢性肾炎
【材料】桑葚45克，葡萄24克，薏仁30克。
【做法】水煎，分2次服。

## 中暑急救方
【材料】桑叶30克。
【做法】洗净，水煎浓汁，分3次饮服。

---

## 药材小常识

鸡血藤

活血，舒筋。多用于治疗腰膝酸痛、麻木瘫痪、月经不顺等病症。

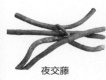
夜交藤

养心，安神，通络，祛风。治失眠，劳伤，多汗，血虚身痛，痈疽，瘰疬，风疮疥癣。

女贞子

滋补肝肾，明目乌发。用于眩晕耳鸣，腰膝酸软，须发早白，目暗不明。

## 蔬果厨房

# 高纤桑果沙拉

材料：
芹菜40克，番茄100克，桑葚、小黄瓜、魔芋卷各50克，大蒜2瓣，橄榄油1大匙，糖1小匙。

做法：
材料洗净，放盐水中浸泡20分钟；大蒜切末，和橄榄油、糖调成酱汁。魔芋、芹菜烫熟捞起；芹菜切段，其余切块。盛盘后淋上酱汁，拌匀即可。

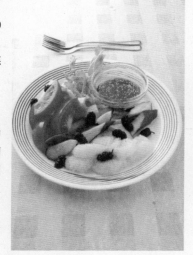

精选 健脾
**蔬果**
水果 / 鲜果类

# 山竹

※ 山竹是热带水果，原产于马来西亚，是马来西亚著名的水果。果味鲜美，可生食或制成果脯，被定为马来西亚的"民族药"。

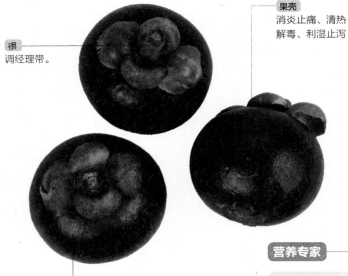

**果壳**
消炎止痛、清热解毒、利湿止泻

**根**
调经理带。

**果肉**
清凉解热,健运脾气,减肥润肤,美白,收敛止泻,活血补血。

**别名**
莽吉柿、凤果。

**适宜人群**
体弱、病后的人更适合。

**食用部分**
果肉。

**药用部分**
果皮，树皮，根，枝，叶。

## 营养专家

| 人体必需营养素 | | | | 维生素 | |
|---|---|---|---|---|---|
| 膳食纤维 | 脂肪 | 碳水化合物 | 蛋白质 | E | C |
| 1.4克 | 0.4克 | 18克 | 0.2克 | 0.7毫克 | 3毫克 |

## 各部位的药用功效

**果肉** 去脂肪，缓解皮肤干燥，降燥火。脾胃湿困，食欲不振，食后痞满，腹部隐痛。

**用量用法：** 适量食用即可。

**果壳** 治慢性胃肠病。

**用量用法：** 3~6 克，煎水内服。

**树皮，枝叶** 治腹泻，痢疾，慢性胃肠炎，大肠炎，咳嗽。

**用量用法：** 6~9 克，煎水内服。

## 医生提示

- 山竹壳的紫褐色汁液，若沾上衣服，很难被清洗掉，必须注意。
- 山竹性寒，不宜与西瓜、苦瓜、芥菜、白菜、豆浆、啤酒等同食。
- 一般人食用榴莲时常伴食山竹，有互补性作用，与榴莲合称"夫妻果"。

# 中药对症食疗方

## 解热，燥火
【材料】山竹 3~5 个。
【做法】剥去皮，吃果肉。

## 消脂肪，醒胃
【材料】山竹适量。
【做法】剥皮，吃果肉，要经常食用。

## 润肤美白降燥火
【材料】山竹 2~3 个。
【做法】剥去皮，吃果肉，一日 2 次。

## 糖尿病，高血压
【材料】山竹 5 个。
【做法】将果肉榨汁，一日分三次服用。

## 细菌性痢疾
【材料】山竹树皮 15 克，鲜凤尾草 75 克，五根草 30 克。
【做法】将上述药材水煎，分成几次服用。

## 月经不调
【材料】山竹根 15 克，益母草 12 克，香附 9 克，普刺特草 15 克。
【做法】将上述药材一同用水煎 2 次，早晚各服 1 次。

## 烫伤
【材料】山竹果皮适量。
【做法】压碎外敷在伤口上即可，热后揭下重换。

## 口腔炎，牙周炎
【材料】鲜山竹 15~30 克（或用干品）。
【做法】将山竹捣烂，加水煎并过滤，取煎液含漱，一日数次。

## 牙龈出血，痔疮出血疼痛
【材料】鲜山竹 24 克，白糖适量。
【做法】将鲜果捣烂，加水 1 杯，过滤取汁，加白糖调服，早晚各 1 次。

## 抵抗癌，增强免疫力
【材料】山竹果皮适量。
【做法】煲汤饮用。

---

**药材小常识**

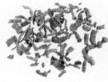
巴戟天

补肾阳、壮筋骨、驱风湿。可以治疗阳痿、小腹冷痛、小便不禁、子宫虚冷。

海螵蛸

补肾、固精。能够治疗遗精、白浊、频尿、遗尿、赤白带下、阳痿、滑精等病症。

**蔬果饮品**

# 胡萝卜山竹汁

材料：
胡萝卜 50 克、山竹 2 个、柠檬 1 个、水 100 毫升。

做法：
将胡萝卜洗干净，去掉外皮，切成薄片；山竹洗净，剥皮；柠檬切成小片。将准备好的材料放入果汁机，加水 100 毫升打成汁即可。

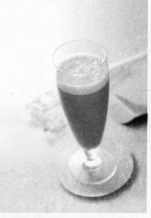

第五章 ··· 黑色蔬果篇

清热凉血 · 散淤消肿

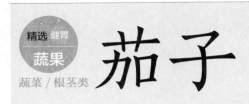

精选 健胃
蔬果

蔬菜 / 根茎类

# 茄子

茄子未成熟时食用最好。 茄子富含维生素P，能增强人体细胞间的黏着力，增强毛细血管的弹性，减低脆性及渗透性，防治微血管破裂出血，使血小板保持正常的功能。经常吃茄子有防治高血压、动脉粥样硬化、紫斑症，坏血病及促进伤口愈合等作用。

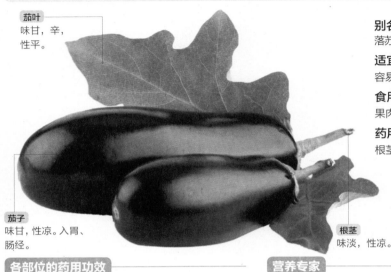

**茄叶**
味甘，辛，性平。

**茄子**
味甘，性凉。入胃、肠经。

**根茎**
味淡，性凉。

**别名**
落苏、酪酥、昆仑瓜、矮瓜。

**适宜人群**
容易长痱子、生疮疖的人。

**食用部分**
果肉。

**药用部分**
根茎，叶，花，蒂，茄皮。

## 各部位的药用功效

**茄子** 治胃痛，年久咳嗽，结肠炎，肝硬化，肾小球肾炎，半身不遂，痔疮，丹毒，寻常疣，阴囊痒，乳腺炎，小儿口疮，口角炎，鼻血。

**用量用法：** 15~30 克，加水煎服。

**外用：** 鲜品捣敷，切片擦，或焙干研末调涂。

**根** 治痛经，类风湿关节炎，风湿性心脏病，慢性腰痛，三叉神经痛，冻伤，胆石症，慢性支气管炎，手脚麻木，尿血，便血，久痢，痔疮肿痛，龋齿痛。

**用量用法：** 9~15 克，水煎服，或入散剂。

**外用：** 煎水洗，也可捣汁，或烧炭存性研末调敷。

**花** 主治金疮，牙痛。

**用量用法：** 烘干研末，每服 3 克。

**外用：** 研末涂敷。

## 营养专家

### 人体必需营养素

| 膳食纤维 | 蛋白质 | 碳水化合物 | 脂肪 |
|---|---|---|---|
| 2.7 克 | 1.3 克 | 10.3 克 | 0.6 克 |

### 维生素

| $B_1$ | $B_2$ | $B_6$ | C | E | 胡萝卜素 | 泛酸 | 烟酸 |
|---|---|---|---|---|---|---|---|
| 0.01 毫克 | 0.04 毫克 | 0.13 毫克 | 4 毫克 | 0.2 毫克 | 0.18 毫克 | 0.6 毫克 | 0.4 毫克 |

### 医生提示

- 茄子多食动气，易引发痼疾。
- 肠滑腹泻者少食，因茄子性寒，多吃会导致腹痛、下痢。
- 脾胃虚寒或哮喘者不宜多食。
- 易生疮疖长痱子的人宜多食茄子。

# 中药对症食疗方

## 癫痫
【材料】老茄子皮 18 克，枣仁 15 克，老南瓜皮 210 克。
【做法】将上述材料加水煎 2 次，早晚各服 1 次。

## 流鼻血
【材料】老茄子皮 30 克，侧柏叶 9 克，白茅根 9 克。
【做法】将上述三者加适量水煎 2 次，早晚各服 1 次。

## 结肠炎
【材料】茄子 30 克，车前子 9~30 克，苦参根 12 克。
【做法】将上述三味材料放 3 碗水煎汤，待水煎至 8 成即可，煎 2 次，早晚各服 1 次。

## 腹泻不止
【材料】茄根 15 克，石榴皮 15 克，白糖 15 克。
【做法】将两味药研成细末，再用开水冲服。

## 肾小球肾炎
【材料】老茄子 1 个，益母草 24 克（或加白茅根 24 克，车前子 15 克）。
【做法】将上述二者加适量水煎汤服用，早晚各服 1 次。

## 三叉神经痛
【材料】茄根 15 克，桃仁 9 克，防风 9 克。
【做法】将上述三者加水煎服，有行气活血、散风消肿功效。

## 牙痛
【材料】秋茄花适量（干），或加秋葵花（黄蜀葵花）适量。
【做法】将上述材料烧研末，涂在痛处。

## 皮肤溃疡
【材料】茄子 1 个，冰片少许。
【做法】将茄子煨煅存性，研成细末，加入冰片混匀，干擦在患处，外盖纱布包敷。

---

**药材小常识**

车前子

清热利尿，渗湿通淋，明目，祛痰。用于水肿胀满，暑湿泄泻，目赤肿痛，痰热咳嗽。

益母草

活血调经，利尿消肿。用于月经不调，痛经，经闭，恶露不尽，水肿尿少。

冰片

开窍醒神，清热止痛。用于热病神昏、痉厥，中风痰厥，气郁暴厥，中恶昏迷。

**蔬果厨房**

# 芥末茄子

材料：
茄子 150 克，大蒜 2 瓣，橄榄油、黄芥末、酱油各 1 小匙。

做法：
茄子洗净、切段，放入滚水中烫熟，捞起沥干。热油锅，爆香切碎的大蒜和黄芥末，再加酱油略炒，作为酱汁。把酱汁淋在茄子上，即可食用。

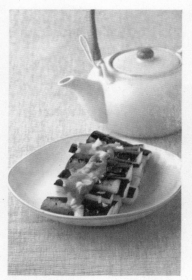

清肝去热 · 润肠利水

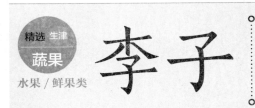

精选 生津
**蔬果**

水果 / 鲜果类

# 李子

李子外形美观，饱满圆润，玲珑剔透，口味甘甜，是人们喜食的传统水果之一。李子营养丰富，有很好的食疗作用。它能促进胃酸和胃消化酶的分泌，促进肠胃的蠕动，所以经常吃李子能促进消化，增强食欲，有助于治疗胃酸缺乏、食后饱胀、大便秘结等症。

**果实**
味甘，酸，性平；
入肝、肾、脾、胃经。

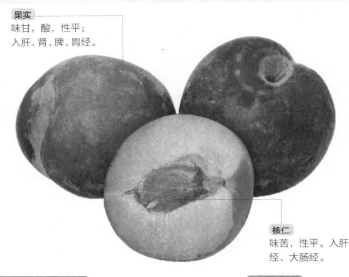

**核仁**
味苦，性平。入肝经、大肠经。

### 别名
麦李、脆李、金沙李、嘉庆子、李实、嘉应子。

### 适宜人群
发热、口渴、肝病腹水、慢性肝炎、肝硬化患者及喉咙沙哑或失音者。

### 食用部分
果实。

### 药用部分
核仁，根，叶，花，根皮。

## 各部位的药用功效

**果实** 治虚劳骨蒸，消渴，腹水，肝硬化腹水，牙痛，牙周炎，便秘，牙龈出血，小儿丹毒，高血压，咽喉痛，扁桃腺炎，口舌生疮，小便不利，赤白带，蝎螫伤痛。

**用量用法：** 取生食或捣汁。

**核** 治跌打淤血作痛，便秘，痰饮咳嗽，水气肿满。

**用量用法：** 3~8 克，水煎服。

**外用：** 研末调敷。

**根** 治牙痛，消渴，淋病，痢疾，目翳，透发麻疹，丹毒。

**用量用法：** 6~15 克，水煎服。

**外用：** 烧存性研末调敷。

**树叶** 治壮热，肿毒溃烂，金疮，水肿。

**用量用法：** 6~15 克，水煎服。

**外用：** 水煎洗浴或捣敷。

## 营养专家

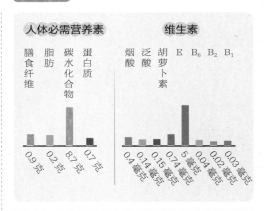

**医生提示**

- ○ 生果不宜多吃，易腹泻。
- ○ 单纯性肥胖者宜吃，有减肥降脂作用。
- ○ 痰多者忌食。
- ○ 多食损脾胃，急慢性胃肠炎或溃疡病者，不宜吃。
- ○ 脾虚便溏、肾虚遗精者或孕妇，禁服李核仁。

# 中药对症食疗方

## 蝎螫伤，局部发热肿痛
【材料】李子种仁 4~10 粒。
【做法】捣烂，外敷患处。

## 预防中暑
【材料】李子 90 克，蜂蜜少许。
【做法】李子去核，绞汁，加蜂蜜调服。

## 肝硬化
【材料】鲜李子 90 克，蜂蜜适量，绿茶少许。
【做法】将李子剖开，加水 2 碗，煮至水沸，加入蜂蜜、绿茶服用。

## 胃痛呕恶
【材料】李子干果实 24 克，鲜狗贴耳根 90 克，厚朴 12 克，红糖适量。
【做法】上述材料水煎，去渣，冲红糖，早晚饭前各服 1 次。

## 跌打淤血作痛
【材料】李子种仁 9 克，米酒 60 毫升。
【做法】将李子种仁打碎，加米酒拌匀，过滤取酒饮用，早晚各 1 次，并用渣外擦患处。

## 雀斑
【材料】李子（核）适量，鸡蛋清适量。
【做法】李核去皮，取仁研细末，临睡前将细末和鸡蛋清调成糊状，敷患处，早晨洗净。

## 肝腹水
【材料】李树根皮 24 克，猕猴桃根 24 克，川楝子 5 克，佛手 6 克，青皮 8 克。
【做法】将上述材料加水煎煮，饮汁。

## 牙痛
【材料】李子 60 克，糖适量。
【做法】加水煮，含漱。或一日吃鲜果 1~2 粒，一天 1 次。

---

**药材小常识**

厚朴

燥湿消痰，下气除满。用于湿滞伤中，脘痞吐泻，食积气滞，腹胀便秘，痰多喘咳。

川楝子

舒肝行气止痛，驱虫。用于胸胁、脘腹胀痛，疝痛，虫积腹痛。

青皮

疏肝破气，消积化滞。用于胸胁胀痛，疝气，乳核，乳痛，食积腹痛。

**蔬果饮品**

# 李子蛋蜜奶

材料：
李子 3 个、蛋黄 1 个、鲜奶 240 毫升、冰糖 1 大匙。

做法：
李子洗净，去核，切大丁。将全部材料放入果汁机内，搅打 2 分钟即可。

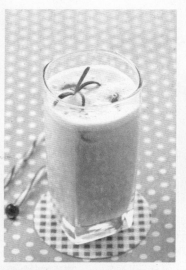

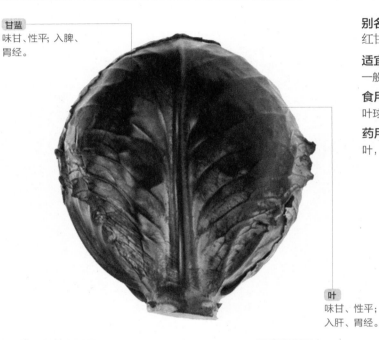

精选 健脾
**蔬果**
蔬菜 / 茎叶类

# 紫甘蓝

紫甘蓝是英国及欧洲大陆海岸的野生植物，是经长期种植而驯化的品系。紫甘蓝可生食、煎炒或煮食，有助消化，可以减缓神经痛，防治酒精中毒，对肝脏有解毒作用。

**甘蓝**
味甘、性平；入脾、胃经。

**叶**
味甘、性平；入肝、胃经。

## 别名
红甘蓝、赤甘蓝、紫包菜。

## 适宜人群
一般人群均可食用。

## 食用部分
叶球状茎叶。

## 药用部分
叶，种子。

## 各部位的药用功效

**甘蓝** 治胃溃疡、十二指肠溃疡、胃虚、失眠、健胃通便、腹胀气痛、脘腹痛、食欲不振、消除疲劳。

**用量用法：** 适量服用。

**叶** 治黄疸、胃脘胀痛、关节不利。

**用量用法：** 内服，绞汁饮 200~300 毫升。也可以适量拌食、煮食。

**种子** 治嗜睡。

**用量用法：** 取 2~3 克，研末或入丸剂，内服。

## 营养专家

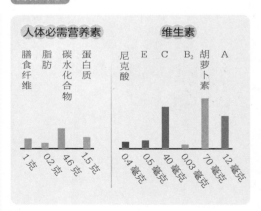

| 人体必需营养素 | | | | 维生素 | | | | | |
|---|---|---|---|---|---|---|---|---|---|
| 膳食纤维 | 脂肪 | 碳水化合物 | 蛋白质 | 尼克酸 | E | C | B₂ | 胡萝卜素 | A |
| 1克 | 0.2克 | 4.6克 | 1.5克 | 0.4毫克 | 0.5毫克 | 40毫克 | 0.03毫克 | 70毫克 | 12毫克 |

### 医生提示

- 本品有轻微导泻作用，胃寒者不宜食用。
- 长期食用甘蓝，最好加碘类，以便预防甲状腺肿大。

# 中药对症食疗方

## 健胃、整肠、通便

【材料】紫甘蓝150克，苹果1/3个，菠萝60克，柠檬汁1小匙，蜂蜜2小匙。

【做法】先将紫甘蓝叶剥片，洗净，切细，再将苹果削去外皮，洗净，切成细块，共放进果汁机内，加适量的冷开水榨成汁，过滤，倒入杯中。再将菠萝榨出汁倒入果菜汁内，加入蜂蜜、柠檬汁，搅拌均匀饮用。

## 消除疲劳

【材料】紫甘蓝120克，苹果1/2个，葡萄180克，牛奶100毫升，柠檬汁2小匙，蜂蜜1小匙。

【做法】先将紫甘蓝叶剥开，洗净，切细，苹果洗净，削皮，切成小块备用。将葡萄除去种子，加少许冷开水，绞汁过滤成葡萄汁。然后将紫甘蓝和苹果加适量的冷开水绞汁过滤，倒入葡萄汁内，加蜂蜜搅拌均匀，最后拌入柠檬汁，即可饮用。

## 嗜睡症

【材料】紫甘蓝及种子适量。

【做法】将紫甘蓝及种子一同煮食，早晚各1次。

## 脾胃不和，脘腹拘急疼痛

【材料】紫甘蓝300克，蜂蜜或糖适量。

【做法】先将紫甘蓝洗净，切细，绞汁，再加甜料调服，一日2次。

## 胃溃疡，十二指肠溃疡

【材料】鲜紫甘蓝适量。

【做法】将其洗净，捣烂绞成250毫升（约1杯）的汁，稍微加温，饮前服用，早晚各1次，连续服用7~10天为一个疗程。

## 腹胀气痛

【材料】紫甘蓝适量，食盐少许。

【做法】将紫甘蓝洗净，放入锅内，加水3碗煮成2碗即可，加入食盐调味服用，分2次服。

## 动脉硬化

【材料】鲜紫甘蓝90克，红菜头90克，苹果90克。

【做法】将紫甘蓝、胡萝卜洗净，切块，苹果削皮去核，切成块，共放进果汁机中榨取原汁，再加入柠檬汁1大匙拌匀，1次饮完。

## 高血压

【材料】紫甘蓝90克，芹菜（全草）90克，苹果90克，柠檬汁少许。

【做法】先将紫甘蓝、芹菜洗净，切段，苹果不去皮切块，共放进果汁机内，榨取原汁，加入柠檬汁拌匀服用。

---

**药材小常识**

**蔬果饮品**

葡萄

解表透疹，利尿，安胎。用于麻疹不透，小便不利，胎动不安。

芹菜

平肝清热，祛风利湿。是高血压、冠心病患者的理想食疗蔬菜。

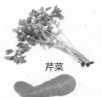

胡萝卜

健脾，化滞。治消化不良，久痢，咳嗽。

## 紫甘蓝汁

材料：
紫甘蓝300克、白糖15克。

做法：
将紫甘蓝洗净后再用冷开水冲洗，稍晾干，将其榨汁约150毫升，加白糖调服。

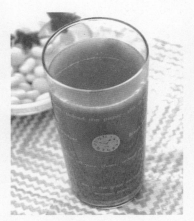

# 理气化痰 · 扶正抗癌

精选 健脾
**蔬果**

蔬菜 / 菌类

# 香菇

香菇是世界上著名的食用菌之一，因为它含有一种特有的香味物质——香菇精，具有独特的香味，所以被称为香菇。香菇中含有其他蔬菜所没有的伞菌氨酸、口蘑酸等，所以味道特别鲜美。

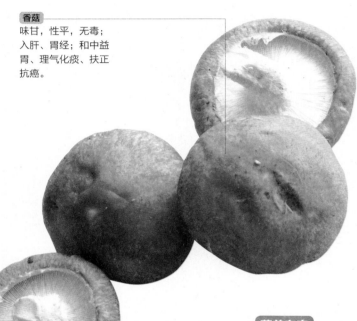

**香菇**
味甘，性平，无毒；
入肝、胃经；和中益
胃、理气化痰、扶正
抗癌。

**别名**
冬菇、香菌、爪菰、花菇、
香蕈、香菰。

**适宜人群**
高血压、高脂血症、动脉
硬化、贫血、抵抗力低下、
糖尿病、癌症患者。

**食用部分**
子实体。

**药用部分**
子实体全体。

## 各部位的药用功效

**香菇** 治脾胃虚弱，食欲不振，高血压，高脂血症，动脉硬化，慢性肝炎，肿瘤，糖尿病，贫血，感冒，咳嗽，血尿，中暑，鱼中毒，冻疮，佝偻病，癌症，头痛，头晕，盗汗，荨麻疹，误食毒菌中毒。

**用量用法：** 干品 2~12 克，鲜品 4~24 克，加水煎服。

## 营养专家

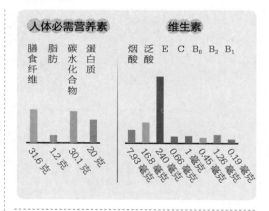

| 人体必需营养素 | | | | 维生素 | | | | | | |
|---|---|---|---|---|---|---|---|---|---|---|
| 膳食纤维 | 脂肪 | 碳水化合物 | 蛋白质 | 烟酸 | 泛酸 | E | C | B₆ | B₂ | B₁ |
| 31.6克 | 1.2克 | 30.1克 | 20克 | 7.93毫克 | 16.8毫克 | 240毫克 | 0.66毫克 | 1毫克 | 0.45毫克 | 1.26毫克 0.19毫克 |

医生提示

◦ 腹胀胸闷者慎用。

◦ 香菇性腻滞，产后或病后及胃寒有滞者忌服。

◦ 香菇为动风食物，皮肤瘙痒病患者禁食。

# 中药对症食疗方

## 脾胃虚弱

【材料】香菇 15 克，豆腐 2 块，调味品适量或少许猪瘦肉。

【做法】先将香菇用清水浸泡发开变软，切成片，豆腐洗净切成小块，一同放入锅中，加入适量的水和调味品炖制，也可以加少许猪瘦肉，炖 30 分钟即可食用。

## 补虚劳，益脾胃，气虚食少

【材料】香菇 12 克，桂鱼 1 条，食用油、食盐、调味品、姜丝各少许。

【做法】香菇用清水浸泡发开后洗净，切丝，桂鱼刮鳞去鳃，剖开去内脏，洗净，盛盘。再将香菇丝、姜丝放在桂鱼上面，淋入食用油、加入调味品，放锅中蒸熟，加少许食盐即可食用。

## 益脾胃，补肝肾

【材料】香菇 24 克，鲈鱼 1 条，生姜 12 克，食盐少许。

【做法】先将香菇用清水浸泡发开洗净，再把鲈鱼洗净，刮去鳞鳃，剖开去内脏切段，再将生姜切片。三味同放锅内，加清水和少许食盐炖服。

## 咳嗽

【材料】香菇 9 克，北沙参 12 克，杏仁 9 克，瘦猪肉 45 克。

【做法】将上述食材一同煎煮汤饮，一日服用 2 次。

## 功能性子宫出血

【材料】香菇 24 克，莲房、荆芥穗各等份。

【做法】炒炭存性，每次服用 9 克，米汤送服；或大蓟 30 克，茜草 18 克，地榆炭 15 克，黄柏 9 克，将上述几味药材一同加水煎煮，分 3 次服，连服 5 天。对崩漏、血色黯滞者有效。

## 动脉硬化症

【材料】鲜香菇 75 克，植物油、食盐各少许。

【做法】先将香菇用植物油加食盐炒过，然后再加水煮成汤服用。

---

**药材小常识**

肉苁蓉

凉血，止血，祛淤，通经。用于吐血、衄血、崩漏下血，外伤出血，经闭淤阻。

黄柏

清热燥湿，泻火除蒸，解毒疗疮。用于湿热泻痢、黄疸、带下、热淋、脚气。

莲房

化淤止血。用于崩漏、尿血、痔疮出血，产后淤阻，恶露不尽。

**蔬果厨房**

# 香菇旗鱼汤

材料：

天花粉 15 克、知母 10 克、旗鱼肉片 150 克、香菇 150 克、西兰花 75 克、清水 500 毫升、棉布袋 1 个。

做法：

将全部药材放入棉布袋，洗净，香菇和西兰花剥成小朵备用。清水倒入锅中，放入棉布袋和全部材料煮沸。取出棉布袋，放入嫩姜丝和盐调味即可食用。

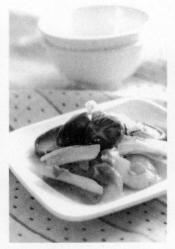

第五章 黑色蔬果篇

## 菱角

精选 健脾
**蔬果**

蔬菜 / 根茎类

☀ 菱角熟食能补中益气，年老体弱者或脾胃气虚者均可食用。菱角有抗癌、防癌的作用，可做防治癌症的辅助食疗（菱角壳洗净，晒干炒用可防癌）。

**果实**
味甘，性凉；入肠、脾、胃经。

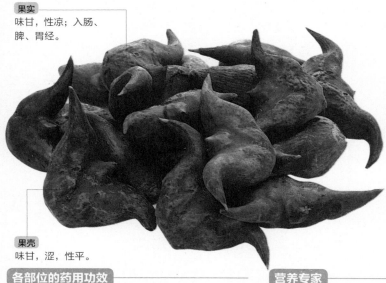

**果壳**
味甘，涩，性平。

**别名**
菱、水菱角、风菱。

**适宜人群**
一般人群均可食用。

**食用部分**
果实。

**药用部分**
果皮，茎，叶。

## 各部位的药用功效

**果实** 调治遗精，消渴症，白带，月经过多，解酒毒，积热。

**用量用法：** 菱角 15 克，用水煎服。大剂量 45 克，煎汤服或生吃。

**果粉** 脾胃，强壮，解暑，解毒，利尿，治中暑，烦渴。

**用量用法：** 9~24 克，滚水冲服。菱粉补脾胃，强脚膝，健力益气，去暑解毒，行水，耐饥。

**果壳** 治胃溃疡，腹泻，痔疮，脱肛，疔疮，天疱疮。

**用量用法：** 12~24 克，大剂量 45 克，水煎服。

**外用：** 烧存性研末调敷，或煎水外洗。

**茎蒂** 健胃，消肿解毒，治胃溃疡，疣赘。

**用量用法：** 菱角鲜品 30 克，水煎服。

**外用：** 鲜品擦或捣汁涂患处。

## 营养专家

**人体必需营养素**

| 膳食纤维 | 脂肪 | 碳水化合物 | 蛋白质 |
|---|---|---|---|
| 1.7 克 | 0.1 克 | 21.4 克 | 4.5 克 |

**维生素**

| 抗坏血酸 | 尼克酸 | B₂ | B₁ | 胡萝卜素 | C |
|---|---|---|---|---|---|
| 5 毫克 | 1.9 毫克 | 0.05 毫克 | 0.23 毫克 | 0.01 毫克 | 13 毫克 |

**医生提示**

- 脾虚者不宜食用菱角鲜品。
- 熟品多食易滞气，胸脘痞满者不宜食用。
- 脾胃虚寒或中焦气滞者，慎服。
- 种子入药时宜炒用，生用会引起恶心。
- 食菱粉腹胀者，可用姜汤或酒解之。

# 中药对症食疗方

## 酒毒宿醉
【材料】鲜菱茎 90 克。
【做法】将鲜菱茎去须根及叶，洗净，用水煎服。

## 胃溃疡
【材料】红菱壳 24 克，龙葵 15 克，陈皮 9 克，黄花地丁 12 克。
【做法】将上述材料用水煎，分 2 次服。

## 疣赘
【材料】鲜菱柄适量。
【做法】每日擦揉患处数次。

## 腹泻
【材料】菱壳 150 克。
【做法】将菱壳洗净，用水煎服。

## 脓疱疮（表浅性化脓性皮肤病）
【材料】老菱壳适量，麻油少许。
【做法】烧存性研细末，加麻油调敷患处。

## 慢性子宫颈炎
【材料】菱肉 45 克，薏仁 24 克。
【做法】按常法煮粥食用，可以益气健脾，利湿排脓。

## 胃溃疡
【材料】菱壳、菱茎叶、果柄各 60 克，薏仁 30 克。
【做法】将上述材料用水煎代茶饮，连服数日；或用果实 10 粒，水煎代茶饮。

## 中暑乏力，烦渴
【材料】菱粉 9 克，白糖适量。
【做法】将菱粉及白糖放进碗中，先用冷开水调匀，再冲泡沸开水成糊状食用。

## 脱肛
【材料】菱壳 90 克。
【做法】将菱壳洗净，煎水外洗患处。

## 酒毒宿醉
【材料】鲜菱茎 90 克。
【做法】将鲜菱茎去须根及叶，洗净，用水煎服。

---

## 药材小常识

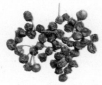

龙葵

性味：性寒，味苦、微甘；清热解毒，止咳化痰。

补肾、固精，能够治疗遗精、白浊、频尿、遗尿、赤白带下、阳痿、滑精等病症。

桑螵蛸

利水、消肿，可治水肿、腹泻、痈肿、暑热口渴、小便短赤等病状。

冬瓜皮

## 蔬果饮品

# 菱角汤

材料：
鲜菱角 20~30 个。
做法：
将菱角去壳洗净，加水适量，文火煎成浓汤服用。一日 1 次，分 2~3 次服完。

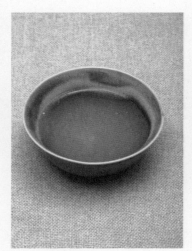

第五章 黑色蔬果篇

精选　舒肝
**蔬果**
蔬菜 / 菌类

# 黑木耳

❀　木耳味道鲜美，营养丰富，而且能养血驻颜，强健身体。现代营养学家把黑木耳称为"素中之荤"，盛赞其营养价值可与肉类食物相媲美。木耳中铁的含量极为丰富，因此常吃木耳能生血养颜，令人肌肤红润，并可防治缺铁性贫血。

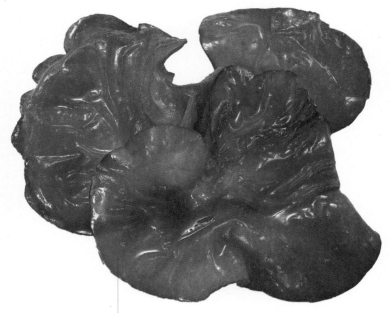

**黑木耳**
味甘，性平；
入肺、脾、大肠、
肝经

**别名**
云耳、桑耳、松耳、中国黑真菌。

**适宜人群**
心脑血管、结石症患者，特别适合缺铁人士、矿工、冶金工人、纺织工及理发师。

**食用部分**
子实体。

**药用部分**
子实体全体。

**营养专家**

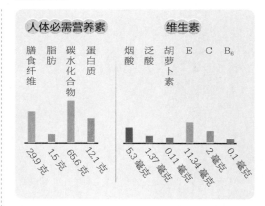

| 人体必需营养素 | | | | 维生素 | | | | |
|---|---|---|---|---|---|---|---|---|
| 膳食纤维 | 脂肪 | 碳水化合物 | 蛋白质 | 烟酸 | 泛酸 | 胡萝卜素 | E　C　B₆ | |
| 29.9克 | 1.5克 | 65.6克 | 12.1克 | 5.3毫克 | 1.37毫克 | 0.11毫克 | 11.34毫克　2毫克 | 0.1毫克 |

## 各部位的药用功效

**黑木耳** 治痔疮出血，妇女崩漏，咽干口燥，衄血，高血压，便秘，气虚血亏，贫血，血管硬化，月经过多，赤白带，眼底动脉硬化，肺虚咳嗽，眼流冷泪，慢性肝炎。

**用量用法：** 3~9克，水煎服，或炖汤，或烧炭存性，研末。

**用量用法：** 研末调敷。

医生提示

⊃　大便溏稀易于腹泻者，慎用。

⊃　黑木耳有活血抗凝作用，出血性疾病患者或孕妇应不食或少食。

⊃　鲜黑木耳含毒素，不可食用。

# 中药对症食疗方

## 眼流冷泪水，目障昏蒙多泪

【材料】黑木耳 24 克，去节木贼 24 克，猪肝（或羊肝）45 克。

【做法】先将黑木耳烧存性，木贼烘干，研成细末，一同混合，每次服用 6 克，与猪肝一同蒸服。

## 腹泻，腹痛

【材料】黑木耳 50 克，食盐、食用醋少许。

【做法】先将黑木耳用清水浸泡洗净，在黑木耳中加入 2 碗半水并煮熟，再放入食盐及醋调味，吃木耳饮汤，一日 2 剂。

## 腰肌劳损

【材料】黑木耳 9 克，白木耳 9 克，冰糖 24 克（或加灵芝 6 克）。

【做法】先将黑、白木耳洗净，加清水煮沸，再放入冰糖服用。

## 糖尿病

【材料】黑木耳 9 克，山药 45 克（或加黄芪 15 克，白扁豆 15 克）。

【做法】加佐料将木耳与山药炒熟，当菜食用。或加黄芪、白扁豆，加水煎服。

## 痔疮出血，大便燥结

【材料】黑木耳 12 克，柿饼 30 克，红糖适量。

【做法】将黑木耳用清水浸泡洗净，与柿饼、红糖一同煮烂服用。

## 胃溃疡

【材料】黑木耳 15 克，白糖适量。

【做法】将黑木耳用清水浸泡一夜，煮烂后加白糖适量食用。

## 高血压病

【材料】黑木耳 10 克，冰糖 30 克。

【做法】将黑木耳洗净泡发，与冰糖一同入锅炖煮至熟。于睡前服用，一日 1 次。

## 缺铁性贫血

【材料】黑木耳 24 克，大枣 6 枚，红糖适量。

【做法】在黑木耳和大枣中加适量的水和红糖，煮成黏糊状，随意服用。

---

**药材小常识**

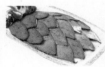

羊肝

养血，补肝，明目。主治血虚萎黄，羸瘦乏力，肝虚目暗，青盲，翳障。

白扁豆

健脾化湿，和中消暑。用于脾胃虚弱，食欲不振，大便溏泻，白带过多，暑湿吐泻，胸闷腹胀。

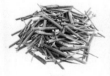

木贼

疏风散热，解肌，退翳。治目生云翳，迎风流泪，肠风下血，脱肛，喉痛，痈肿。

**蔬果厨房**

# 黑木耳炒白菜

**材料：**

黑木耳 80 克，大白菜 180 克，葱段、盐、食用油各适量。

**做法：**

白菜洗净、切块；黑木耳洗净。热油锅，爆香葱段，再加入白菜、黑木耳和其余食材一起拌炒后，即可出锅。

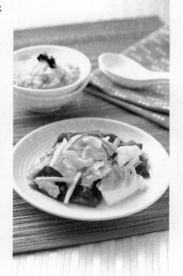

软坚行水 · 破积去湿

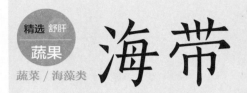

精选 舒肝
**蔬果**
蔬菜 / 海藻类

# 海带

海带中含有丰富的碘质，是甲状腺素的主要成分，因此可防治地方性甲状腺肿大。其提取物褐藻氨酸有降压作用，可使血液中的胆固醇含量降低，而且对高血压、动脉硬化、高脂血症等均有预防和辅助治疗的作用。

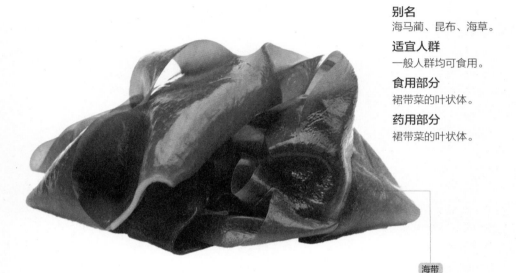

**别名**
海马蔺、昆布、海草。

**适宜人群**
一般人群均可食用。

**食用部分**
裙带菜的叶状体。

**药用部分**
裙带菜的叶状体。

海带
味咸，性寒；无毒；
入肝、肾经。

## 各部位的药用功效

**海带** 瘿瘤、瘰疬，睾丸肿痛，痰饮水肿，缺碘性甲状腺肿大。

**用量用法：** 12~24 克，水煎服，或研末，每服 3 克，一日 3 次。

**海带根** 治咳嗽，慢性气管炎，气喘，高血压，头晕。

**用量用法：** 15~30 克，水煎服用。

## 营养专家

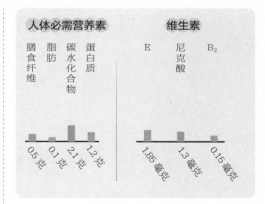

| 人体必需营养素 | | | | 维生素 | | |
|---|---|---|---|---|---|---|
| 膳食纤维 | 脂肪 | 碳水化合物 | 蛋白质 | E | 尼克酸 | B₂ |
| 0.5克 | 0.1克 | 2.1克 | 1.2克 | 1.85毫克 | 1.3毫克 | 0.15毫克 |

医生提示

○ 脾胃虚寒蕴湿者忌服，因为海带有降压作用，低血压者慎用。

# 中药对症食疗方

## 甲状腺肿大
【材料】海带 30 克，黄药子 12 克（或加海藻 15 克）。
【做法】先将海带洗净，切段，然后同黄药子加水煎服。

## 急性肾炎
【材料】海带 24 克，玉米须 24 克，草决明 12 克。
【做法】将上述三者加适量水煎煮，取汤分 2 次服，有清热、利尿、降压的作用。

## 高脂血症
【材料】海带 120 克，豆腐 150 克，调味品适量。
【做法】先将海带洗净、切段，豆腐切小块按日常方法煮汤服用，连服 15~20 天。

## 前列腺炎
【材料】海带 75 克，冬瓜带皮 120 克，薏仁 45 克。
【做法】将上述三者加水煮汤服用，一日 1 剂，有清热利湿作用。

## 颈部瘰疬
【材料】海带 15 克，海藻 15 克，小茴香 6 克。
【做法】将上述药材分别洗净，加水煎服。

## 肥胖症
【材料】海带 60 克，绿豆 60 克，白糖适量。
【做法】将前二者加水一同煮汤，再加入白糖服用。

## 神经衰弱
【材料】海带 45 克，绿豆 90 克，白糖适量。
【做法】先将海带用清水浸泡后洗净，再将绿豆洗净提前泡发，然后一同放入锅内，加适量的水，用武火煮沸后，转为文火煮至绿豆熟，加白糖再煮沸即可，分 2 次服用。

## 慢性咽炎
【材料】海带 150 克，白糖 150 克。
【做法】海带洗净，用开水烫一下立即取出，切成小块，用白糖腌制 3 天后即可食用，一日 30 克。

---

**药材小常识**

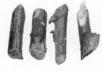

清热解毒，凉血清瘿。用于咽喉肿痛、痈肿疮毒、甲状腺肿、吐血、咯血。

**黄药子**

软坚散结，消痰，利水。用于瘿瘤、瘰疬、睾丸肿痛、痰饮水肿。

**海藻**

暖肾壮阳、益精补髓，主治虚损劳伤、阳痿等常见病症。

**海狗肾**

---

**蔬果厨房**

# 木须海带汤

**材料：**
海带 60 克，黑木耳 50 克，大蒜 1 瓣，姜 2 片，辣椒 1/2 支，橄榄油 2 小匙，盐少许。

**做法：**
海带、黑木耳、辣椒、姜切丝，大蒜拍碎。热油锅炒香大蒜、姜丝，加其他材料以大火快炒，起锅前加盐即可。

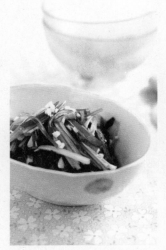

第五章 黑色蔬果篇

精选 润肠

**蔬果**

水果 / 鲜果类

# 罗汉果

罗汉果被人们誉为"神仙果"，主要产于我国桂林市临桂县和永福县的山区，是桂林名贵的土特产。果实营养价值很高，含丰富的维生素C以及糖甙、果糖、葡萄糖、蛋白质、脂类等。

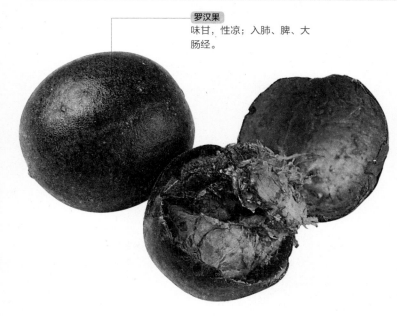

**罗汉果**
味甘，性凉；入肺、脾、大肠经。

**别名**
拉汗果、光果木鳖、金不换、罗汉表、裸龟巴。

**适宜人群**
一般人群均可食用。

**食用部分**
果肉。

**药用部分**
果，叶，根。

## 各部位的药用功效

**罗汉果** 治支气管炎，百日咳，咽喉炎，扁桃体炎，胃热，急性胃炎，肠燥便秘，感冒，暑热，高血压，肺热痰火咳嗽。

**用量用法：** 12~30 克，加水煎服，或炖肉服，也可用开水泡。

**叶** 治慢性咽炎，慢性支气管炎，疖肿，疮毒。

**用量用法：** 鲜用或晒干用。

**根** 治腹泻，胸膜炎后遗症，舌变形增大。

**用量用法：** 9~15 克，水煎服，或研末，也可同猪脑蒸。

## 营养专家

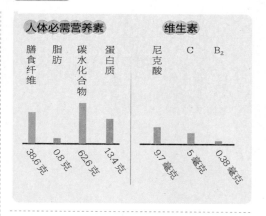

| 人体必需营养素 | | | | 维生素 | | |
|---|---|---|---|---|---|---|
| 膳食纤维 | 脂肪 | 碳水化合物 | 蛋白质 | 尼克酸 | C | B$_2$ |
| 38.6克 | 0.8克 | 62.6克 | 13.4克 | 9.7毫克 | 5毫克 | 0.38毫克 |

医生提示

- 脾胃虚弱腹泻者不宜服。
- 小孩不宜多食。
- 肺寒或外感咳嗽者，忌服。
- 本品性凉，宜用于痰火咳嗽症状。

# 中药对症食疗方

## 急慢性咽喉炎
【材料】罗汉果 1/2，胖大海 3~5 个。
【做法】将二者一同用水煎服。

## 急性扁桃体炎
【材料】罗汉果 1 个，岗梅根 30 克，桔梗 10 克，甘草 6 克。
【做法】水煎服一日 1 ~ 2 次。

## 感冒失音
【材料】罗汉果 3 个，麻黄 3 克，甘草 3 克。
【做法】将三者用开水冲泡，分 2 次服。

## 老人便秘
【材料】罗汉果 2 个。
【做法】罗汉果去壳，取瓤及种子，捣碎，加适量水煎，睡前服。

## 肺结核
【材料】罗汉果 45 克，猪瘦肉 75 克，食盐少许。
【做法】将罗汉果及猪瘦肉切成片，加入适量的水煮熟，加食盐调味服用，一日 1 剂。可以补虚清肺。

## 便秘干燥
【材料】罗汉果 45 克，银耳 15 克。
【做法】将二者加水煎煮，可饮汤吃木耳。

## 慢性咳嗽，慢性支气管炎
【材料】罗汉果 1/2 个，沙参 8 克，雪梨 1 个。
【做法】将罗汉果洗净，捣碎；雪梨洗净，连皮切碎；沙参洗净，将三者一同放入锅内，加适量的水煮 30 分钟，早晚各服 1 次，6 日为一疗程。本方适用于咳痰多，痰黏，喉痒的慢性支气管炎患者。

## 百日咳
【材料】罗汉果 1/2 个，柿饼 3 个，冰糖少许。
【做法】将罗汉果和柿饼加水 3 碗，煎至一碗半，加冰糖服，日服 3 次。

---

**药材小常识**

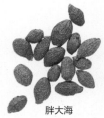
胖大海

清热润肺，利咽解毒，润肠通便。用于肺热声哑，干咳无痰，咽喉干痛，热结便闭，头痛目赤。

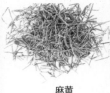
麻黄

发汗散寒，宣肺平喘，利水消肿。用于风寒感冒，胸闷喘咳，风水浮肿，支气管哮喘。

**蔬果饮品**

## 罗汉果茶

材料：
罗汉果 1/2 个，山楂 5 片，蜂蜜适量。

做法：
山楂洗净，罗汉果洗净、拍碎取一半，同放锅中，加入水煮沸关火，去渣留汁倒入杯中。放凉后调入蜂蜜，拌匀，夏季可加冰块饮。

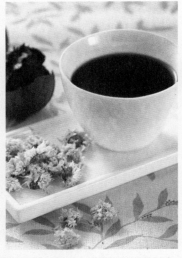

# 黑色·补肾益气

## 桑葚

「性味」味甘、酸，性寒。
「归经」入心、肝、肾经。
「功效」补血滋阴，生津润燥，护肝养肾，利水消肿，安神解酒。
「挑选妙招」选购桑葚，应挑选果实较大、色泽呈深紫红色的，而不要选择紫中带红的，一般这种桑葚味道较酸。

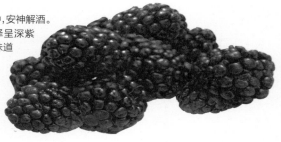

212页

## 海带

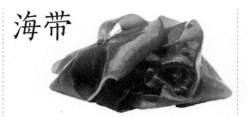

「性味」性寒，无毒，味咸。
「归经」入肝、肾经。
「功效」软坚散结、化痰、利水泄热。治甲状腺肿大，疝瘕，水肿，脚气。
「挑选妙招」海带的表面有一层白色的粉末，这是好海带的重要标志，如果没有或很少，表示放置时间较长。

228页

## 山竹

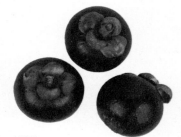

「性味」性平，味甘酸。
「归经」入肝、肾、肺经。
「功效」清凉解热，健运脾气，减肥润肤，美白，收敛止泻，活血补血。
「挑选妙招」购买山竹时，一定要选蒂绿、果软的新鲜果实，否则会买到"死竹"。

214页

## 葡萄

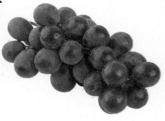

「性味」性平，无毒，味甘酸。
「归经」入肺、脾、肾、肝、膀胱经。
「功效」补气血，强筋骨，利小便，强化骨骼与牙齿，美肤，消除疲劳。
「挑选妙招」挑选葡萄时，应选择色彩鲜艳、颗粒均匀且密实者。若葡萄表面上有白粉，则表示其新鲜度很好。

210页

## 菱角

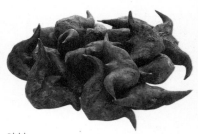

「性味」性凉，味甘。
「归经」入肠、脾、胃经。
「功效」补脾胃，消暑，益气，利水，解毒。
「挑选妙招」鲜菱角的硬壳有角，以鲜为贵。皮色为绿色或褐色，果壳易剥，肉脆嫩，白净，味甜，清香多汁者为佳。如有水臭味则已变质，不能食用。

224页

# 茄子

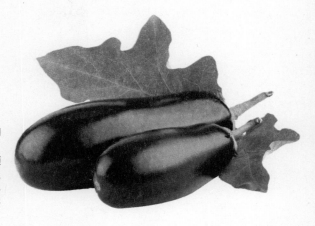

「性味」味甘，性寒，无毒。

「归经」入胃、肠经。

「功效」理气和胃，发散风寒，散淤解毒，用于食欲不振、失眠。

「挑选妙招」买茄子时，应选择果形均匀，颜色鲜亮有光泽无裂口、腐烂、锈皮、斑点的，以皮薄、籽少、肉厚为佳。一般来说，茄子拿在手中，感觉轻的较嫩，感觉重的，大多较老，且籽多不好吃。

216页

# 罗汉果

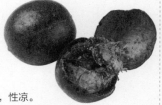

「性味」味甘，性凉。

「归经」入肺、脾、大肠经。

「功效」清肺化痰，润肠通便，清热利咽，消暑，凉血，止咳。

「挑选妙招」选择罗汉果时，主要是一看，看其颜色均匀；二掂，体积重的为好；三摇，摇着会响的为好。

230页

# 紫甘蓝

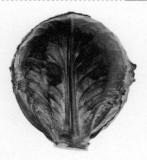

「性味」性平，味甘。

「归经」入脾、胃经。

「功效」养胃益脾，缓急止痛，利五脏，益肾，促进伤口愈合。

「挑选妙招」首先用手掂分量，较重者比较好，表示水分足，结构紧实。再者是看颜色是否有光泽，光泽度越高越新鲜。

220页

# 李子

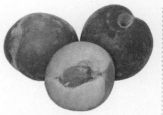

「性味」味苦、酸，性微温，无毒。

「归经」入肝、肾、脾、胃经。

「功效」清热解毒，利湿，止痛，护肝，消渴，止咳，润喉。

「挑选妙招」选购李子时，用手捏一下，如果感觉很硬，并且味道生涩，表示太生；若感觉略有弹性，味道脆甜，则成熟度刚好；如果感觉柔软，味道太甜，则过于成熟，不利于久放。

218页

# 黑木耳

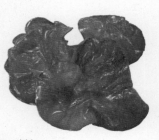

「性味」性平，有小毒，味甘。

「归经」入肺、脾、大肠、肝经。

「功效」补气血，润肺止血，清肠胃，防癌抗癌，用于动脉硬化，冠心病。

「挑选妙招」优质的木耳乌黑光滑，背面呈灰白色，片大均匀，耳瓣舒展，体轻干燥，半透明，胀性好，无杂质，有清香气味。

226页

# 附录 *18*款排毒瘦身养颜美容蔬果汁

## 黄瓜水果汁

**窈窕瘦身 + 润泽肌肤**

【热量】153.1 千卡

【材料】黄瓜 200 克，苹果 150 克，柠檬 30 克。

【调味料】冰糖 15 克。

【做法】① 黄瓜洗净，切开，切成小块。

② 苹果洗净，去皮、去籽，切块。

③ 柠檬洗净，切成片。

④ 以上各种原材料放入榨汁机内榨成汁，再加入冰糖拌匀即可。

【保健功效】

此饮品可延缓皮肤衰老，丰富的 B 族维生素，可防治口角炎、唇炎，还能润滑皮肤，保持苗条身材。

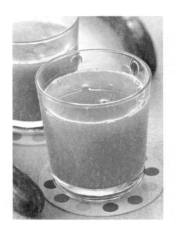

## 枇杷菠萝蜜

**消脂润肤 + 整肠通便**

【热量】153.1 千卡

【材料】枇杷 150 克，香瓜 50 克，菠萝 100 克。

【调味料】蜂蜜 10 毫升。

【做法】① 将香瓜洗净，去皮，切成小块。

② 菠萝去皮，切成块。枇杷也同样洗净，去皮。

③ 将蜂蜜、水和准备好的材料放入榨汁机内榨成汁即可。

【保健功效】

冷藏 10 分钟或加入冰块后饮用效果会更佳。此饮品可以美白消脂，润肤丰胸，是纤体的最佳饮品之一。

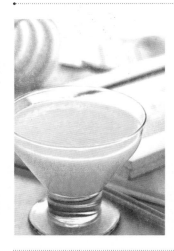

## 柳橙猕猴桃汁

**促进消化 + 缓解便秘**

【热量】149.8 千卡

【材料】猕猴桃 150 克，柳橙 60 克。

【调味料】蜂蜜 15 毫升。

【做法】① 将猕猴桃洗净，对切后挖出果肉备用。

② 柳橙洗净，对切，压汁。

③ 碎冰、猕猴桃及其他材料放入果汁机内，以高速搅打 30 秒即可。

【保健功效】

此饮品有解热、止渴的功效，能改善食欲不振、消化不良，还有抗癌功效。

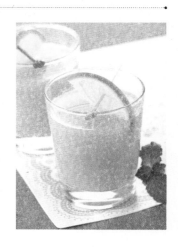

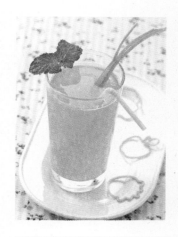

# 香瓜蔬菜蜜汁

**排除毒素 + 清脂减肥**

【热量】178.6 千卡

【材料】香瓜 150 克，卷心菜 100 克，西芹 100 克。

【调味料】蜂蜜 30 克。

【做法】① 将香瓜洗净，去皮，对半切开，去子，切块备用。

② 西芹洗净，切段；卷心菜洗净，切片。

③ 将所有的材料倒入榨汁机内打匀即可。

【保健功效】

香瓜含有丰富的维生素及水分，能排除体内的毒素，促进新陈代谢，防治高血压。

# 胡萝卜山竹汁

**降低血脂 + 瘦身排毒**

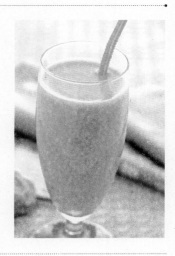

【热量】83.1 千卡

【材料】胡萝卜 60 克，山竹 100 克，柠檬 50 克。

【调味料】蜂蜜适量。

【做法】① 将胡萝卜洗干净，去掉外皮，切成薄片。

② 山竹洗净，去掉外皮；柠檬切成小片。

③ 将准备好的材料放入榨汁机，加水和蜂蜜打成汁即可。

【保健功效】

山竹富含多种矿物质，对体弱、营养不良以及病后康复都有很好的调养作用。

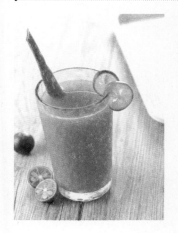

# 黄瓜柠檬果汁

**美容纤体 + 清热解暑**

【热量】66 千卡

【材料】黄瓜 200 克，柠檬 50 克。

【调味料】冰糖 10 克。

【做法】① 黄瓜洗净切片备用。

② 柠檬清洗干净后切成片状。

③ 将黄瓜切碎，与柠檬一起放入榨汁机内，加少许水榨成汁。

④ 取汁，放入冰糖拌匀即可。

【保健功效】

黄瓜具有清热、解暑、利尿的功效，这款蔬果汁还有美容纤体的作用。

# 元气蔬果汁

**美容养颜 + 排毒塑身**

【热量】86.1 千卡

【材料】莴笋 80 克，西芹 70 克，苹果 150 克，柠檬 30 克。

【调味料】冰糖 10 克。

【做法】① 将莴笋洗干净，切成小段。

　　　　② 西芹洗干净，切成小段，柠檬切片。

　　　　③ 苹果洗干净，带皮去核，切成小块。

　　　　④ 将所有材料放入榨汁机内搅打 2 分钟即可。

【保健功效】

　　此蔬果汁富含维生素 A、维生素 C，满满一杯综合蔬果汁，美容又养颜。

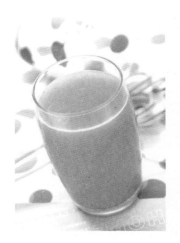

---

# 番茄山楂蜜

**清热排毒 + 降脂利尿**

【热量】93.5 千卡

【材料】番茄 150 克，山楂 80 克。

【调味料】蜂蜜 10 克。

【做法】① 将番茄洗净，去掉蒂，切成大小适合的块。

　　　　② 山楂洗净，切成小块。

　　　　③ 将番茄、山楂放入果汁机内，加水和蜂蜜搅打 2 分钟即可。

【保健功效】

　　番茄富含维生素 C、维生素 E 和磷、钾、镁、胡萝卜素、番茄红素等有机酸。其中番茄红素具有抗氧化物质，可以清除自由基，有抗癌的作用，同时还有清热、消食、利尿等功效。

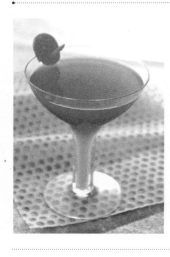

---

# 胡萝卜梨汁

**清热明目 + 纤体排毒**

【热量】117 千卡

【材料】梨 150 克，胡萝卜 100 克，柠檬 30 克。

【调味料】白糖少许。

【做法】① 将胡萝卜洗干净，去掉外皮，切成小块，备用。

　　　　② 梨洗干净，去掉外皮、去核，切成小块，备用。

　　　　③ 将准备好的材料倒入榨汁机内搅打 2 分钟，调入白糖即可。

【保健功效】

　　梨具有消炎效果，有助于改善因为肝炎引发的黄疸，同时加入含有胡萝卜素的胡萝卜，可以增强免疫力，预防癌症。

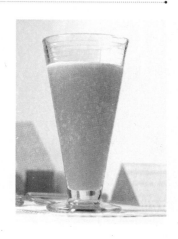

# 香柚萝卜蜜

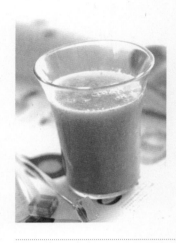

**纤体排毒 + 美容养颜**

【热量】94.3 千卡

【材料】柚子 150 克，白萝卜 100 克。

【调味料】蜂蜜 20 毫升。

【做法】① 将柚子剥去外皮，皮的绿色部分切成细丝。

② 将白萝卜洗干净，削掉外皮，磨成细泥，用纱布沥汁。

③ 最后将所有材料倒入果汁机内搅打 2 分钟即可。

【保健功效】

此饮品能清洁血液、美容养颜、增强免疫力，清热解酒、健脾开胃，富含的维生素 C 还可以提高身体的抵抗力，其中的白萝卜还有止咳的作用。

---

# 西瓜番茄汁

**纤体排毒 + 清热去火**

【热量】49.6 千卡

【材料】西瓜 150 克，橘子 80 克，番茄 80 克，柠檬 30 克。

【调味料】冷开水 200 毫升。

【做法】① 西瓜洗干净，取瓤。

② 橘子剥皮，去子。

③ 番茄洗干净，切成大小适当的块；柠檬切片。

④ 将所有材料倒入果汁机内搅打 1 分钟即可。

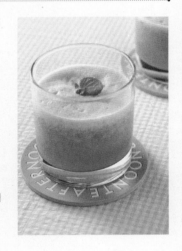

【保健功效】

西瓜含有丰富的苹果酸、维生素 A、胡萝卜素，具有清热解毒、利尿消肿、解酒的作用。清爽的西瓜汁可以补充维生素、矿物质。

---

# 活力蔬果汁

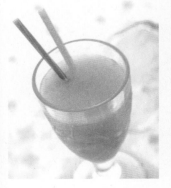

**美白润肤 + 淡化斑点**

【热量】84.2 千卡

【材料】小黄瓜 200 克，胡萝卜 100 克，柠檬 30 克，柳橙 80 克。

【调味料】蜂蜜 10 克。

【做法】① 小黄瓜与胡萝卜均洗净，去皮，切成块，再放入榨汁机中搅打。

② 把柠檬洗净，切成片状。

③ 柳橙洗净去皮，与柠檬一起放入榨汁机内榨汁。

④ 最后将两样果汁都倒入杯中，加入蜂蜜调匀即可。

【保健功效】

此蔬果汁能美白润肤，淡化斑点、痘痘及粉刺，使皮肤光滑雪白。

# 芦荟柠檬汁

减肥瘦身＋美肌嫩肤

【热量】103.2 千卡

【材料】芦荟 120 克，柠檬 50 克，胡萝卜 70 克。

【调味料】冰块少许。

【做法】① 芦荟洗净削皮。

② 柠檬洗净后切片。

③ 胡萝卜洗净，削去表皮，切块。

④ 将所有材料榨成汁倒入杯中，加少许冰块即可。

【保健功效】

此饮品有抗炎止痛作用，对脂肪代谢、胃肠功能、排泄系统有很好的调节作用。

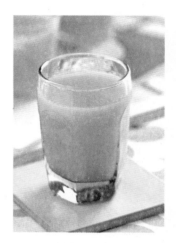

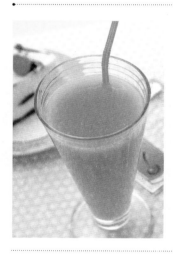

# 西芹菠萝蜜

滋养肌肤＋嫩白美肌

【热量】93.8 千卡

【材料】菠萝 120 克，柠檬 30 克，胡萝卜 100 克，西芹 30 克。

【调味料】蜂蜜 20 克。

【做法】① 将菠萝洗净，去皮，切块；柠檬切片；胡萝卜洗净，切块；西芹洗净，切段。

② 把除了蜂蜜以外的所有材料，均放入榨汁机中榨汁。

③ 最后将果汁倒入杯中，加入蜂蜜搅匀即可。

【保健功效】

此饮品富含膳食纤维素和多种维生素，可滋养肝脏、美白肌肤，防治皮肤干裂。

# 菠萝柠檬汁

滋润皮肤＋美白养颜

【热量】87.9 千卡

【材料】菠萝 160 克，柠檬 30 克。

【调味料】蜂蜜 20 克。

【做法】① 将柠檬洗净，切开去皮；菠萝去皮，切块。

② 将所有材料倒入榨汁机中，搅拌成果泥状。

③ 加入 200 毫升冷开水，一起调匀成果汁，倒入杯中即可。

【保健功效】

经常饮此果汁，可以滋润皮肤，美白养颜。

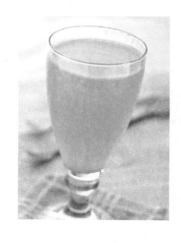

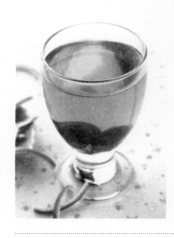

# 冰糖芦荟桂圆露

**红润脸色＋排除毒素**

【热量】93.4 千卡

【材料】桂圆 80 克，芦荟 100 克。

【调味料】冰糖 15 克。

【做法】① 将桂圆洗净，剥去外壳，取肉；芦荟洗净，去皮切块。

② 桂圆入小碗中，加沸水，加盖闷约 5 分钟，让它软化，放冷。

③ 将准备好的材料放入榨汁机中，加开水，快速搅拌，再加入适量冰糖即可。

【保健功效】

芦荟有消肿止痛、止痒的功效，可以滋润皮肤，防治皱纹产生；桂圆可补血，两者合服，有使脸色更红润的神奇效果。

---

# 柠檬茭白瓜汁

**嫩白保湿＋淡化雀斑**

【热量】107 千卡

【材料】柠檬 30 克，茭白 150 克，香瓜 60 克，猕猴桃 50 克。

【调味料】蜂蜜 10 克。

【做法】① 柠檬连皮切三块；茭白洗净切块；香瓜去皮和子，切块；猕猴桃削皮后对切为二。

② 将柠檬、猕猴桃、茭白、香瓜依序放入榨汁机中榨汁，再加蜂蜜搅匀即可。

【保健功效】

此饮品能嫩白保湿、淡化雀斑、清热解毒、除烦解渴。榨汁机里可先放入冰块，可以防止榨汁过程中产生泡沫。

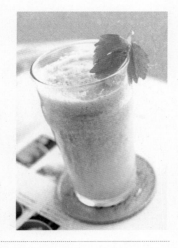

---

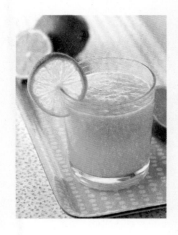

# 柠檬绿芹香瓜汁

**淡化黑斑＋祛除雀斑**

【热量】102.5 千卡

【材料】柠檬 50 克，芹菜 30 克，香瓜 150 克。

【调味料】冰块适量。

【做法】① 将柠檬洗净切片。

② 香瓜对切为二，削皮，去子切块。

③ 芹菜洗净备用。

④ 将芹菜整理成束，放入榨汁机，再将香瓜、柠檬放入，一起榨汁。

⑤ 蔬果汁中加入冰块即可。

【保健功效】

此饮品可淡化黑斑、雀斑，对晒伤具有一定的疗效。

**图书在版编目（CIP）数据**

本草纲目五色蔬果对症速查全书 / 孙树侠, 高海波
主编; 健康养生堂编委会编著 . -- 南京：江苏凤凰科
学技术出版社, 2014.8（2018.7 重印）
（含章·速查超图解系列）
ISBN 978-7-5537-3216-9

Ⅰ. ①本… Ⅱ. ①孙… ②高… ③健… Ⅲ. ①《本草
纲目》– 蔬菜 – 食物疗法 – 图解②《本草纲目》– 水果 –
食物疗法 – 图解 Ⅳ. ① R281.3-64 ② R247.1-64

中国版本图书馆 CIP 数据核字 (2014) 第 107252 号

---

**本草纲目五色蔬果对症速查全书**

| | | |
|---|---|---|
| 主　　　编 | 孙树侠 | 高海波 |
| 编　　著 | 健康养生堂编委会 | |
| 责 任 编 辑 | 张远文 | 葛　昀 |
| 责 任 监 制 | 曹叶平 | 周雅婷 |

出 版 发 行　江苏凤凰科学技术出版社
出版社地址　南京市湖南路 1 号 A 楼，邮编：210009
出版社网址　http://www.pspress.cn
印　　　刷　北京富达印务有限公司

开　　　本　718mm×1000mm　1/16
印　　　张　15
版　　　次　2014年8月第1版
印　　　次　2018年7月第2次印刷

标 准 书 号　ISBN 978-7-5537-3216-9
定　　　价　45.00元

图书如有印装质量问题，可随时向我社出版科调换。